ÉLÉMENS

DE

L'ART VÉTÉRINAIRE.

ÉLÉMENS

DE

L'ART VÉTÉRINAIRE.

MATIERE MÉDICALE

RAISONNÉE,

OU

PRÉCIS DES MÉDICAMENS

CONSIDÉRÉS DANS LEURS EFFETS;

A l'usage des Eleves des Ecoles vétérinaires, avec les formules médicinales & officinales des mêmes Ecoles.

PAR M. BOURGELAT.

Troisieme édition, corrigée & augmentée.

TOME I.

A PARIS,

De l'Imprimerie & dans la Librairie Vétérinaire de J. B. HUZARD, rue Montmartre, cour de la Jussienne, n°. 38, & au Palais de Justice, Salle ci-devant Dauphine, n°s. 1 & 2.

AN IV.

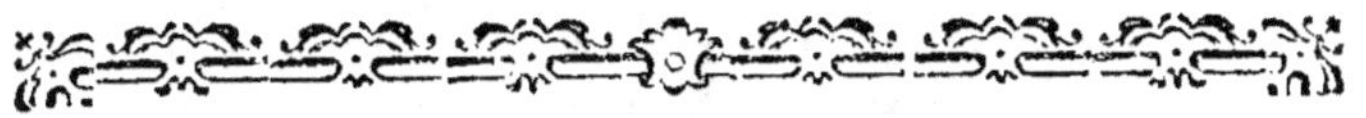

AVIS DES ÉDITEURS.

L'ouvrage que nous publions aujourd'hui fut imprimé, pour la premiere fois, *à Lyon chez Jean-Marie Bruyset*, en 1765. in-8°. de 552 pages de differens alphabets & de différens chiffres. Il y avoit alors peu de tems que l'école vétérinaire de Lyon étoit établie. C'étoit le premier ouvrage élémentaire que *M. Bourgelat* publioit, & il n'avoit pu lui donner encore tout le complément dont il étoit susceptible.

Il parut néanmoins assez important aux étrangers, & il fut aussi-tôt traduit en allemand sous ce titre : *Herrn BOURGELAT Lehrbegrif der medicinischen materie, oder bescreibung der einfachen arzneyen nach ihren Würkungen; nebst den medicinischen formeln. Zum gebrauche der lehrlinge in der kœnigl. Vieharzneyschule zu Lyon. Aus dem franzœsischen überfezt. Leipzig, bey M.G. Weidmanns Erben und Reich*, 1766. in-8°. de 526 pages.

En 1771, *M. Bruyset* le fit réimprimer sans d'autre changement que la date, & sans annoncer cette réimpression, qui est absolument conforme à la premiere; cette me-

A 3

sure étoit jadis quelquefois nécessaire pour éviter les démarches & les dépenses d'un nouveau privilege ; mais il auroit été d'autant plus inutile d'annoncer cette nouvelle édition que *M. Bourgelat*, occupé des détails immenses qu'entraînoit l'administration des écoles vétérinaires de Paris & de Lyon, n'avoit pu encore se livrer à toutes les expériences, & recueillir toutes les observations qui étoient nécessaires pour assurer, d'une maniere positive, la vertu des médicamens dans les animaux de différentes especes (1).

M. Odoardi, Secrétaire de la société d'agriculture de Belluno, dans l'état de Venise, publia en 1776-1779 une traduction italienne des œuvres de *M. Bourgelat* (*Opere veterinarie del Sig.* Bourgelat, *in Belluno, per Simone Tessi.* 8 vol. in-8°.) Cette traduction est très-bien faite ; *la matiere médicale* forme les deux premiers volumes. *M. Odoardi* l'a enrichie d'une épître dédicatoire, d'une préface, & de quelques notes, dont nous aurons occasion de faire usage.

M. Bourgelat n'avoit pas tardé à s'appercevoir dans la pratique de l'art vétéri-

---

(1) On peut voir le plan qu'il en a tracé dans les *Réglemens pour les écoles vétérinaires de France*, seconde partie, titres VII, VIII & IX, dont il s'occupoit alors, & qui ont été imprimés quelques années après. (1777)

naire, combien l'hiſtoire des drogues & les formules médicinales qui forment la moitié de cet ouvrage, & qui, la plupart, n'é-toient fondés que ſur l'analogie, péchoient, ſoit dans l'action, ſoit dans les vertus, ſoit dans les doſes, ſoit enfin dans la compli-cation, & il s'attacha conſtamment à cette réforme importante. Une ſuite nombreuſe d'expériences commencées en 1772, con-tinuées les années ſuivantes dans les hô-pitaux de l'école vétérinaire d'Alfort, par *M. Huʒard*, répétées, pour la plupart, dans celle de Lyon, par *M. Flandrin*, ſous la direction de *M. Chabert*, & d'après les inſ-tructions de *M. Bourgelat*, donnerent lieu, peu-à-peu, à une refonte totale de cette partie de la *matiere médicale* (1); il en eſt réſulté deux ouvrages, pour ainſi dire ab-ſolument neufs, & qui n'ont pas encore été imprimés ; l'un connu dans les écoles vétérinaires, ſous le nom de *Droguier*, contient l'hiſtoire des plantes ou des dro-gues ſimples les plus uſitées dans la pratique de la médecine des animaux ; & l'autre,

____

(1) Ces expériences, dont quelques-unes ont déja été publiées dans le journal de médecine, feront imprimées ſucceſſivemen dans l'ouvrage intitulé : *Inſtructions & objer-vations ſur les maladies des animaux domeſtiques*, &c. dont nous publions un volume toutes les années, & qui ſe trouve chez le même libraire.

A 4

connu fous le nom de *Vocabulaire*, renferme, d'une maniere beaucoup plus étendue, toute l'introduction placée en tête des formules de la *matiere médicale*. En reportant dans cette nouvelle édition ces deux morceaux à la place qui leur eft propre, & que *M. Bourgelat* leur avoit lui-même affignée, nous croyons rendre un vrai fervice au public, & aux éleves en particulier, qui perdoient à les copier un tems qu'ils pourront employer bien plus utilement à les étudier.

L'économie & l'expérience ont auffi fufcité une réforme dans les formules médicinales & officinales ; nous les avons fucceffivement fimplifiées & réduites, & elles ont été variées pour les différens animaux domeftiques. Nous favons qu'on doit avoir l'attention de ne point indiquer des remedes très-coûteux, ou dont la préparation foit trop difficile, & nous efpérons, au moyen de ces changemens additionels dont l'auteur connoiffoit toute la néceffité, faire difparoître les reproches qu'on a fait aux premieres éditions de cet ouvrage.

DISCOURS PRÉLIMINAIRE.

L'OBLIGATION dans laquelle se trouvoient les éleves des écoles vétérinaires d'employer un tems extrêmement précieux à écrire des volumes considérables sur les différentes parties de l'art, l'infidélité de quelques-uns d'entr'eux qui ne connoissant pas le prix des momens qu'ils doivent consacrer entierement à leur instruction, ont osé multiplier les copies des formules médicinales pour les vendre tronquées dans les titres, dans la dénomination des mixtes assignés, & dans la fixation des doses prescrites: tels sont les motifs qui nous ont déterminé à publier, plutôt que nous ne nous l'étions proposé, cette foible & légere portion de notre travail.

Nous attendions d'une plus longue expérience la confirmation des effets des médicamens dont nous n'avons néanmoins fait choix que d'après des succès répétés; nous la désirions sur-tout eu égard à ceux que nous n'avons pas été à portée d'éprouver assez souvent; nous redoutions le danger de confier à la multitude, déja trop avide de recettes informes qu'elle s'empresse de recueillir & d'entasser, des moyens aussi nuisibles & aussi destruc-

tifs dans *ses* mains que *salutaires* dans celles du
petit nombre de personnes qui en étudient at-
tentivement la valeur & l'application ; enfin
dans l'instant où nous nous efforçons d'asservir
la médecine des animaux aux principes solides
& lumineux sur lesquels on a jeté les fonde-
mens de la médecine humaine, il nous paroîs-
soit peu convenable d'ouvrir un nouveau champ,
& de fournir de nouveaux matériaux à l'em-
pirisme.

Contraints par les circonstances à passer sur
toutes ces différentes considérations & réduits
à l'impossibilité de remplir nos premieres vues,
nous nous sommes livrés à l'exécution d'un plan
qui, au moins, obviera peut-être à nos craintes.

Un ensemble de préparations pharmaceutiques, quelque bien combinées, quelque réfléchies qu'elles puissent être quant à la matiere
& quant à la forme, n'offre, pour ainsi dire,
qu'une nomenclature vaine & insidieuse, si l'on
n'est instruit des suites nécessaires de leur administration, ainsi que de l'ordre & des cas dans lesquels elles doivent être employées ; nous avons
donc cru ne pouvoir nous dispenser de faire
une analyse courte & raisonnée des leçons données sur les médicamens à ceux des éleves
que nous avons pu mettre en état de les comprendre, & cette analyse précede ici nos formules. Les ignorans, en la lisant, apprendront
vraisemblablement à douter ; ceux qui cher-

chent la lumiere, y trouveront le jour qui doit leur luire, & nous ofons efpérer que les favans dont les travaux & les foins s'arrêtent principalement à la confervation des hommes, ne dédaigneront pas abfolument un ouvrage, qui, malgré fon peu d'étendue, renferme une foule de vérités que nous tenons d'eux-mêmes, & qui toutes conduifent fûrement au grand art de guérir (1). L'unique mérite que nous ayons eft de nous en être pénétrés, & de les avoir appliqués heureufement auffi-tôt que nous avons connu l'intimité des rapports qui exiftent entre la machine humaine & la machine animale, rapports qui font tels que l'une & l'autre médecine s'éclaireront & fe perfectionneront mutuellement, lorfque, renonçant à un ridicule & funefte préjugé, on ceffera d'appréhender de fe dégrader & de s'avilir en confidérant la nature dans les animaux, comme fi cette même nature & le vrai n'étoient pas toujours & par-tout dignes des recherches de quiconque fait obferver & penfer

Au précis des médicamens dont nous avons fagement tenté de n'apprécier que les effets relativement aux loix des mouvemens qui ont lieu dans les corps que nous envifageons, fuc-

---

(1) C'eft principalement dans l'Introduction à la matiere médicale en forme de thérapeutique par M. Dumas, que M. Bourgelat a pris pour la rédaction de cette partie de fon ouvrage. (Note des éditeurs.)

cede une histoire ou une connoissance abrégée
des drogues qui font partie des substances indiquées aux éleves. C'est une erreur de plus à
bannir que celle d'imaginer & de croire que les
maladies de l'animal céderont à des mixtes, ou
souillés d'impuretés, ou sophistiqués, ou arti-
ficiels, ou foibles par eux-mêmes, ou corrompus,
ou privés de leurs vertus & de leurs forces ;
ils font, & ils ne peuvent être généralement alors
qu'impuissans & infideles, & d'ailleurs l'augmentation nécessaire des doses en pareille circonstance dans le chimérique espoir de suppléer
à l'efficacité qui leur manque, en porte & en
fait monter souvent le prix au-delà de celui
auquel on pourroit se pourvoir de médicamens
dont l'action seroit sûre. Pour prémunir les
éleves contre la surprise & la fraude, qui ne font
que trop ordinaires au marchand, nous avons
eu la précaution d'établir dans les pharmacies
des écoles, un droguier composé des différentes
substances dont ils auront besoin dans le cours
de leur pratique, les unes d'une qualité supérieure, les autres d'une qualité moindre, & les
dernieres si défectueuses, qu'elles doivent être
absolument rejetées. Au moyen de cette compa-
raison, ainsi que des observations qu'on y ajoute, & dont la connoissance ou l'histoire abrégée dont il s'agit n'est que l'extrait, ils pourront
juger d'autant plus sainement du mérite des
drogues à mettre en usage, que tous les docu-

mens qu'ils reçoivent à ce ſujet ſont puiſés dans les auteurs les plus accrédités, & ſpécialement dans l'ineſtimable traduction de la Pharmacopée de Londres, & dans les Elémens de Pharmacie de M. Baumé. *Quant aux détails qu'entraîneroit l'examen des plantes uſuelles & auxquels on s'abandonne en leur faiſant des démonſtrations dans les jardins des écoles, nous ne nous en ſommes point occupés. Ils ſont l'objet de ſoins que ſuggere un ʒele patriotique, qui a bien voulu ſeconder le nôtre, & le ſujet d'un ouvrage dans lequel on trouve des deſcriptions rédigées de maniere à complter avec celui-ci la matiere médicale vétérinaire* (1).

L'introduction & le vocabulaire pharmaceutique que nous avons placé à la tête des formules, nous ont paru d'une importance extrême. La connnoiſſance des mixtes médicinaux n'eſt pas en effet pour les éleves la ſeule à acquérir ; il ne leur eſt pas permis d'ignorer la forme ſous laquelle il convient de les adminiſtrer, & ils doivent au moins avoir une idée de la ſignification des termes les plus familiers

---

(1) Ce ſont les *Démonſtrations élémentaires de botanique*, à *l'uſage des écoles vétérinaires*, rédigées par MM. de la Tourrette & *l'abbé Rozier*. La première édition en 2 vol. in-8°. a paru à Lyon, en 1766 ; la ſeconde, auſſi en 2 vol., avec des augmentations, en 1773 ; & la troiſieme, en 1787, revue & conſidérablement augmentée par *M. Gilibert. D. M.*, auſſi à Lyon, en 3 vol. in-8°., chez Bruyſet, & à Paris, dans la librairie vétérinaire. (*Note des éditeurs.*)

aux pharmacopoles, puisqu'ils le seront un jour eux-mêmes dans l'exercice d'un art qui, selon les apparences, leur demeurera tout entier, & ne souffrira point de partage. Que ne nous est-il possible de leur donner aussi aisément l'intelligence de ceux par lesquels on désigne les maladies ! Mais telle est la barbarie dans laquelle nous sommes plongés, qu'il n'en est aucune de celles qui attaquent tant les bêtes à cornes que les bêtes à laine, qui ne soit connue dans chaque pays, & même dans chaque partie divisée d'une même province par des dénominations bizarres & différentes. Nous voulions démêler cet énorme cahos où les noms sont confondus, & les causes & les effets également ensévelis ; nous nous proposions de débrouiller cette matiere en quelque forte inextricable, pour la présenter ensuite d'une maniere claire & dans une langue qui auroit été commune &, pour ainsi dire, universelle ; nous avions demandé dans toutes les généralités des instructions sur les maladies contagieuses & épizootiques des bestiaux & sur celles qui affectent chaque individu séparément & en particulier ; nous desirions qu'on se bornât simplement à nous faire part des symptômes tirés des changemens que l'œil apperçoit dans l'animal vivant & malade & dans l'animal mort, & qu'on joignît à ce récit succinct les noms assignés à ces mêmes maladies, parce que notre projet étoit, en les

décrivant & en leur donnant celui qui leur auroit été le plus propre, de rappeler tous ceux qui,
dans les divers endroits du royaume, leur avoient
été déférés jusques à ce jour ; nous le dirons
avec douleur, nos espérances ont été trompées ;
nous n'avons pu obtenir des renseignemens que
de quelques provinces, encore la plupart ont-
ils été très-foibles & très-peu satisfaisans, en-
sorte que notre attente a été absolument en
pure perte d'un tems non moins digne des re-
grets des eleves que des nôtres (1).

Nous ne serions point surpris d'être blâmés
d'avoir emprunté de la médecine humaine les
caracteres que nous avons adoptés dans les
formules. Plusieurs les regardent, non comme
des figures inventées pour s'exprimer par des
abréviations, mais comme une écriture mysté-
rieuse & scientifique, dont l'emploi n'a d'autre
but que celui de dérober aux yeux du vulgaire
les secrets de l'art. Tout reproche, à cet égard,
dirigé contre nous, ne seroit pas mieux fondé
que celui que l'on fait au médecin, puisqu'aux
tables dressées de ces signes, est jointe une explication qui leve ce prétendu voile, & que tout
le monde peut entendre.

Ces mêmes formules sont au surplus ici di-

____

M. *Odoardi*, observe que cette bizarrerie & cette différence du nom d'une même maladie d'un village & d'un ter-
titoire à l'autre se rencontrent aussi en Italie. Il en est
vraisemblablement de même par-tout. (*Note des éditeurs.*)

visées en magiftrales & en officinales. Les magiftrales forment deux parties. La premiere
comprend les médicamens internes; la feconde
les médicamens topiques ou locaux. En ce qui
concerne les remedes à adminiftrer intérieurement, nous nous fommes écartés de l'ordre que
nous avons fuivi d'après le célebre Hoffmann
dans la confidération de leurs effets, pour nous
rapprocher de la divifion ordinaire qu'on en
fait, en fubftances évacuantes & en fubftances
altérantes. Les évacuantes précedent celles-ci;
chaque claffe eft renfermée dans un chapitre
particulier, qui contient toutes les formes fous
lefquelles les remedes qu'elle embraffe peuvent
être préparés & donnés ; & pour engager les
éleves & les lecteurs à fe fouvenir qu'il faut
toujours réfléchir avant d'ordonner, nous avons
eu la précaution, au moyen d'un aftérifque, de
renvoyer de chaque chapitre à celui des para-
graphes ou des articles de notre matiere médicale raifonnée qui s'y rapporte, & qui en eft en
quelque façon le commentaire. Les dofes que
nous avons fixées, nous ont été fuggérées par
l'expérience qui nous a appris en général que
les médicamens fur lefquels il faut être fur-tout
très-réfervé, font les purgatifs âcres & les narcotiques. Celles qui conviennent au cheval,
aux mulets, aux ânes, conviennent également
aux bœufs, & doivent être diminuées des trois
quarts quand les remedes font à donner aux
moutons.

moutons. On ne peut néanmoins rien ſtatuer d'exactement certain à ce ſujet. C'eſt au praticien à faire attention au ſiege, à l'état, à la violence, à la gravité des cauſes & des ſymptômes de la maladie, aux forces vitales du malade, à ſon tempérament, à la maſſe, au volume de ſon corps, à une diſpoſition particuliere, qui ſouvent dépend de la conformation de la machine, des maux qui ont précédé, & qui peut être auſſi telle dans un individu qu'elle répugneroit à certaines claſſes de médicamens, & même à telle ſubſtance particuliere. Il faut encore qu'il conſidere avec ſoin l'habitude & la familiarité de l'animal avec tel remede, le régime auquel il a été tenu, le travail qu'il a fait, le pays où il eſt né & qu'il habite, l'intégrité de ſes parties, car il y a une aſſez grande différence entre l'animal entier & l'animal hongre, ſon âge, la ſaiſon, &c. En ce qui concerne le ſexe, les diſſemblances ne ſont point auſſi ſenſibles que dans l'eſpece humaine & ne nous intéreſſent point autant. La conſtitution de la jument ne paroît pas eſſentiellement plus débile que celle du cheval hongre, celle de la vache que celle du bœuf, celle du mouton que celle de la brebis, & peut-être que la délicateſſe des femmes tient très-peu à la nature de leur être & beaucoup à l'éducation qu'elles reçoivent & au genre de vie qu'elles menent. Une comparaiſon de celles qui habitent les campa-

B

gnes & qui se livrent aux travaux des champs
avec celles de nos villes, & même une compa-
raison des femmes du peuple de ces même villes
avec les femmes d'un rang élevé, pourroient
très-bien étayer & autoriser cette conjecture.
Quoi qu'il en soit, dans les circonstances de
maux violens & enracinés, les doses doivent
être en général incontestablement plutôt hautes
que foibles. On ne sauroit trop aussi les proportionner à l'état du malade, & distinguer en
lui l'abattement de l'épuisement des forces. Son
volume & son poids ne sont pas une preuve
constante de celles dont il est doué, mais communément ils les supposent. S'il est habitué à
tel mixte, la dose la plus considérable de cette
substance ne produira jamais sur lui le même
effet que la plus modique sur celui qui n'y aura
pas été accoutumé. Les alimens dont il se nour-
rit ordinairement peuvent intérieurement le
disposer de façon à contribuer à l'augmentation
ou à la diminution de l'action des remedes ; c'est
ainsi, par exemple, que les purgatifs nous
montrent beaucoup plus d'efficacité dans l'animal entretenu au vert, que dans l'animal auquel on ne donne que du fourrage sec. Les va-
riations qu'on observe par rapport aux peu-
ples & même aux individus dont les uns sont
plus difficiles à émouvoir que les autres, se
rencontrent dans les animaux. Les chevaux
des pays chauds & du nord supportent moins

aisément les médicamens actifs que les chevaux
des pays tempérés, & de deux chevaux nés
dans la même province, auxquels le même médicament est administré à dose égale, dans la
même circonstance & avec les mêmes précautions, souvent l'un est accablé par l'effort de la
substance qu'il a prise, tandis qu'à peine en-
trevoit-on dans l'autre le moindre changement,
ou tandis que l'effet en est heureux & frappant.
Les grandes chaleurs, les froids violens exigent
de la circonspection ; les doses doivent être alors
mitigées, selon néanmoins les remedes qu'on est
obligé d'employer ; enfin, relativement à l'âge,
il n'est pas douteux que le poulain, le muleton,
l'ânon, le veau, l'agneau ne peuvent être trai-
tés comme les peres & les meres, si ce n'est en
raison de la foiblesse des premiers comparés à
la force des seconds ; & dès-lors, en supposant
que la dose soit d'une once pour le cheval, elle
pourra être arbitrée pour le poulain d'un an à
environ trois dragmes, pour le poulain de deux
ans à demi-once, pour celui de trois ans à six
dragmes, & ainsi de même & en pareille proportion eu égard aux autres animaux, sauf
cependant les réflexions que méritent toutes les
vérités dont nous venons de faire mention, &
la liberté que les éleves auront d'éprouver par
eux-mêmes ce qui résulteroit d'une plus grande
modicité dans les poids & dans les mesures.

Les médicamens locaux sont divisés aussi par

*leurs effets, & en autant de chapitres qui ré-
pondent encore à la matiere médicale. Nous les
avons rangés selon l'usage le plus commun &
le plus conforme à la saine méthode qui doit
être observée dans le traitement des maladies
externes; & quoique la plupart des ingrédiens
qui entrent dans ces compositions pourroient
se rapporter aux doses que l'on prescriroit dans
des formules chirurgicales humaines, elles n'en
auront pas moins d'énergie quand elles seront
appliquées sur le corps des animaux, pourvu
que la quantité de la totalité de la matiere préparée & applicable soit augmentée au besoin.*

*Qu'on ne nous fasse point, au surplus, un
crime de la multiplicité des recettes raisonnées
que nous avons rassemblées, & des substances
dont nous avons quelquefois fait choix. Personne n'est plus intimement convaincu que nous,
qu'un très-petit nombre de remedes connus par
des expériences répétées & maniées habilement,
est préférable à cette foule d'agens meurtriers
que renferment des arsenaux pharmaceutiques,
plus redoutables & plus funestes au genre humain que ceux qui font le dépôt des instrumens
de la folie & de la fureur des hommes. Nous
n'ignorons point encore que les mixtes les plus
communs & les plus méprisables en apparence,
font infiniment supérieurs aux mixtes les plus
rares & les plus précieux , & les médicamens
les plus simples aux médicamens les plus com-*

poſés ; le tout eſt de ſavoir enviſager la nature, & s'aſſurer de l'ordre & de la conduite qu'elle tient. Ex terræ naſcentibus nata eſt medicina, diſoit avec raiſon Pline le naturaliſte, poſteà fraudes hominum & ingeniorum capturæ officinas invenerunt iſtas, in quibus ſua cuique venalis promittitur vita : ſtatim compoſitiones & miſturæ inexplicabiles decantantur. Si donc nous n'avons pas craint d'offrir aux éleves une grande quantité de formules, c'eſt parce que nous avons cru devoir, dans des écoles peuplées de ſujets de preſque toutes les provinces du royaume & de toutes les nations de l'Europe, leur faciliter, en leur indiquant une infinité de ſubſtances, les moyens de choiſir celles qui, dans les contrées qu'ils habiteront, pourroient avoir plus de vertus que les autres, & que, d'ailleurs, nous ne pouvions nous diſpenſer d'obſerver dans un ſemblable recueil, des gradations & des nuances, c'eſt-à-dire, d'y inſérer d'une part des médicamens très-puiſſans, & de l'autre des médicamens qui, par leurs qualités, leur aſſociation & les doſes. peuvent différer de force & d'activité. Après ce développement de l'intention que nous avons eue, on ne penſera vraiſemblablement pas que nous ayons voulu nous glorifier de cette abondance en nombrant nos formules. Notre but a été de nous ménager l'aiſance & le pouvoir de renvoyer de la deſcription que nous ferons des maladies à

ces mêmes remedes, & de défigner feulement,
par les chiffres qui les diftinguent, ceux que
nous prefcrirons, à l'exemple du très-illuftre
M. le baron de Swieten, *dans fon* Abrégé
des maladies qui regnent le plus communément dans les armées, *& à l'imitation du célebre* M. Tiffot, *dans fon* Avis au peuple fur
fa fanté, *ouvrage auffi utile à la confervation
des habitans des campagnes, que nous vou-
drions l'être à celle de leurs richeffes & de leurs
biens. Eu égard enfin aux mixtes, peut-être
trop coûteux, qui font partie de quelques-unes
de ces mêmes recettes & de certaines compofitions, la liberté que l'on a de ne pas en faire
ufage, le peu que nous en avons affigné, &
notre attention à y fuppléer par l'enfemble de
mixtes plus fimples, que les éleves trouveront fur leurs pas & qu'ils cueilliront eux-
mêmes, nous tiendront lieu d'excufe: nous avons
déja eu la fatisfaction de voir plufieurs de ceux
que nous avons envoyés dans différentes provinces au fecours des beftiaux du cultivateur
défolé, n'employer avec le plus grand fuccès que
les plantes que leur offroient des terres fur le
point d'être incultes & abandonnées, vu la
mortalité & la perte des animaux qui les rendent fertiles, & que la mifere la plus affreufe
& l'indigence la plus réelle n'auroient jamais
permis de remplacer.*

Il nous refte à dire un mot des préparations

officinales ou de celles qu'on doit toujours tenir prêtes & composées dans les boutiques. Nous en avons formé la troisieme partie de nos formules. On les y trouvera décrites, non selon les effets & les vertus des substances, mais par ordre alphabétique. Nous n'avons pas, d'ailleurs, prétendu donner une pharmacopée complete; nous nous sommes bornés aux compositions rappelées dans les formules magistrales, les éleves pouvant trouver ce qui leur manqueroit ici dans les différens ouvrages où la médecine humaine a consigné & rassemblé les médicamens qui lui offrent les plus grandes ressources dans le traitement des maladies du corps humain.

Voilà le compte dont nous nous sommes crus redevables, du moins en ce qui concerne cet ouvrage, qui n'est pas la dixieme partie des travaux qu'exige l'entreprise énorme à laquelle nous nous sommes livrés. Seroit-ce le desir de jouir? seroit-ce la folle & injuste abjection de notre art qui empêchent assez généralement de sentir les efforts inouis auxquels nous excitons les éleves, & qui persuadent communément qu'il n'est besoin que d'un léger espace de tems pour les former? Il n'est pas étonnant que nuls ne puissent se faire une juste idée de nos écoles, si ce n'est ceux qui ont été témoins de leurs progrès, & qui les ont suivis dans les concours divers dont le public a été témoin. A peine avions-nous entrevu nous-mêmes, en débutant, l'étendue des devoirs & les veilles que nous nous préparions. A mesure que nous avons pénétré dans la carriere que nous avons à fournir, les difficultés se sont montrées à nous en foule : d'une part, des contradictions à essuyer, des constructions à faire, des réglemens à méditer, une discipline à établir; de l'autre, une affluence énorme de sujets à contenir & à éclairer, la plupart bornés au patois de leurs provinces, presqu'aussi éloignés de comprendre notre langue que de se familiariser avec celle de l'art, si peu habitués à tenir la plume que le soin & l'obligation indispensable de copier des cahiers d'instructions leur étoient infiniment à charge; en un mot, dont l'esprit totalement inculte exigeoit du nôtre une infinité de détours pour descendre jusques à eux, & pour les rapprocher insensiblement de nous. Malgré l'attention continuelle que nous avons eue de parler à leurs yeux, nous nous sommes vus forcés vingt fois à élever, à démolir, à réédifier, à abattre de nouveau; la zootomie ou l'anatomie comparée, par exemple, n'a pu être mise à leur portée que lorsqu'après l'avoir envisagée sous une multitude de faces, nous avons eu le bonheur de parvenir à la leur présenter d'une maniere si intelligible & si claire, que nos seules descriptions guident leur scalpel, & qu'entraînés par l'appas de la facilité qu'ils ont de découvrir &

de reconnoître eux-mêmes les parties, plusieurs d'entr'eux s'adonnent avec une sorte de fureur à une étude qui est pour nous le fondement & la bâse de tout (1). *Cependant, il faut l'avouer, nous avons été d'un autre côté soutenus dans nos peines contre toute espece de dégoût par ceux des autres éleves, en qui nous avons rencontré d'heureuses dispositions; mais quelques faveurs qu'ait pu leur faire la nature, il faut toujours du tems pour en mettre à profit les dons. On acquiert plus ou moins aisément des lumieres; la plus grande aisance ne dispense pas néanmoins du travail, & ce travail emporte constamment des années entieres, sur-tout quand il s'agit d'objets compliqués, différens, dont on doit apprécier & combiner les rapports, & qu'on aspire véritablement à s'élever au-dessus de la médiocrité. Ce n'est pas que nous pensions que tous les éleves puissent être un jour de la même force; il en est des alimens de l'esprit comme des alimens corporels; la digestion qui se fait des premiers dans le cerveau peut être comparée à la digestion des seconds dans le ventricule; ils n'engraissent pas & ne fortifient pas également & indifféremment tous les corps; mais nous de-*

----

(1) Les éditeurs de cet ouvrage viennent de publier aussi une nouvelle édition considérablement augmentée du *Précis anatomique du corps du cheval, à l'usage des eleves des écoles vétérinaires. Par M.* BOURGELAT. Il se trouve chez le même libraire.

vons à tous les sujets, qui nous sont confiés, une même nourriture, quoique nous n'en attendions pas la même assimilation. Cette nourriture est ample, là coction & l'élaboration en sont difficiles : cependant, si malgré la diversité des organes à qui nous l'offrons, nos infirmités & les nouveaux travaux auxquels nous sommes appelés, on daigne s'en rapporter à nous, & ne pas abréger ou nous ravir des momens dont nous nous efforçons de faire le plus précieux usage, nous osons espérer que les éleves qui peupleront dans la suite les campagnes y seront d'un important & double secours, puisqu'au moyen des connoissances que l'analogie nous invite à leur donner, les cultivateurs trouveront en eux non-seulement les ressources dont ils sont privés eu égard à leurs bestiaux, mais celles qui malheureusement leur manquent presque par-tout relativement à eux-mêmes.

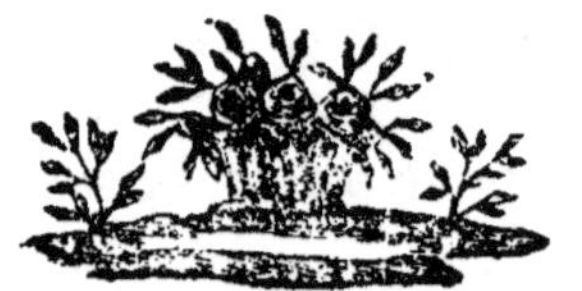

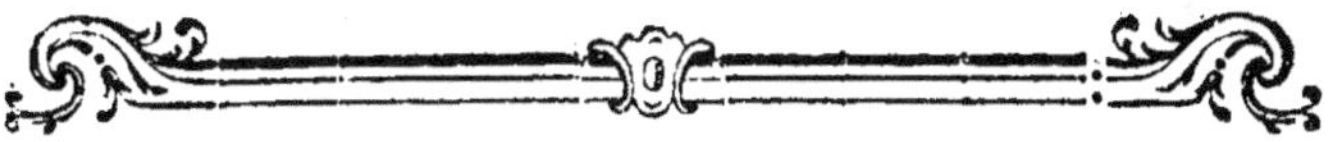

ÉLÉMENS

DE

L'ART VÉTÉRINAIRE.

MATIERE MÉDICALE

RAISONNÉE,

OU

PRÉCIS DES MÉDICAMENS

CONSIDÉRÉS DANS LEURS EFFETS.

INTRODUCTION GÉNÉRALE.

I. ON appelle communément du nom général de *matiere médicale* cette partie de
l'histoire naturelle, qui se borne à la connoissance des drogues ou des substances simples que fournissent les trois regnes, & dont
on fait ou l'on peut faire usage dans le
traitement des maladies de l'homme & des
animaux.

II. Ces trois regnes font le regne animal, le regne végétal & le regne minéral :
c'eft ainfi que parmi les philofophes her-
métiques, c'eft-à-dire, parmi les préten-
dus fages qui fe font livrés à l'étude de l'al-
chymie, fcience dans laquelle *Hermès* fe
fit le plus grand nom, on divifa d'abord
les corps qui nous environnent & dont la
nature & la compofition furent l'objet de
leurs premieres recherches.

III. L'homme, les quadrupedes, les oi-
feaux, les poiffons, les reptiles, les infeĉtes
& toutes celles des parties de ces animaux
qui font utiles dans la médecine humaine
& vétérinaire, conftituent le regne animal ;
& nous devons à ce regne le crâne humain,
les poudres de vipere, d'écailles d'huîtres,
de coquilles d'efcargot ; les bézoards, l'os
de feche, la corne de cerf, le blanc de
baleine, la colle de poiffon, les coquilles,
les blancs & les jaunes d'œufs, la fiente de
paon, celle d'oye, le fuif de bœuf & de
mouton, la graiffe de cheval, le lait de vache,
les abeilles, le miel & la cire, les cloportes, les cantharides, le méloé ou le fcarabée
des maréchaux, &c.

Le regne végétal comprend les racines,
les écorces, les bois, les feuilles, les bour-
geons, les fleurs, les fruits, les femences,

les sucs liquides & concrets des végétaux, & généralement tout ce qui leur appartient & que nous pouvons en retirer pour être employé efficacement selon les différentes vues que nous nous proposons.

Nous entendons au surplus par sucs des plantes les liqueurs qu'elles tirent de la terre & qui sont élaborées dans leurs organes, tels sont en elles les sucs ou les principes aqueux ; les sucs huileux qui different des premiers par leur inflammabilité, par leur immiscibilité avec l'eau & avec toutes les liqueurs aqueuses ; les baumes naturels ou les résines liquides, comme le baume de copahu, la térébenthine, &c. ; les résines pures, qui ne sont que des baumes épaissis ; les gommes qui different des résines, en ce qu'elles se dissolvent dans l'eau, qu'elles ne sont nullement inflammables & qu'elles pétillent & font du bruit au feu ; les sucs laiteux qui fournissent les gommes-résines, c'est-à-dire, ces sortes de substances qui participent des propriétés de la gomme & de la résine, telles que la scammonée, le galbanum, la myrrhe, l'opopanax, la gomme ammoniaque, l'assa-fœtida, &c. &c.

Enfin le regne minéral nous offre une infinité de ressources dans ce que la terre renferme dans son sein, comme les eaux minérales, les terres, les pierres, les sels,

le foufre, les bitumes, les concrétions métalliques & les métaux.

Des Médicamens en général.

IV. Les unes & les autres de ces différentes fubftances, de quelque regne qu'elles
foient, appliquées au dehors ou données
intérieurement à l'animal ainfi qu'à l'homme, forment ce qu'on appelle *médicamens*,
dès que leur efficacité, enfuite d'une adminiftration fage & éclairée, eft telle qu'elles
produifent en eux un changement falutaire, & qu'elles remédient aux altérations
plus ou moins confidérables que leurs corps
éprouvent.

Les médicamens font dits *fimples* lorfqu'on les emploie comme la nature les préfente, c'eft à dire, fans mélange, fans décompofition, ou en ne leur faifant fubir
que des préparations légeres.

Les médicamens *compofés* réfultent de
la mixtion ou de l'affemblage de plufieurs
fubftances alliées & préparées d'aprés des
principes pharmaceutiques & de chymie.

Les médicamens *internes* font ceux
qu'on adminiftre intérieurement.

Les médicamens *externes* font ceux dont
l'application fe fait extérieurement ; on les
défigne en général par les noms de *topiques* ou médicamens *locaux*,

Enfin ces fubftances different entre elles par le regne dont elles émanent, par leurs parties qui font homogenes ou hétérogenes, par le climat qui les voit naître, par les préparations magiftrales ou officinales auxquelles on les foumet plus ou moins aifément, par leur prix, par leur plus ou moins de rareté, par leurs effets, &c.

Les médicamens different encore des *alimens*, des *venins* & des *poifons* ; des alimens, en ce que ceux-ci agiffent infiniment mieux fur le corps fain que fur le corps malade, à moins qu'il ne foit queftion d'alimens médicamenteux, qui font alors de vrais médicamens, tels que le fon, l'eau blanche, &c. ; des venins & des poifons, en ce que ceux-ci follicitent un changement très-nuifible dans les animaux fains ou malades ; il eft néanmoins tels poifons qui peuvent devenir, au moyen d'une correction ou par une application jufte & méthodique, des médicamens très - actifs & très-utiles.

De l'action des Médicamens.

V. Cet effet avantageux de la part de fubftances évidemment & naturellement pernicieufes, prouve & démontre que l'action des corps n'a point lieu felon leur fphere d'activité, mais qu'elle eft toujours déterminée & modifiée par la difposition de ceux qui en fubiffent & qui en reçoivent l'impreffion : il fuit par conféquent de ce principe philofophique & vrai que les forces des médicamens ne font nullement abfolues, qu'ils n'ont aucune propriété qui ne foit conditionnelle & limitée, & que leur qualité eft tellement dépendante de certains rapports, qu'ils font fenfiblement falutaires ou nuifibles, felon l'ufage, l'application, les caufes morbifiques, les tempéramens & les fujets ; en un mot, felon l'action qu'ils exercent & la réaction qu'ils éprouvent de la part de la partie fur laquelle cette action eft exercée.

De cette vérité en naît une autre, & celle-ci eft l'impoffibilité de l'appréciation exacte des raifons méchaniques de leurs effets ; comment s'affurer d'une part de l'exiftence de toutes les conditions cachées requifes, tant dans la fubftance qui agit, que dans le corps fur lequel fon mouvement s'imprime, & comment efpérer de l'autre dans des circonftances maladives, dont les caufes réelles font le plus fouvent inconnues, un changement heureux & fûr de médicamens qui operent par des moyens qui ne font pas moins ignorés ?

VI. Cependant on s'eft attaché à la confidération

dération des caracteres, c'est-à-dire, de la figure, de la couleur, de la faveur & de l'odeur des mixtes à employer. De leurs qualités fenfibles on a prétendu déduire leurs propriétés. Nous ne parlerons point ici de cette ridicule opinion qui attribuoit à des corps d'une telle forme une forte d'analogie avec telle ou telle partie ; quelles que foient les bornes de nos connoiffances, elles ne font pas fi étroites qu'une pareille abfurdité n'ait été bientôt rejetée ; mais on a obfervé, par exemple, & en général, que la couleur pâle des plantes dénote celles qui font infipides, la couleur verte celles qui font crues, la jaune celles qui font ameres, la rouge celles qui font acides, la blanche celles qui font douces, &c. On a remarqué, de même, que celles qui n'ont ni goût ni odeur dominante ont à peine quelques vertus médicinales, que les plantes d'un goût & d'une odeur fuave font bonnes, que celles qui font nau-féeufes & d'une odeur défagréable avertif-fent de fe précautionner contre elles, que les remedes amers font ftomachiques, les acides réprimans & calmans, que ceux dont l'odeur eft aromatique font céphali-ques, &c. Enfin, en faifant attention à la différence des lieux, on a vu que les plan-tes que nous devons à des terreins fecs, ont beaucoup plus de goût & d'énergie que

C

celles que nous devons à des terreins gras &
nourriſſans, que la plupart de celles qui naiſ-
ſent dans l'eau ſont âcres & corroſives, &c.

De l'Analyſe des Médicamens.

VII. On a été plus loin. On a tenté de pénétrer juſqu'aux principes des mixtes en les
décompoſant. Les analyſes chymiques ont
été repétées & multipliées ſur une infinité
de corps : on eſt même parvenu à rétablir
quelques-uns de ceux qu'on avoit détruits,
comme l'alun, le ſoufre, le vitriol, le nitre, &c. Par la vòie de la diſtillation des
végétaux récens, des végétaux fermentés &
de quelques parties des animaux, on a reti-
ré différens produits, du phlegme, des eſprits acides, ardens, volatils ; des ſels alkalis ou urineux, ſoit liquides, ſoit concrets ;
des ſels fixes, lixiviels ; des liqueurs mêlées
où réſident en même-tems de l'acide & de
l'alkali ; des huiles fétides, noires ; des
huiles tenues & âcres ; des huiles épaiſſes ;
des huiles odoriférantes & eſſentielles, &c.(1)

A ces recherches on en a ajouté d'autres.

____

(1) Nous invitons les éleves à étudier le *tableau
de l'analyſe végétale*, qui eſt inſeré au commencement du ſecond volume des *Démonſtrations
élémentaires de botanique* dont nous avons parlé
page xviij du diſcours préliminaire. (*Note des
éditeurs.*)

Certains intermedes ont été de nouveaux moyens d'examiner les subſtances naturelles en elles - mêmes, & les principes découverts par la voie dont j'ai parlé, par les extractions, par les diſſolutions, &c.

La teinture bleue de tourneſol, celle de violette, de roſe & de fleurs de mauve, ont indiqué les matieres renfermant des ſels acides & même les différens degrés de cette acidité, par la couleur rouge plus ou moins foncée qu'elles ont reçues lors de leur mélange avec ces mêmes corps.

Les mêmes teintures de violette, de roſe & de fleurs de mauve en acquérant une couleur verte ont garanti la préſence des ſels âcres ou des ſels alkalis dans les mixtes auxquels elles ont été unies.

Les acides ont fermenté dans la ſolution de ſel de tartre.

Les alkalis foibles mêlés avec l'eſprit de ſel ont ſollicité quelques bulles d'air ; plus forts, l'agitation a été plus grande ; enfin des mixtes poſſédant des ſels alkalis volatils en abondance ſe ſont manifeſtés auſſi-tôt dans ce même eſprit par la plus violente efferveſcence.

La ſolution du mercure ſublimé corroſif a donné plutôt ou plus tard à des ſels volatils urineux foibles une couleur d'opale ; en une quantité un peu plus grande, ces ſels ont donné à cette folution une couleur pâle ; plus forts, une couleur de lait, & l'ont précipitée infenfiblement ; très forts, cette précipitation a eu lieu fur le champ ; plus abondans enfin, la coagulation en a été prompte.

Cette même folution eft devenue légérement jaune & a été précipitée peu à peu par les fels alkalis fixes & foibles. La précipitation en a été fubite quand ils ont été plus forts & plus abondans, & elle a acquis une couleur fafranée.

Celle de fucre de Saturne a été troublée par les corps contenant du fel marin dans la plus petite quantité.

La diffolution de fel de tartre ainfi que l'eau de chaux, alliées avec des mixtes remplis de fel ammoniac, ont répandu une odeur d'urine.

L'infufion de noix de gale devenue noire ou pourpre, a indiqué le vitriol contenu dans la fubftance qui lui a été foumife, &c.

L'efprit de vin s'eft chargé des couleurs des corps réfineux, & fon mélange avec l'eau commune a précipité au fond du vafe la réfine, &c.

Expériences & Obfervations faites fur les liqueurs animales.

VIII. Ce n'étoit pas affez de rechercher ainfi les propriétés des mixtes, on a fait des tentatives fur les liqueurs animales.

Tel agent qui a coagulé le fang veineux humain, n'a pas coagulé le fang artériel : tel agent a coagulé l'un & l'autre.

La plupart des fucs des végétaux en changent la couleur, cet effet n'eft produit ni par la fauge, ni par la menthe, &c.

L'efprit de foufre injecté dans la jugulaire du chien altere à peine ce fluide ; d'autres acides minéraux le coagulent dans le cœur & dans les vaiffeaux, & la folution de fel de tartre qui donne de même la mort à l'animal, ne ravit point au fang fa fluidité naturelle.

Hors de fes canaux & mêlé avec cette même folution ou avec quelque alkali fixe, il femble plus fluide ; une matiere épaiffe & trouble fe précipite néanmoins au fond du vafe & n'eft pas auffi abondante, fi l'on a mêlé avec ce fang de l'efprit volatil urineux.

L'efprit de vin le met en grumeaux ; il épaiffit & durcit la lymphe qui eft coagulée de même par les acides, & que les alkalis ne coagulent point, car ils précipitent feulement une efpece de craffe blanchâtre.

L'urine d'un bœuf, nourri au fec, avec l'acide vitriolique très-concentré s'échauffe, fait effervefcence, donne de l'écume, brunit, & il en réfulte une odeur d'étable. Elle fait auffi effervefcence avec l'acide nitreux, n'en fait aucune avec le vinaigre radical, ne produit rien avec l'alkali ; & légérement chauffée, elle verdit le firop violat.

L'urine du cheval morveux avec le même acide vitriolique fait une forte effervefcence, fe change totalement en écume, brunit & donne une odeur d'étable, bien plus forte que l'urine de bœuf. Avec l'acide nitreux elle produit les mêmes effets, mais moins fenfiblement ; & chauffée légérement, le firop violat en acquiert une couleur verte.

Le même acide vitriolique donne avec l'urine du cheval fain les mêmes réfultats ; le firop violat verdit, le vinaigre radical n'opere rien , & les effets de l'acide nitreux font plus foibles que fur l'urine du cheval morveux.

Le fang du cheval pouffif verdit le firop violat peu de tems après le mélange, & fur le champ, fi on le délaie, comme fi on l'expofe à une légere chaleur. Avec de l'acide vitriolique très-concentré, il donne de la fumée, une odeur d'urine pourrie, la lymphe eft coagulée en blanc & brunit enfuite. Avec ce même acide affoibli par l'eau, il donne de la fumée, mais nulle odeur , & brunit. L'eau forte coagule fur le champ & plus blanc ; fon odeur feule fe fait fentir, elle brunit moins. Le vinaigre radical noircit ; nulle odeur que celle du vinaigre. L'efprit de vin coagule d'abord la lymphe en blanc,

& produit après le délayement une couleur de terre ; le coagulum se précipite ici & surnage dans les autres expériences. L'esprit de sel concentré agit comme l'acide nitreux, mais brunit moins ; l'alkali fixe se mêle sans produire aucun changement ; enfin l'alkali concret & l'alkali volatil ne produisent rien.

Le sang du cheval morveux très-visqueux & très-coënneux, chauffé ou non, ne verdit point le sirop violat. Avec l'acide vitriolique très-concentré il donne de la fumée, une odeur d'urine pourrie, mais qui est moins forte qu'avec le sang du cheval poussif ; il est coagulé de même, il se dissout ensuite avec moins de facilité, & il reste lors de la dissolution une couleur noire, un corps charboneux. Avec ce même acide affoibli par l'eau il donne peu d'odeur d'urine, il se coagule & prend une couleur d'un brun-noir, la dissolution étant moins aisée que celle du premier sang. L'eau forte le rend beaucoup plus brun & produit les mêmes effets. Le vinaigre radical le coagule & noircit plus que tous les autres acides ; le vinaigre distillé se mêle, le rend fluide plutôt qu'il ne le coagule, & mêle la lymphe avec le sang. L'esprit de vin donne à-peu-près les mêmes produits que ce même esprit avec le sang du cheval poussif. Versé sur un mélange de fang & de vinaigre, il fe mêle avec toute la fubftance, la brunit légérement & en forme un tout coagulé. L'efprit de fel concentré agit comme l'acide nitreux, mais il brunit moins. L'alkali fixe fe mêle, rend le fang moins écumeux & d'un rouge beaucoup plus clair. L'alkali fixe concret ne produit rien, non plus que l'alkali volatil qui diminue feulement l'écume, ainfi que la diffolution de nitre; celle-ci rendant ce fluide moins vifqueux & lui donnant une couleur plus claire. Nulle diffolution de la coënne par les alkalis, par le vinaigre diftillé, ni par l'acide vitriolique concentré qui noircit feulement. Enfin dès que ce fang eft expofé nuement au feu, la lymphe s'en fépare.

La morve, c'eft-à-dire, la liqueur qui flue & qui découle des nafeaux d'un cheval morveux ne fait point changer de couleur au firop violat quand elle eft froide. Chauffée à un feu modéré, elle le verdit & elle devient plus fluide ; peut-être que le refus de cette couleur avant l'action du feu provenoit de l'embarras de l'alkali volatil dans la fubftance coagulée de cette humeur avant fa liquéfaction. L'acide nitreux la coagule en blanc, le coagulum eft affez compact & jaunit enfuite. L'alkali fixe du tartre ne produit rien. L'acide vitriolique coagule, mais moins que l'acide nitreux ; en agitant le coagulum dans

le premier, il fe diffout & noircit. Ce même
acide vitriolique affoibli par le moyen de
l'eau, coagule encore plus folidement que
le même acide pur & blanchit davantage, &,
à la vérité, moins que l'acide nitreux ; du
refte fi l'on agite le coagulum dans la liqueur,
il fe fond en noirciffant, mais la diffolution
n'eft pas fi prompte qu'avec l'acide vitriolique non affoibli. L'alkali volatil n'opere
rien ; agitez-y la morve, elle s'y diffoudra
affez mal, & préfentera d'ailleurs plufieurs
grumeaux. L'acide végétal la blanchira, la
coagulera fortement, & l'agitation pourra
en diffoudre le coagulum. Il en fera de même
de fon mélange avec le vinaigre radical.
Cette humeur mife dans l'eau bouillante rend
l'eau laiteufe & fe coagule. Le coagulum
féparé de l'eau par le filtre, & attaqué par
l'acide vitriolique, fe diffout en noirciffant
au moyen d'une certaine agitation. Si on
remet dans l'eau & qu'on faffe bouillir le
coagulum diffous par l'acide vitriolique, il
ne reprend aucune confiftance. De plus, la
morve diftillée à une chaleur au-deffus de
l'eau bouillante, donne un phlegme qui n'a
aucune aꞔion fur le firop violat ; la matiere coagulée qui refte dans la cornue n'a
pas plus d'aꞔion fur ce même firop ; j'ai fait
injeꞔer à diverfes reprifes, & pendant plufieurs jours, dans les nafeaux d'un cheval fain

le phlegme donné par la diſtillation, & ſouf-
fler auſſi dans ceux d'un autre cheval le coagulum ou la matiere deſſéchée, ni l'un ni
l'autre n'ont été affectés de la maladie.

La bile du bœuf & du cheval verdit la
teinture de violette. L'acide vitriolique très-
concentré la coagule, la brunit, il la diſſout
enſuite, comme il feroit une gelée, & elle
ne fait aucune efferveſcence. L'acide nitreux
la colore promptement en un verd qui ſe
change auſſi-tôt en rouge-brun. L'eſprit de
vin lui donne la conſiſtance de la glaire
d'œuf, ainſi que le vinaigre ordinaire & le
vinaigre diſtillé. Avec le vinaigre radical elle
eſt d'abord délayée, elle ſe coagule enſuite
comme avec l'eſprit de vin, après quoi elle
ſe diſſout. L'addition de l'eſprit de vin à ce
mélange ne change rien. Nul effet au ſurplus
de la part de la diſſolution de nitre, de l'alkali fixe, de l'alkali volatil. Quant au premier produit de la diſtillation de cette liqueur, il donne une odeur un peu forte,
il verdit fortement le ſirop violat, & ne fait
aucune efferveſcence avec les acides vitriolique & nitreux, &c. (1)

____

(1) On peut lire encore les *Expériences de mé-
decine ſur des animaux, &c.* par M. Browne
Langrish; *traduites de l'anglois. Paris, Langlois
& Leloup.* 1749. in-12. (*Note des éditeurs.*)

IX. Toutes ces expériences, ces procédés, ces observations, ainsi qu'une infinité d'autres dont il seroit superflu de multiplier ici les détails, ne peuvent être véritablement regardés que comme des efforts; & de pareils faits seront toujours insuffisans, relativement à la connoissance réelle & positive des causes.

Pourquoi telle substance qui coagule le sang veineux, ne coagule-t-elle pas le sang artériel? d'où provient la différence de cet effet? Quels sont les principes au moyen desquels un même mixte coagule l'un & l'autre; & d'un autre côté, quelle est de la part de ce fluide sa disposition à céder ou à résister à de semblables agens?

Comment le mercure excite-t-il la salivation? d'où procede la vertu rafraîchissante & antispasmodique du nitre, ainsi que la qualité pernicieuse de l'arsenic & de plusieurs autres poisons? d'où naît la diversité de l'action des uns & des autres sur les corps?

Par quelle raison ce qui est poison pour cet animal ne l'est-il pas pour celui-ci? d'où vient l'effet funeste de la noix vomique sur le chien, tandis qu'il n'est pas le même dans l'homme & dans le cheval? pourquoi le crocus metallorum qui sollicite un vomissement violent dans le premier, augmente-t-il seulement l'insensible transpiration dans le dernier ? Quelles font les qualités mortelles de la petite éfule, de la pilofelle, de l'equifetum ou de la prêle, de la graffette, &c. relativement aux brebis, tandis que leur ufage ne nuit point aux bœufs & à d'autres animaux ruminans comme eux ? Comment la fabine, l'herbe aux puces, les feuilles & le fruit du fufain (1) donnent-elles la mort aux chevres ? Pourquoi ces brutes s'engraiffent-elles en mangeant la dictame & la quinte-feuille ?

Qui pourroit encore expliquer les vrais moyens de l'opération d'un médicament employé de la même façon, avec le même foin, à la même dofe, dans le même tems & dans le même cas, & cependant inefficace dans un fujet, falutaire à l'un & nuifible à l'autre ? &c.

---

(1) *L'Efclufe* (Clufius, *hiftoire des Plantes, liv. I.*) affure que dans la Hongrie les chevres mangent de ce fruit impunément, & comme une chofe qui leur eft agréable. J'ai voulu m'affurer de la vérité ; & ayant fait jeûner une chevre pendant une nuit, je ne lui donnai le lendemain, pour toute nourriture, que des branches de cette plante ; elle refta environ vingt-une heures fans vouloir en manger : elle ne s'y décida que lorfqu'elle fut preffée par la faim. Je la vifitai le foir, elle ne parut pas être malade, mais elle fienta beaucoup pendant la nuit, & fes excrémens étoient liquides : le matin elle parut vive & vigoureufe comme auparavant. (*Note de M. Odoardi.*)

X. S'il ne nous est pas permis de pénétrer dans des mysteres aussi cachés, nous pouvons du moins à l'aide de l'expérience & de l'observation, constater d'après des effets sensibles & palpables les vertus des différentes substances médicinales & les circonstances de leur application ; mais il importe extrêmement, en observant, de se préserver des erreurs qui ne naissent que trop souvent de la facilité avec laquelle des esprits prévenus attribuent aux médicamens ce qui peut n'être qu'une pure opération de la nature, ou le résultat & la suite de la maladie même. Il seroit de plus à desirer que les travaux de l'observateur & du praticien éclairés sur les causes & sur les symptômes maladifs, fussent bornés & limités à un certain nombre de remedes simples plutôt que composés, administrés constamment au même sujet, & éprouvés sur beaucoup d'autres. Les effets d'une multitude immense de médicamens ne pourroient jamais être suivis & soumis avec fruit à une pratique raisonnée ; ces médicamens alliés avec d'autres, il ne seroit pas possible de porter une décision certaine sur celui à qui l'opération salutaire ou nuisible seroit véritablement due, d'autant plus que la force du remede auquel on auroit pu accorder une confiance principale pourroit aussi avoir été augmentée ou diminuée par le mélange; d'une autre part, comme ils peuvent avoir befoin d'un certain tems pour agir avec énergie, le produit ne fauroit en être connu, fi l'on ne perfévéroit pas dans leur ufage, & fi ce tems leur étoit dénié; enfin ce n'eft que de la répétition conftante des mêmes effets & des mêmes réfultats que leurs vertus & leurs propriétés peuvent être réputées invariables & certaines.

Des Médicamens en particulier.

XI. C'eft principalement par cette voie & au moyen des lumieres phyfiologiques acquifes que l'on eft parvenu à raffembler toutes les armes dont des mains habiles & fages fe fervent avec fuccès contre les maux qui affligent l'homme. La plus grande partie de ces mêmes inftrumens confiés à quiconque eft inftruit dans l'art vétérinaire ne feront pas moins utiles contre les maladies auxquelles les animaux font en proie. Si leur corps ne nous offre, en effet, ainfi que la machine humaine, que deux fortes de parties, elles feules peuvent être viciées enfemble ou féparément; & dès-lors en partant de la néceffité de corriger les différentes efpeces de vices uniquement foupçonnés dans de certains cas & réellement apperçus dans d'autres, nos vues ne fauroient différer de celles qui tendent à la guérifon du corps humain. Soutenir ou diminuer le mouvement des folides, rappelef les fluides aux qualités qu'ils doivent avoir, en diminuer la quantité fuperflue, tels font en général les objets que nous avons à remplir felon les diverfes indications qui nous frappent, & auxquelles nous fatisferons par l'ufage raisonné des fubftances qui alterent, qui évacuent, qui fortifient & qui calment.

DES MÉDICAMENS INTERNES.

PREMIÈRE DIVISION.

Des Altérans.

XII. ALTÉRER, c'eft proprement produire un changement quelconque. Ici ce changement doit être falutaire & opéré fans aucune évacuation bien fenfible ; mais comme les chofes à changer, c'eft-à-dire, à rétablir, peuvent être viciées de plufieurs manieres, les moyens doivent être néceffairement à raifon de la différence des vices ; de-là les différentes claffes fous lefquelles ont été rangés les médicamens appelés du nom général d'*altérans.*

Ces claffes comprennent les remedes qui abforbent, ceux qui temperent, ceux qui divifent & diffolvent, enfin ceux dont la propriété eft d'adoucir.

1°. *Des Abforbans.*

XIII. Les *abforbans* font des fubftances qui fermentent avec les acides, qui les interceptent entre leurs pores, qui les domptent & qui anéantiffent en eux toute qualité corrofive, ce mélange formant d'ailleurs un mixte d'une efpece neutre; telles font les coquilles d'huîtres, d'œufs & de limaçons; l'os de sèche, les os & les cornes d'animaux philofophiquement préparés ou calcinés à feu ouvert, les cornes des pieds, les pattes, les pierres ou les yeux d'écreviffes, la craie, toutes les pierres calcinées & brûlées, les bols d'Arménie & de Blois, les différentes efpeces d'argiles & de terres figillées, la pierre hématite, tous les fels des végétaux tirés par la calcination, les cendres gravelées, l'efprit volatil urineux de fel ammoniac, le fel de tartre, le nitre fixé, la magnéfie blanche, &c.

L'action nuement éprouvée de ces fubftances fur des acides quelconques nous a fans doute conduit à l'idée de les oppofer aux acides qui peuvent occuper les premieres voies, furabonder dans la maffe, coaguler les liqueurs & gêner la liberté de leur mouvement progreffif; & en effet, on a obfervé qu'elles en diminuent la quantité, & qu'elles ôtent à ceux dont elles fe chargent la faculté qu'ils ont de nuire. Le choix de

ces

ces médicamens eſt néanmoins important.
Les abſorbans terreux ne ſe diſſolvent jamais
auſſi parfaitement & auſſi entiérement que les
abſorbans ſalins ; il en reſte toujours quelque
portion fixe, de-là les marques d'aſtriction,
ou plutôt la vertu incraſſante des bols, des
terres ſigillées, tandis que les ſels alkalis
diſſous totalement & ſur le champ, non-
ſeulement par les acides, mais par les liqueurs aqueuſes qu'ils rencontrent, & ayant
perdu leur qualité abſorbante enſuite de l'intimité du premier de ces mélanges, acquierent la vertu d'inciſer, d'irriter légérement,
d'augmenter la tranſpiration & de provoquer l'excrétion du ſuc inteſtinal, de l'urine
& de la matiere perſpirable.

Les coquilles d'huîtres, d'œufs, les terres
ſigillées abſorbent, reſſerrent & fortifient.

L'os de ſèche abſorbe & reſſerre moins.

La magnéſie eſt un ſel moyen qui abſorbe
& qui, ſi elle ſe charge d'acide dans les
premieres voies, devient laxative, âcre &
irritante.

La ſolution d'yeux d'écreviſſes, les coquilles de limaçons abſorbent & pouſſent
par les urines.

Les os des animaux calcinés ou préparés
philoſophiquement abſorbent & aident à
la facilité de la tranſpiration, &c.

Toutes ces différences doivent être néanmoins encore recherchées & conſtatées dans les animaux en qui les ſubſtances abſorbantes données en nature produiſent l'effet général qui en réſulte relativement au corps humain; elles ſeront employées dans les mêmes circonſtances, comme elles ſeront rejetées dans celles de l'épaiſſiſſement des humeurs, dans l'inertie des fibres du ventricule , &c. On doit craindre auſſi qu'elles n'obſtruent les orifices des vaiſſeaux laƈtés , ce qui jeteroit l'animal dans l'atrophie. On pourra les allier avec les fondans, les ſtomachiques, &c. &c.

2°. *Des Tempérans.*

XIV. Les *tempérans* ne doivent pas être d'un uſage moins étendu dans la médecine des animaux que dans la médecine humaine; mais juſqu'ici il ſemble qu'on en ait négligé l'emploi pour adopter dans les cas même où ces médicamens ſont le plus clairement indiqués, des remedes dont l'effet eſt abſolument contraire. Les mauvais ſuccès de l'adminiſtration des ſubſtances dont les mains des maréchaux ſont toujours remplies, & dont le propre eſt d'échauffer & d'enflammer auroient dû leur inſpirer quelque défiance, car une pratique conſtamment malheureuſe avertit du moins des écarts dans leſquels on tombe, ſi elle n'éclaire pas ſur les moyens de s'en garantir. Elle eût appris à des hommes plus capables d'obferver & de réfléchir, qu'il eft mille fois plus aifé de folliciter les forces de la nature que de réprimer la violence de fes mouvemens ; que l'erreur dans l'emploi des remedes qui temperent eft moins nuifible & plutôt réparable que l'erreur dans l'emploi des médicamens qui pourroient incendier, & que s'il eft des circonftances où, par une forte de néceffité méchanique, l'anéantiffement de la caufe morbifique a lieu fans aucun autre fecours que celui des mouvemens maladifs même, il en eft une infinité où l'action des folides & des fluides étant exceffive, il eft de la plus grande importance de parer promptement, d'une part à la trop grande tenfion des premiers, & de l'autre aux vices des feconds, qui font, ou leur diffolution, ou un défaut de férofité, ou des déréglemens qui ne naiffent que de leur acrimonie.

Dans le cas de diffolution il s'agit de rapprocher, par voie de coagulation, les parties diffoutes, & de donner plus de corps & plus de maffe à leurs molécules ; c'eft ce que l'on obtient au moyen des fubftances incraffantes.

Dans celui du défaut de férofité, en délayant les fluides, leur raréfaction & leur effervefcence cefferont ; les fibres trop tendues, trop irritées & trop seches étant en même-tems relâchées , leurs oscillations seront moins fréquentes, & les mouvemens de trufion moins forts.

Enfin, lorsque des parties salines, âcres, hétérogenes, dégagées de la masse, folliciteront trop vivement les forces contractives des folides, & décomposeront les fluides en en rompant la tissure par leurs différens chocs, on leur opposera des subftances capables de les envelopper & d'amortir ainfi leurs effets.

L'orpin, la joubarbe, la petite éclaire, l'alleluya, la racine & les feuilles de la grande & petite ofeille, le fuc de celles-ci, leur fel effentiel, leur décoction, leur firop ainfi que celui d'épine-vinette, ou de verjus, de pommes fauvages, le vinaigre de vin , de fureau, l'efprit de vitriol, l'eau de rabel & tous les acides minéraux donnés jufqu'à une certaine acidité , la crême de tartre, le fel de prunelle, le nitre, &c. rempliront la premiere indication.

L'eau blanchie par le fon de froment, les plantes telles que la laitue, l'endive, la bourrache, le pourpier, les fleurs de violette, la buglofe, les fleurs & les feuilles de bouillon blanc, de mauve & de guimauve, les feuilles de branc-urfine, d'arroche, de mercuriale , &c. répondront à la feconde , & les huiles douces, le miel, les racines de nénufar, de guimauve, de ſcorſonere, la gomme arabique, la gomme adragant, la râpure de corne de cerf, les quatre ſemences froides majeures & mineures, le ſeneçon, le laiteron, la mâche, la graine de lin, &c. ſatisferont à la troiſieme.

Tous les mouvemens ſpaſmodiques, les inflammations, les engorgemens des viſceres, les douleurs conſidérables, les tranchées, les fievres en général, &c. doivent être d'abord combattues par les *tempérans*, mais on comprend après ce que nous en avons dit, qu'il eſt un choix à faire de ces médicamens. Dans la plupart des maladies inflammatoires épizootiques & contagieuſes des beſtiaux, les acides ayant été éprouvés ſur plus de cinq mille animaux que l'on a guéris ou préſervés, leur efficacité a ſans doute été ſuffiſamment conſtatée; mais le nitre qui, outre ſa vertu antiſpaſmodique & la faculté qu'il a de provoquer l'excrétion de l'urine, raréfie, atténue, fond & diſſout les humeurs viſqueuſes & tenaces, a été d'un ſecours très-puiſſant, & il doit être en général préféré aux rafraîchiſſans & aux acides qui condenſent les liqueurs, dans toutes les fievres inflammatoires occaſionnées par un ſang épais & coagulé.

Les délayans & les nitreux ſont indiqués, & les acides contre-indiqués dans les toux, dans les affections du poumon ; comme les rafraîchissans & ces mêmes acides doivent être bannis dans les diarrhées, dans les dysenteries, dans la gras - fondure, &c. les délayans, les gélatineux, les mucilagineux convenant plutôt en pareil cas & pouvant encore être alliés avec le nitre.

Du reste, la langueur ou la destruction du ton des fibres n'admettent en aucune maniere les *tempérans* dont un trop long usage peut d'ailleurs affoiblir l'estomac, épaissir les liqueurs, donner lieu à des obstructions, &c.

On les unit quelquefois avec les apéritifs, les diurétiques, les narcotiques, &c.

3°. *Des Apéritifs.*

XV. L'action de diviser, de fondre, & d'atténuer suppose dans les parties des substances nombreuses & multipliées en qui cette faculté a été reconnue ; 1°. plus de dureté que dans les molécules des humeurs qui doivent être brisées par elles ; car sans cette condition ces parties seroient bientôt décomposées elles-mêmes ; 2°. plus d'activité ou de disposition au mouvement que les molécules du fluide avec lesquelles elles sont entraînées ; 3°. assez de finesse pour s'insinuer avec les différentes humeurs dans les vaisseaux tenus & déliés, où elles ont à

rétablir la liberté du mouvement circulaire ;
4°. des principes capables d'irriter les solides , d'en augmenter la contraction, le
reffort & le jeu ; 5°. la denfité néceffaire
pour recevoir & pour conferver le mouvement qu'elles tiennent d'eux,& par le moyen
duquel ces parties fe mêlant avec les globules fanguins & lymphatiques, & les heurtant avec violence & avec fuccès , les divifent & les féparent, tandis que l'action im-
pulfive & plus forte des vaiffeaux les comprime, les broie de plus en plus, en accélere la marche, augmente leur mouvement
inteftin; & les contraignant ainfi à enfiler
les tuyaux capillaires, en détruit la lenteur
& la vifcofité.

Les atténuans les moins énergiques ne
font proprement que des *apéritifs* qui tendent à faciliter le cours des liqueurs & à
vaincre les légers obftacles qu'elles rencontrent.

D'autres pouvant être regardés comme de
vrais dépuratoires, operent, eu égard aux animaux, ce que les anti-fcorbutiques operent
dans l'homme, la pureté des fucs vitaux
dépendant principalement de l'accompliffement des fécrétions, ainfi que de l'excrétion des parties inutiles & fuperflues, &
tous remedes défobftruans devant , en débarraffant la maffe des parties vifqueufes,

falées , âcres & hétérogenes qu'elle contient, édulcorer, adoucir la lymphe & la rappeler à l'état qu'elle doit avoir.

Quelques-uns dans les maladies où la poitrine fouffre un embarras réel des humeurs vifqueufes qui la furchargent font autant de béchiques.

Quelques autres réfolutifs , en mêmetems que fondans, font efficaces dans des cas où le fang fe grumele & fe fige enfuite de coups, de contufions, de fuffufions, &c.

Il en eft encore de ftomachiques, il en eft de purgatifs.

Enfin, des fondans & des incififs plus puiffans font indiqués dans l'épaiffiffement de la lymphe , dans l'obftruction & dans l'engorgement des glandes, dans les maladies cutanées, telles que le virus pforique, le virus farcineux, &c.

Les *apéritifs* font les cinq racines apéritives majeures & mineures, la racine de patience, celle de chélidoine, de chicorée fauvage & leurs feuilles ; la véronique mâle, les cloportes, le fafran de mars apéritif, le tartre vitriolé & les autres fels neutres, l'aigremoine, les cendres des tiges & des gouffes des haricots, &c.

Les dépuratoires incififs font la racine de dompte-venin, d'iris de Florence, de raifort fauvage ; les feuilles de fumeterre, de chardon-bénit, de petite joubarbe, de trefle d'eau, de capucine, de becabunga, de passe-rage, de cresson de fontaine, de cochlearia ; la gomme ammoniaque, l'assa-fœtida, le sagapenum, la myrrhe, l'antimoine, la teinture des bois, l'esprit volatil de sel ammoniac, &c.

Les béchiques atténuans sont les cinq capillaires, le scordium, les racines d'aunée & d'iris de Florence, les fleurs de soufre, l'oxymel scillitique, la terre foliée de tartre, le benjoin, la solution des yeux d'écrevisses dans le vinaigre distillé, &c.

Les résolutifs sont les vulnéraires tels que la dictame de Crete, l'orvale, la scabieuse, les racines d'aristoloches & de gentiane, la racine de sceau de Salomon, les feuilles de cerfeuil, le faltrank, le nitre antimonié, laterre foliée de tartre, le vinaigre distillé avec les yeux d'écrevisses.

Les stomachiques sont les racines d'aunée, de gentiane, de calamus aromaticus, de boucage, de pied de veau, le poivre, le gingembre, le tartre vitriolé, le sel & le vin d'absinthe, &c.

Les purgatifs sont l'aquila-alba, le jalap, l'agaric, le méchoacan, l'aloès, &c.

Enfin les incisifs les plus forts sont le bois de gayac, son écorce & sa résine, la racine de squine, la salsepareille, le sassafras, la faponaire, le galbanum, le fagapenum, la vipere, l'aquila-alba, l'éthiops minéral, l'éthiops antimonial, le cinabre, le fublimé corrofif, &c.

Quelles que foient les propriétés éprouvées de ces médicamens, la prudence demande que l'on faffe l'attention la plus grande aux cas & aux circonftances. Le plus fouvent les délayans fuffifent pour furmonter l'épaiffiffement qu'il s'agit de détruire ; d'ailleurs ils préparent les voies aux atténuans, & en général on ne rifque rien de paffer des atténuans les plus modérés à ceux qui font les plus actifs, & qui, adminiftrés fur le champ & fans précaution, pourroient fufciter des inflammations dans les parties obftruées pour lefquelles on les prefcrit. On doit les bannir dans toutes les maladies inflammatoires, dans des chaleurs & dans des foibleffes de poitrine, dans des toux fortes, opiniâtres & feches ; fi l'on étoit obligé de les employer, il faudroit néceffairement calmer la fougue des humeurs avant que d'en ordonner l'ufage qui doit être long & avoir plutôt lieu dans des tems tempérés que dans la faifon rigoureufe de l'hiver, du moins en ce qui concerne les bois, les réfines & le mercure, attendu la tranfpiration que ceux-ci peuvent exciter, & que le froid intercepteroit néceffairement ſi on n'en prévenoit les effets par le ſoin que l'on auroit de couvrir les animaux.

On combine au ſurplus ces divers atténuans avec les ſtomachiques, quelquefois avec des acides pour en modérer l'action, avec les adouciſſans, avec les purgatifs, &c.

4°. *Des Adouciſſans.*

XVI. Les conditions au moyen deſquelles on peut parer à l'acrimonie des humeurs ſont, ainſi que je l'ai obſervé (XIV), d'inviſquer les ſels par des incraſſans pour en mettre les aſpérités hors d'état de nuire, de les noyer en les délayant, de corriger la roideur, la dureté, la tenſion, la ſéchereſſe des fibres, & de remédier à l'étranglement des petits vaiſſeaux.

L'art parvient à remplir ces différentes vues par le ſecours des remedes appelés du nom général d'*adouciſſans*. Ces remedes ſont les racines & les feuilles de mauve, de guimauve, de nénufar, de ſcorſonere, de pariétaire, de branc-urſine, de bouillon-blanc ; les fleurs de violette, de coquelicot, de lys blanc, de bourrache, de mille-feuille ; les quatre ſemences froides majeures & mineures, le ſafran, la laitue, le pourpier, la bugloſe, la graine de lin, la décoction d'orge, la gomme arabique & adragant, celle de pays ; le blanc de baleine, le lait, la râpure de corne de cerf, le miel commun, la décoction de son de froment, les huiles douces & nouvelles, &c.

Ces substances different peu de la plupart de celles que l'on regarde comme tempérantes, comme émollientes, comme incrassantes & comme béchiques.

Si l'on soupçonne de l'irritation dans les premieres voies conféquemment à de mauvais fourrages, à quelques plantes âcres & cauftiques, à quelques infectes de nature corrofive que l'animal peut avoir avalé, le lait, les huiles douces & nouvelles, les mucilagineux, & généralement tous les incraffans émoufferont les parties irritantes; & défendant les parties irritées, feront cesfer les mouvemens spafmodiques que les premieres auront fufcités.

Dans les maladies cutanées, telles que le farcin, les dartres, le roux-vieux, les eaux, &c.; dans la fourbure, & dans tous les cas où l'on doit accufer l'acrimonie des humeurs, les *adouciffans* qui délaient, comme l'eau blanchie par le fon de froment, la laitue, l'endive, la bourrache, la buglofe, ainfi que les émolliens, tels que les feuilles de mauve, de pariétaire, de branc-urfine, de mercuriale, &c. feront employés avec fruit, difpoferont l'animal aux évacuations qu'il eft indifpenfable de folliciter, & prévien-

dront d'ailleurs l'irritation exceſſive qui ré-
ſulteroit inévitablement de l'adminiſtration
ſubite des remedes propres à agiter la maſſe, s'ils n'avoient été précédés de tous ceux
qui ſont capables d'étendre & de détremper
les ſels.

Lorſqu'il s'agit de rappeler la lymphe
qui ſe ſépare dans la cavité des bronches &
des poumons au degré de conſiſtance qu'elle
doit avoir, d'émouſſer l'acrimonie qu'elle
peut avoir contraĉtée, de calmer, en un
mot, une toux ſeche & violente, occaſion-
née par une pituite vraiment âcre & ſéreuſe,
qui irrite les bronches & les véſicules, les
béchiques adouciſſans doivent être mis en
uſage ; & ces béchiques adouciſſans ſeront le
miel, le blanc de baleine, la pulmonaire,
la guimauve, les fleurs de violette, de coquelicot, la graine de lin, le nénufar, le
ſafran, &c.

La décoĉtion de racine d'althæa, de
graine de lin, la gomme arabique, &c. ſeront très-efficaces contre les ardeurs d'urine ; la râpure de corne de cerf, les fleurs
& les feuilles de bouillon blanc, les huiles
douces & nouvelles ne le ſeront pas moins
dans la gras-fondure & les dyſenteries, ſoit
qu'on les donne en breuvages, ſoit qu'on
les donne en lavemens, en y ajoutant des
matieres graiſſeuſes, douces & récentes.

Enfin dans tous les maux dépendans de l'àcreté des humeurs, l'indication eſt d'adoucir.

On unit, pour appaiſer plus promptement les douleurs, les *adouciſſans* avec les narcotiques; on les aſſocie quelquefois avec les atténuans & les apéritifs; ſouvent on fait uſage des béchiques inciſifs & des béchiques adouciſſans en même tems, ſurtout ſi l'on eſt dans l'obligation d'édulcorer & de fondre à la fois la lymphe pulmonaire, &c.

DEUXIEME DIVISION.

Des Évacuans.

XVII. Evacuer, c'eſt opérer par les ſecours de l'art au défaut des forces de la nature l'expulſion des diverſes humeurs ſurabondantes par les différens couloirs qui peuvent en permettre la ſortie. Les ſubſtances ou les inſtrumens qui produiſent ces effets ne ſauroient donc être les mêmes, celles qui déterminent la ſécrétion de l'urine ne pouvant ſolliciter l'excrétion de l'humeur filtrée dans les glandes ſalivaires, comme les médicamens propres à la procurer ne donneroient jamais lieu à la tranſpiration ſenſible & inſenſible, aux déjeƈtions par l'anus, à l'excrétion de la matiere muqueuſe qui enduit la membrane pituitaire, &c.

1°. *Des Vomitifs.*

XVIII. Les feuilles & les racines de cabaret, la gratiole, l'ellébore blanc, les pignons d'Inde, les tithymales, la graine d'épurge, la racine d'ipecacuanha, le gilla vitrioli de Paracelse, le verre d'antimoine, le tartre émétique ou stibié, le vin emétique, sont des agens puissans, mais dont la médecine vétérinaire ne peut tirer, du moins en ce qui concerne le bœuf, le cheval, le mouton, l'âne, le mulet, &c. l'utilité & les avantages qui suivent l'administration de ces remedes dans la pratique de la médecine humaine.

Vingt-deux grains de tartre stibié, qui, tel qu'on le prépare dans les pharmacies de Lyon, est dosé jusqu'à douze grains pour l'homme, n'ont produit aucun effet sur un mouton. Cet animal avoit été douze heures sans manger. On lui fit avaler à six heures du matin dix grains du vomitif dont il s'agit. A huit heures on lui donna beaucoup d'eau tiede avec la corne ; cette eau, bien loin d'occasionner les nausées qu'elle excite dans les hommes, sembla le ranimer. A neuf heures on lui donna de nouveau quatre grains de ce même émétique ; à neuf heures & demie il en prit encore quatre, & à dix heures & demie autant ; on ne s'apperçut que d'un flux très-copieux d'une urine qui paroiſſoit n'avoir rien perdu de ſa limpidité naturelle, flux qui pouvoit pro·venir auſſi des boiſſons tiedes & abondantes dont cet animal avoit été abreuvé malgré lui.

Cent vingt grains de ce même tartre donné à huit heures du matin & à jeun, à une mule extrémement vive & vigoureuſe, ſuſciterent en elle quelque tems après, & juſqu'à neuf heures, de violens battemens de flanc auxquels ſuccéderent maints borborygmes. Elle mâchoit ſans ceſſe ; elle fienta & urina une fois comme à l'ordinaire.

A dix heures & un quart du même jour on lui en donna dans une infuſion d'une once de ſéné deux cent quarante grains. Au moment même où ce breuvage lui étoit adminiſtré, elle fienta pour la ſeconde fois, ſa fiente étant en crotins, ainſi que dans l'état naturel ; mais cinq minutes après, celle qu'elle rendit fut beaucoup moins liée, & dans l'inſtant ſon urine parut épaiſſe & blanche comme du lait. A onze heures & un quart ſes déjections furent telles qu'on les voit dans l'effet d'une purgation ; cette bête ne fienta plus pendant le reſte de la journée, mais depuis midi elle urina dix fois & ſes urines conſerverent la conſiſtance & la blancheur qu'on avoit obſervées.

L'adminiſtration

L'adminiſtration réitérée le lendemain matin de deux cent quarante grains à cette même mule n'excita pas le moindre batte-ment de flanc ; elle eut ſeulement de fré-quens ébrouemens dans la matinée ; mais depuis trois heures après-midi juſqu'à ſix heures du ſoir, elle urina, ainſi que nous l'avons dit , & fienta dix fois, comme ſi elle avoit été purgée.

Le ſur-lendemain on lui donna une once de cet émétique. On lui fit prendre deux heures après, ainſi qu'on l'avoit fait dans les autres épreuves, quantité d'eau tiede ; elle s'ébroua beaucoup, urina maintes fois & très-blanc, fienta dans l'eſpace de huit heures dix ou douze fois, & parut fortement travaillée.

On la laiſſa repoſer un jour. On lui donna enſuite deux onces du même tartre, qui ne produiſirent aucun effet ſenſible. La bête ne s'ébroua point comme elle l'avoit fait fréquemment juſqu'alors auſſi-tôt qu'elle avoit pris le remede. Elle urina très-ſouvent ; ſes urines furent troubles, mais moins blan-ches, & il n'y eut aucune déjeſtion.

Enfin, après deux jours d'intervalle, elle prit cent ſoixante grains de nitre arſénical qui ne lui occaſionnerent ni battemens de flanc, ni borborygmes, ni ébrouemens. La boiſſon fut beaucoup moindre ; elle urina

cependant dans l'espace de vingt - quatre
heures au moins quarante fois. Ses urines
furent très - lympides ; les matieres qu'elle
rendit par le fondement étoient blanchâ-
tres, gluantes, mêlées des débris de la membrane veloutée des intestins, car la bête
étant morte & ayant été sur-le-champ ouverte, on apperçut nombre d'érosions de
cette même membrane dans le ventricule
& dans le canal intestinal ; les glandes mé-
sentériques parurent la plupart abscédées ;
la compression en faisoit sortir une matiere
très-fétide ; & à cette matiere ainsi exprimée,
succédoient des vers d'un pouce de longueur & d'environ deux lignes de diametre.

Quatre-vingts grains de verre d'antimoine
administrés à un cheval fort & vigoureux ,
à sept heures du matin & à jeun, donnerent lieu, quelque tems après qu'il eut avalé
quantité d'eau tiede, à des borborygmes
considérables, à quelque espece de nausées
ou d'efforts inutiles, à des ébrouemens très-
fréquens, à des battemens de flanc assez
vifs. Il mâchoit sans cesse ; les vents qui s'é-
chappoient en abondance par l'anus avoient
une odeur insupportable. Il fienta bientôt
une fois ; sa fiente étant dans sa consistance
naturelle, à neuf heures son flanc fut tranquille, & la fiente qu'il rendit une seconde
fois alors parut moins dure.

A dix heures & un quart du même jour on lui fit avaler soixante grains du même verre dans une infusion d'une once de séné. A dix heures & demie il fienta de même pour la troisieme & derniere fois , & dans le reste du jour il rendit à vingt reprises différentes des urines épaisses & aussi blanches que du lait.

On n'a pas répété ces épreuves sur cet animal qui est le même que celui dans les naseaux duquel j'ai fait souffler du résidu de la morve (VIII). Il a vécu très - long - tems sans que cet émétique & ce résidu aient produit en lui le moindre mauvais effet ; & il vivroit peut-être encore, s'il n'avoit été soumis aux travaux anatomiques de l'école.

On comprend , sans peine , combien on pourroit obtenir de lumieres de pareilles expériences faites plus méthodiquement encore, suivies & multipliées sur les ruminans & sur ceux des autres animaux herbivores en qui le vomissement est impossible; mais si celles-ci suffisent pour prouver cette impossibilité déja démontrée en eux par leur structure & leur conformation particuliere (1),

---

(1) Voyez à la fin de la nouvelle édition que nous avons publiée du *Précis anatomique du corps du cheval*, *l'exposition anatomique des estomacs du bœuf*, & les *recherches sur le méchanisme de la*

il eſt évident que, privés à leur égard des
reſſources que les ſubſtances vomitives offrent dans le traitement des maladies de
l'homme, nous ne ſaurions mettre à profit
cette voie ſûre & prompte de débarraſſer
l'eſtomac des matieres qui le fatiguent, qui
corrompent les ſucs digeſtifs, qui en empêchent la ſécrétion & qui énervent les fibres
de ce viſcere; d'ôter à des fermens malins
& contagieux le tems de s'inſinuer dans les
voies de la circulation & d'altérer la maſſe;
d'ébranler le genre nerveux quand il s'agit de
procurer une révulſion par d'heureuſes ſecouſſes données à propos à la machine; de
prévenir l'arrêt des liqueurs; d'agiter celles
dont le mouvement ſe ralentit, de rétablir
les ſécrétions, de faire vider des abſcès intérieurs, &c. (1).

---

rumination, ainſi que les *recherches ſur les cauſes
de l'impoſſibilité dans laquelle les chevaux ſont de
vomir.* (Note des éditeurs.)

(1) Les remedes par leſquels on peut exciter le
vomiſſement portent le nom d'*émétiques* ou de *vomitifs*. Ils ne déterminent cette action violente que
dans les animaux carnivores; ils excitent, il eſt
vrai, dans les autres les mouvemens néceſſaires
pour l'opérer, mais ils ſont impuiſſans pour l'ac-
complir, attendu la conformation de leurs organes.

L'eſtomac ſe gonfle pour que le vomiſſement
ait lieu : porté à un point conſidérable d'expan-

2°. *Des Purgatifs.*

XIX. Les moyens d'opérer avec célérité tous ces divers effets nous étant interdits, à

---

fion, le dernier degré de dilatation fe fait fubitement; il fe fait auffi-tôt & prefque en même-tems un effort qui contracte, d'une maniere convulfive, les mufcles du bas - ventre. Par ces actions contraires & fimultanées, les matieres contenues dans l'eftomac fortent par jet & comme fi elles étoient lancées au-dehors.

L'étendue & la foupleffe du ventricule dans les carnivores; fa pofition immédiate fur les mufcles du bas-ventre; le peu de volume des inteftins; la fituation horizontale de l'œfophage, fon peu de longeur; la ftructure & l'étendue de l'arriere-bouche; l'ordre des mouvemens infiniment fouples, dont leur nature les rend fufceptibles, expliquent pourquoi ces animaux vomiffent par le méchanifme que nous venons de décrire; pourquoi le vomiffement eft impoffible dans le cheval, l'âne & le mulet, en qui le volume des inteftins eft énorme, dont l'eftomac médiocre eft éloigné des parois de l'abdomen; en qui l'œfophage eft plus long & différemment comprimé; dans lefquels l'arriere-bouche eft abfolument féparée de la bouche; en qui les parties moins flexibles ont des contractions peu étendues, qui deviennent aifément fpafmodiques; & enfin pourquoi le vomiffement n'a pas lieu non plus dans les ruminans, dont l'eftomac eft immenfe, quoique le méchanifme par lequel il s'opere s'exécute

E 3

quel état d'indigence ne feroit pas réduite la
médecine vétérinaire, fi d'après les affertions
écrites dans les ouvrages de prefque tous

---

en partie dans la fonction importante de la rumination.

Si le vomiffement s'effectue par les moyens que
nous venons d'expofer, il eft donc le réfultat d'un
fpafme fuivi de convulfions; il doit en réfulter
pour le corps plufieurs effets très-marqués : le
premier eft l'évacuation des fubftances contenues
dans l'eftomac & le dégorgement de fes vaiffeaux;
le fecond eft une fecouffe générale, à laquelle
tout le corps participe, mais différemment, felon la fonction, la fituation, l'état fain ou malade
de chaque partie, & fa relation avec celle en qui
fe fait l'opération.

D'après tout ce que nous venons de dire, il eft
facile de déterminer les cas où les *émétiques* con-
vienent. Ces remedes font indiqués toutes les fois
que l'eftomac contient des matieres qu'il importe
d'évacuer promptement, tels font des poifons,
des alimens qui y féjournent depuis long-tems;
lorfqu'on veut exciter des fecouffes univerfelles
dans le deffein d'opérer des révolutions heureufes; ce qui a lieu dans le principe des maladies aiguës d'un caractere inflammatoire humoral;
dans les cas d'humeurs qui fe portent fur une
partie; dans ceux de plaies récentes, d'où on veut
écarter l'inflammation & l'afflux des humeurs;
dans les maladies lentes, lorfque la fonction de
la veine porte fe fait mal, que par cette raifon les vaiffeaux du bas-ventre s'engorgent,
ainfi que les vifceres, en qui les liqueurs s'épaif-

les auteurs qui ont traité de cette matiere,
on lui dénioit encore le pouvoir d'employer
les *purgatifs*, fous le faux prétexte des dé-

---

fiffent; lorfqu'une irritation dans un vifcere caufe
un fpafme général, accroît & fixe l'engorgement
dans fa fubftance; lorfqu'il s'eft fait des congef-
tions dans des parties éloignées enfuite de com-
preffions, &c.

L'emploi de ces médicamens fuppofe toujours
l'appréciation phyfiquement poffible du degré de
fecouffe que peut fupporter l'individu à qui on
les adminiftre, fans caufer de rupture, fans augmenter le fpafme déja exiftant, fans fixer l'engorgement, fans occafionner des hémorrhagies,
des épanchemens; ce qui démontre l'obligation
de préparer les animaux à leur ufage, par les
faignées, le repos, les boiffons favonneufes, alimenteufes, & par tout ce qui peut favorifer la coétion.

Les fubftances qu'on peut employer le plus fûrement pour exciter le vomiffement, font l'ipé-
cacuanha, le tartre émétique, le kermès minéral & la ftaphifaigre.

L'expérience a feule fait connoître la propriété
vomitive de ces fubftances. On ignore, d'après la
connoiffance de leurs principes, comment elles
excitent le vomiffement, & on ne fait pas davantage fi elles agiffent toutes de la même
maniere; on foupçonne feulement qu'elle varie,
parce que ces remedes different par leur nature
& par les principes qui les conftituent; que de
plus, on peut, en général, produire dans les corps
animés le même effet par des voies différentes
& oppofées; l'eau tiede, par exemple, donnée

fordres mortels auxquels ils ont donné lieu ? Les défordres peuvent être réels, mais la caufe n'en feroit-elle pas dans des com-

---

en quantité ; l'huile douce adminiftrée de même, ne font-elles pas *émétiques* ? Les difpofitions contre nature, inhérentes au corps & qui excitent le vomiffement, n'agiffent-elles pas par un principe différent des *vomitifs*, qui font tous, ou prefque tous, des poifons plus ou moins violens ? On ignore abfolument encore, & par la même raifon, quelle eft l'action méchanique altérante des fubftances dont il s'agit, & comment elles operent fous ce rapport dans les animaux qui ne vomiffent pas. On fait feulement, à cet égard, qu'elles augmentent & accélerent toutes les fécrétions ; que plufieurs ont la faculté de déterminer fur-tout celle qui doit être critique, tandis que telles autres operent des changemens plus réguliérement fixes ; que par cette raifon elles deviennent, ou uniquement, ou fucceffivement, ou tout-à-la-fois fudorifiques, diurétiques, purgatives, béchiques, &c. qu'il paroît encore raifonnable de foupçonner qu'elles n'agiffent ainfi qu'en entretenant dans le corps, à un degré moins violent, mais permanent, l'état qui occafionne le vomiffement, c'eft-à-dire, qu'elles produifent le fpafme à un degré fort audeffous de celui contre lequel la nature fe défend d'une maniere effrayante en faifant vomir, fpafme d'où réfulte pendant un certain tems une efpece de fufpenfion des fonctions qui établit une coction artificielle, & à la fuite de laquelle fufpenfion fe fait un relâchement fuivi d'évacuations falutaires ; ces actions douces les ont fait regarder

binaiſons barbares, dans ces mélanges bizarres & monſtrueux que l'empirique ap-
prête & diſpenſe au haſard, & qui de pluſieurs
ſubſtances efficaces & ſalutaires en elles-mêmes font éclore un nouveau genre de poi-
ſon? Ne réſideroit-elle pas dans l'ignorance
des doſes convenables eu égard à la nature
& à la qualité de la matiere employée, &
eu égard à l'âge, à la force & au tempérament trop ſouvent inconnu de l'animal auquel cette même matiere a été adminiſtrée?
À-t-on toujours ſcrupuleuſement obſervé
les précautions indiſpenſables que demande
l'uſage de ces médicamens? À-t-il été ſoigneuſement précédé de la ſaignée dans les
cas où elle étoit néceſſaire, des boiſſons hu-
mectantes & adouciſſantes, ainſi que des
lavemens émolliens réitérés & propres à détremper, à évacuer d'avance une partie des
excrémens groſſiers, à détendre, à diſpoſer
les entrailles à l'action du remede & à ouvrir ainſi les voies ſans douleur ? L'eſtomac

---

comme des fondans & des évacuans univerſels.
    Quelques-uns de ces remedes ne ſe donnent
qu'en ſubſtance; d'autres peuvent s'adminiſtrer en
décoction, & on ne les allie jamais que lorſqu'on
en fait uſage comme altérans ; alors on les combine avec les purgatifs, les calmans, les aromatiques, &c. (*Note des éditeurs.*)

qui a reçu la fubftance purgative n'étoit-il point farci d'alimens, & a-t-on eu l'attention d'ôter à l'animal quatre ou cinq heures avant de la lui donner, & autant de tems après qu'il l'a prife, tout moyen de fe gorger de fourrage? Ces remedes étoient-ils fous une forme feche ou liquide? Ces différentes formes ont-elles été fagement adaptées aux tempéramens des fujets, & le choix en a-t-il été réglé d'après la confidération.des alimens fecs ou humides dont ils étoient nourris? Les effets des *purgatifs* délayés ont-ils été comparés dans les uns & dans les autres de ces fujets à celui des pilules, des poudres qui travaillent quelquefois fortement les inteftins de certains animaux & qui en incendient le ventricule par leur fixité & par leur féjour dans une partie quelconque de fes parois? A-t-on eu égard aux climats, aux faifons, aux tems où l'âpreté & la rigueur du froid étant exceffives, les vaiffeaux fe trouvent très-refferrés, & où d'ailleurs il eft toujours à craindre, dans l'obligation où l'on eft communément d'expofer l'animal à l'air pour l'induire d'heure en heure à l'exercice modéré qui facilite l'évacuation defirée, que ce même air dont il n'eft fouvent pas affez garanti, ne lui occafionne, en le frappant des maux dont il eût été exempt, fi on eût eu foin de le tenir plus couvert ? A-t-on penfé que dans les chaleurs extrêmes où les déperditions étant plus confidérables il y a, en quelque forte, & pour l'ordinaire, fécherefſe des entrailles & même de tout le corps, on devoit être très-réfervé fur l'emploi de ces médicamens ? L'application qu'on en a faite a-t-elle été conſtamment juſte & bien réfléchie ? N'a-t-on point troublé la nature & n'a-t-on point mis d'obſtacle à fes vues en fupendant, par cette évacuation, d'autres évacuations qu'elle préparoit ? A-t-on confidéré les dangers que l'on pouvoit courir lorfque l'eſtomac fe trouve foible ou enflammé, & lorfqu'il s'a-git de fievres aigües, de mouvemens vio-lens du fang, de tranchées fanguines & de ce feu caché dont les inteſtins de l'animal font quelquefois embrâfés fans aucun figne extérieur ? Les *purgatifs* violens n'ont-ils pas été préférés à des *purgatifs* moins actifs dans des affections de la poitrine, dans la toux, dans la fourbure, dans des maladies cutanées, produites par une véritable acri-monie, & où ceux-ci, en dégageant les in-teſtins, auroient adouci les liqueurs, ou du moins n'auroient pas augmenté les irri-tations ? Dans de certains cas de chaleur violente, d'ardeur & de fievre, s'eſt-on dé-terminé pour ceux qui pouvoient matter le mouvement inteſtin du fang & l'effervefcence de la bile, tels que ceux dans lesquels on fait entrer les sels d'Epsom, de Sedlitz, le sel végétal, la crême de tartre, & que l'on donne dans des décoctions de plantes acides? A-t-on distingué ceux qu'il convenoit d'employer dans la circonstance de l'épaississement des humeurs & de l'engorgement des vaisseaux, dans celles où il importe de secouer le genre nerveux; & lorsqu'il s'est agi d'animaux en qui le système des parties nerveuses étoit disposé à des mouvemens irréguliers, a-t-on considéré la nécessité où l'on étoit de donner les *purgatifs* en grand lavage? Enfin, toutes les fois qu'on a eu recours à ces remedes, l'estomac & les intestins contenoient-ils des matieres qu'il étoit essentiel d'expulser? Au défaut de ces matieres, celles qui étoient bonnes & utiles n'ont-elles pas été soumises à leur action? Ne s'est-elle point exercée immédiatement sur les fibres nerveuses? Leurs particules en s'insinuant avec célérité dans le sang qu'elles ont pu dissoudre & dépouiller par des sécrétions forcées de ce qu'il renferme de plus fluide & de plus balsamique, n'ont-elles pas épuisé & mis à sec les humeurs? En un mot, les foiblesses, le dégoût, l'agitation, la fievre, l'inflammation générale & tous les accidens quelconques qui ont été une suite des *purgatifs* administrés & qui

n'ont que trop souvent conduit les animaux
à la mort, ont-ils dû être généralement &
avec raison imputés à ces médicamens plutôt
qu'à l'incapacité des hommes dans les mains
desquels ils ont été ce que feroient des armes
dans celles d'un enfant ou d'un furieux?

De pareilles idées avoient séduit nombre
de médecins de l'antiquité dont les noms
ont été même célebres, mais qui, à la vérité, ne connoissoient que l'élaterium &
l'ellébore. La découverte d'une infinité de
substances moins puissantes & plus analo-
gues à la force & au tempérament de l'homme, jointe à l'utilité réelle de ces médicamens dans le traitement raisonné du plus
grand nombre des maladies dont il peut
être atteint, a rassuré les médecins qui les
ont suivis, & ne leur a pas permis de regarder, à leur imitation, les *purgatifs* comme
des instrumens mortels. Un jour non moins
heureux éclairant à présent la médecine vétérinaire, elle cessera, sans doute, de renoncer à des ressources qui doivent lui être
d'autant plus cheres que dénuée de celle
des vomitifs, elle ne pourroit suppléer en
aucune maniere au défaut des évacuans dont
il s'agit. Elle ne rejetera donc point désor-
mais des moyens si utiles de rétablir les
premieres voies, souvent & à raison des
maladies même, languissantes & infirmées

par le manque d'énergie des sucs destinés
à la dissolution des alimens ; de détruire les
effets & de s'opposer aux changemens considérables qui résultent du mélange de ces
mêmes sucs viciés avec le sang ; de solliciter
des révulsions utiles ; de dégager le cerveau ;
de délivrer de tout embarras les visceres de
l'abdomen ; de rendre au sang sa fluidité ;
de faciliter la circulation dans les vaisseaux
capillaires ; de ramener dans le torrent circulaire les liqueurs qui s'en écartent ; de
débarrasser la masse du volume des humeurs
qui la surchargent, &c. &c.

Les *purgatifs* qu'elle peut adopter sont
le polypode de chêne, les tamarins, le sel
d'Epsom, celui de Sedlitz, le sel végétal,
le sel de Glauber, la crême de tartre, la magnésie, le tartre vitriolé, la manne grasse,
le catholicon fin, la rhubarbe, le séné, l'a-
quila - alba, l'aloès, l'agaric, le jalap, le
méchoacan, la brioine, le turbith végétal, le
diagrede ou la scammonée, la gomme gutte,
l'ellébore noir, la gratiole, l'épurge, la
pomme de coloquinte, l'élaterium, les trochisques alhandal, les extraits de coloquinte, de tithymale, &c.

Les premieres de ces substances sont plus
tempérées que les autres & doivent obtenir
la préférence dans la circonstance où il seroit d'un danger évident de raréfier la masse

& d'y porter le feu, d'agacer des fibres dif-
poſées à l'éréthiſme ou déja tendues, d'a-
jouter par l'irritation à une acrimonie exiſ-
tante, de priver les humeurs du reſte de
cette féroſité dont elles pourroient n'être
déja que trop dépourvues, d'augmenter des
inflammations, &c.

Les autres *purgatifs* ont beaucoup plus
d'activité, leurs effets ſont auſſi plus vifs &
plus marqués, mais ils ne conviennent qu'autant qu'on n'a pas à redouter l'agitation trop
grande du ſang, qu'il s'agit de le diviſer,
d'en accroître le mouvement, de faire ſur
les canaux obſtrués des efforts qui ſurmon-
tent la réſiſtance qu'ils oppoſent à la liberté
de la circulation, de provoquer la ſortie des
féroſités ſuperflues, d'entraîner au-dehors
une pourriture dont le tranſport dans la
maſſe la pervertit toujours de plus en plus, &c.

Enfin les derniers de ces médicamens tels
que le turbith végétal, le diagrede, la gomme
gutte, l'ellébore, la gratiole, &c. infiniment
plus irritans encore que ceux-ci, évacuent
plus copieuſement; ils agitent, ils atténuent
plus puiſſamment le ſang; on n'y a recours
que dans les cas où les *purgatifs* moins actifs ſeroient inſuffiſans; où les fibres étant
dans une ſorte d'inſenſibilité & d'inertie on
ne doit point être arrêté par l'appréhenſion
d'une irritation trop vive & de l'ébranle-

ment violent du genre nerveux; où l'on fe voit dans l'obligation de vider confidérablement, d'expulfer des matieres épaiffes & gluantes qui corrompent le chyle, & qui donnent lieu au relâchement des fibres du ventricule & du canal inteftinal, &c. mais s'ils ne font pas adminiftrés à propos & avec prudence & ménagement, ce ne font plus que des fubftances corrofives, incendiaires, capables de déchirer les membranes des inteftins, de dépouiller les humeurs de leurs parties les plus fluides, de diffiper la matiere des efprits animaux & des fécrétions, de précipiter les vaiffeaux dans l'inanition, & la mort la plus douloureufe en eft la fuite.

L'opération des uns & des autres de ces évacuans eft ici bien plus lente que dans l'homme, du moins en ce qui concerne les animaux d'un certain volume & d'une certaine maffe. Dans le cheval, par exemple, elle ne fe manifefte que quinze, dix-huit & même vingt-quatre heures après que ces remedes lui ont été donnés, parce que plus l'étendue de fes inteftins & des vaiffeaux que les particules púrgatives ont à parcourir en lui eft confidérable, plus il leur faut de tems pour agir. On peut donc regarder cette lenteur dans leurs effets comme une nouvelle preuve de l'introduction de ces particules dans le fang, introduction

déja

déja conſtatée & démontrée dans les jumens & dans les vaches nourrices, comme elle l'a été dans les femmes qui allaitent, leur lait imbu de ces ſubſtances purgeant également les petits allaités.

Leur action eſt encore plus ou moins tardive, 1°. ſelon leur genre; celle des *purgatifs* les plus puiſſans, tels que les réſineux, eſt moins prompte, à raiſon de la matiere qui en embarraſſe les parties actives & qui s'oppoſe à leur développement ſubit; 2°. ſelon la qualité ſeche ou humide du fourrage dont les animaux ſont alimentés, ceux qui ſont nourris au vert étant plutôt ſenſibles à leur impreſſion, que ceux qui ſont conſtamment nourris au ſec; 3°. ſelon la délicateſſe de l'animal, ſelon le plus ou le moins de force de ſon tempérament; car il eſt des chevaux en qui un régime miellé opere l'effet des *purgatifs*; c'eſt ainſi qu'un mélange d'une livre de miel dans un picotin de ſon, ou une égale quantité de ſon & de miel cuits dans ſuffiſante quantité d'eau commune, ont été ſouvent un *laxatif* doux & excellent dans certains cas d'altération du flanc, de toux, de dépériſſement, de maigreur occaſionnés par la fatigue; l'uſage en ayant néanmoins été interdit à propos après l'eſpace de cinq ou ſix jours, & même plutôt ſi l'évacuation provoquée a

F.

pris fin d'elle - même ; 4°. selon la forme sous laquelle ils sont administrés, les *purgatifs* délayés prenant toujours moins de tems pour produire ce qu'ils ont à effectuer, que ceux que l'on administre en substance solide ; 5°. selon les doses pour lesquelles il est important de consulter toujours la nature, & qui, trop fortes, rendent l'opération plus longue, si elles ne la rendent pas plus prompte, & peuvent causer des super-purgations pour lesquelles on ne prescrit souvent que trop vainement les adoucissans, les narcotiques, &c. soit en breuvages, soit en lavemens. Du reste, les doses étant trop foibles, ces médicamens cessent d'être évacuans ; la magnésie absorbe, la crême de tartre & les tamarins temperent, les sels neutres sont diurétiques, la manne est béchique, l'aloès, la rhubarbe sont stomachiques, l'aquila-alba désobstrue, l'élaterium, la pomme de coloquinte, même en une certaine quantité, ne font que des agens qui incisent & qui fondent puissamment, &c.

C'est d'après cette considération qu'on doit juger du peu de nécessité de se livrer aussi souvent, dans des vues qui paroissent réfléchies, à de certaines combinaisons que j'estime qu'on peut très-aisément abandonner dans la pratique de la médecine vétérinaire, si d'ailleurs, dans le choix de ces fubftances & relativement aux circonftances qui peuvent fe rencontrer, on fait attention aux propriétés altérantes dont elles font douées; ainfi, au lieu de leur affocier des ftomachiques dans des cas de débilité d'eftomac & de mauvaifes digeftions, on pourroit éviter ce mélange en fe déterminant pour les *purgatifs* ftomachiques en eux-mêmes. On en uferoit de même en prefcrivant la rhubarbe, les myrobolans, &c. lorfqu'on auroit quelque aftriction à folliciter; en ordonnant la manne lorfqu'il s'agiroit d'adoucir & de relâcher, &c. Je ne prétends pas néanmoins interdire toute affociation, s'il arrivoit que ces remedes fuffent infuffifans, ni prohiber celle des fébrifuges pour déraciner des fievres qu'on ne peut vaincre autrement, celle des fudorifiques quand il eft queftion d'atténuer & de divifer fortement des humeurs épaiffes, répandues çà & là comme dans le farcin, &c.

Dans l'adminiftration des *purgatifs*, ainfi que de tous breuvages quelconques avec la corne, il faut ufer au furplus d'une prudence à laquelle on ne manque que trop communément, foit en maintenant trop long-tems, & fans relâche, les animaux dans l'attitude forcée où l'on eft obligé de les mettre pour leur faire avaler le breuvage, foit en vidant fur le champ, & coup fur coup des cornées entieres dans leur bouche, par la crainte de perdre une portion de la liqueur, & au rifque de les fuffoquer; ce à quoi il feroit facile d'obvier, en fermant fupérieurement cette efpece de vafe, & en le garniffant à trois ou quatre doigts de fon extrémité la plus mince d'une foupape, qui, ouverte par la plus légere preffion, & pouvant fe refermer fur le champ & à volonté, ne laifferoit échapper de cette liqueur que la quantité que l'animal pourroit en recevoir fans danger.

Au refte, non-feulement nous donnons ces évacuans aux animaux, en les leur faifant prendre par la bouche, mais nous les leur adminiftrons en lavemens avec d'autant plus de fuccès, que les gros inteftins offrant par leur étendue & par leur volume, fur-tout dans le cheval, beaucoup de prife à ces fubftances, leur effet en eft néceffairement augmenté; c'eft ainfi que communément nous déterminons par ce moyen l'évacuation trop tardive qu'auroit dû occafionner un *purgatif* adminiftré en fubftance, ou en breuvage; très-fouvent auffi en employant des *purgatifs* plus actifs vidonsnous, par cette voie, de la maniere la plus falutaire, des animaux en qui ces mêmes *purgatifs*, donnés autrement, auroient pu caufer des ravages; comme nous employons très-utilement de cette façon celles de ces ſubſtances qui ſont plus puiſſantes encore, dans des cas où il s'agit de provoquer une irritation plus ou moins forte, alors nous injeĉtons la liqueur avec la ſeringue, qui la pouſſe beaucoup plus loin qu'elle n'eſt portée quand les lavemens ſont ſimplement vidés avec l'eſpece de marmite à long bec, dont on ſe ſert très-commodément dans les cir-conſtances où l'animal voudroit repouſſer ſans ceſſe la liqueur au dehors, & où cette même liqueur, lancée & dardée avec force contre les parois des inteſtins, accroîtroit l'irritation que des lavemens émolliens, ra-fraîchiſſans, anodins & ordonnés à propos doivent appaiſer, &c.

3°. *Des Diaphorétiques.*

XX. Tous les animaux tranſpirent. Dans l'état de tranquillité naturelle les canaux ex-halans ou vaporiferes, qui ne ſont autre choſe que les dernieres ſéries des vaiſſeaux ſanguins artériels, laiſſent continuellement échapper une humeur ſubtile, douce, lymphatique & nourriciere par les pores réſultans des extré-mités de ces mêmes canaux qui s'ouvrent à la ſuperficie du corps. Cette exhalaiſon, cette évaporation qui a lieu dans preſque toute l'habitude de la machine, eſt connue ſous le nom de tranſpiration inſenſible. Le mou-

vement du fluide artériel eſt-il augmenté &
excité par quelque cauſe, comme par l'action forte & redoublée des muſcles lors d'un
exercice véhément & ſoutenu, ou par une
fievre très-violente, &c.? ou bien y a-t-il
diſſolution du ſang, perte de reſſort dans
les vaiſſeaux, &c.? la matiere de cette évacuation inorganique étant plus abondante,
& ſe montrant alors en forme de gouttes, eſt ce que, dans l'animal comme dans
l'homme, nous appelons du nom de ſueur.

La médecine humaine diſtingue deux ſor-
tes de ſubſtances capables, les unes de provoquer, en imprimant un mouvement doux
aux liqueurs, cette excrétion inviſible des impuretés les plus ſubtiles de la maſſe du ſang,
excrétion la plus ſalutaire de toutes, & dont
la ſuppreſſion eſt la ſource funeſte & féconde
d'une infinité de maladies, & les autres, de
pouſſer avec impétuoſité ces mêmes liqueurs
à l'extérieur par l'accélération de la circulation, & au moyen d'une vive augmentation
de la force ſyſtaltique du cœur & du reſſort
des arteres. Les premieres de ces ſubſtances
ſont dites *diaphorétiques*; les ſecondes ont
été nommées *ſudorifiques*. La médecine vétérinaire adopteroit cette diſtinction, mais les
derniers de ces médicamens ne produiſent
pas auſſi communément ſur les animaux les
effets qu'ils peuvent produire ſur l'homme.

En général ces effets fe bornent en eux à aider d'une maniere bien moins fenfible la nature dans les efforts fréquens qu'elle fait pour fe dégager elle-même, & pour furmonter les obftacles qui peuvent gêner fes opérations. Soit que le tiffu de leur peau ait plus de denfité, foit qu'ici les molécules fanguines étant plus compactes leur décompofition & leur atténuation foient moins aifées, foit que la férofité fe trouve plus embarraffée, foit enfin que libre des entraves dont le broyement la délivre, cette même férofité éprouve moins de réfiftance de la part des autres couloirs, comme, par exemple, de la part des canaux fecrétoires des reins, ainfi qu'on le voit dans les chiens qui ne fuent point, mais qui urinent fans ceffe ; il eft rare que les matieres qui doivent être expulfées, & que ces remedes doivent déterminer & chaffer du centre à la circonférence avec plus ou moins de force felon le degré de leur action, fe préfentent au-dehors & fur les tégumens, telles qu'elles paroiffent après un exercice violent, ou dans la circonftance de l'inertie ou du relâchement total des vaiffeaux, c'eft-à-dire, comme un fluide en gouttes, chargé des parties les plus tenues & les plus broyées du fang & de la lymphe.

Le pouvoir reconnu dans ces fubftances

d'agiter, de raréfier la maſſe & de diviſer par cette augmentation de la force contractive des ſolides, ainſi que par le poids, la dureté & l'introduction de leurs particules dans le torrent circulaire, les molécules ſanguines & lymphatiques qui reçoivent d'ailleurs d'elles plus de mouvement, a découvert & établi le rapport qu'il y a entre une grande partie de ces médica-, mens, & cette ſorte de ſpécifiques qu'on appelle *alexitères* ou *alexipharmaques*. Les uns & les autres ſont, en effet, à peu-près les mêmes ; auſſi n'admettrons-nous pas de différence entre eux & la plupart des *diaphorétiques*, parmi leſquels nous comptons les racines d'angélique, d'impératoire, d'aunée, de dompte-venin, de contrayerva, de ſerpentaire de Virginie, de ſquine, de valériane, de zédoaire, de carline, de fraxinelle, de gentiane, d'anthore, l'écorce & le bois de genevrier, la ſalſepareille, le gayac, le ſaſſafras, la canelle, la grande chélidoine, le myrtil ou cerfeuil muſqué, l'auronne, la rhue, le dictame de Crete, les baies de genievre & de laurier, les gouſſes d'ail, l'origan, la ſarriette & les autres plantes aromatiques, les fleurs de ſureau, de tilleul, le ſcordium, l'écorce de meſereon, l'antimoine & ſes préparations, la thériaque, ſa teinture, ſon eſprit, ſon vinaigre,

l'efprit de fel ammoniac, la vipere, le camphre, le cinabre, la myrrhe, le ftorax, les
gouttes d'Angleterre, l'efprit de fuie, l'huile
empyreumatique, &c.

L'ufage & l'application de ces remedes
demandent d'autant plus de circonfpection
& de lumieres qu'ils peuvent conduire à
deux extrémités très - dangereufes, c'eft-
à-dire, d'une part, à la diffolution du fang,
fi fa tiffure eft telle que, fes globules s'at-
ténuant aifément, il n'oppofe point affez de réfiftance à leur décompofition ; &
de l'autre, à fon épaiffiffement, fi ces mêmes
globules trop denfes pour être brifés par
l'action de ces médicamens ou pour céder
au travail de la nature, on n'opere par l'expreffion des parties les plus fluides que le
rapprochement & l'union plus étroite des
parties les plus groffieres.

On doit les rejeter dans toutes les maladies aiguës, dans les fievres inflammatoires, fur - tout dès les commencemens,
ainfi que dans les fievres avec éruption,
comme dans le claveau, à moins qu'on
n'en faffe prudemment le choix, & qu'on
ne les emploie avec la plus grande modé-
ration, le danger n'exiftant que par le défaut de connoiffance du tems où leur adminiftration peut être utile, & fouvent une
crainte mal entendue qui retient au mo-

ment même où il seroit urgent d'aider à la discussion & à la résolution de l'humeur morbifique, & de parer aux erreurs ou au manque de force de la nature, nous égarant au point que l'animal en est bientôt la victime.

Ils sont nuisibles s'il y a pléthore; s'ils ne sont précédés de la saignée quand elle est indiquée; si les premieres voies sont farcies d'humeurs, & n'ont pas été préparées; si le sang n'a pas été suffisamment délayé & les solides humectés; si, bien loin d'y accoutumer insensiblement & en quelque façon les fibres, on les surprend & on les étonne, en les soumettant tout d'un coup à l'action de celles de ces substances qui ont le plus d'énergie; si après avoir fortement & très-souvent, dans le jour, bouchonné les animaux pour disposer la peau à se prêter à leurs effets, ces mêmes effets sont contrariés par l'air froid auquel on les expose & qu'ils respirent, cet air crispant & resserrant les fibres cutanées, bouchant & obstruant les pores, & interceptant, par conséquent, la transpiration, &c.

Ils sont salutaires dans les maladies produites par le froid extérieur; dans la suppression de la transpiration; dans la fourbure qu'elle occasionne; dans le gonflement des glandes; dans les maladies cutanées;

dans les cas où l'animal en sueur se seroit
ou auroit été inconsidérément abreuvé d'eau
froide, & dans cette circonstance l'administration en doit être subite; dans celles
où l'on doit s'occuper du soin de purifier
la masse; dans la peste; dans les attaques
d'un ferment contagieux & épizootique,
causé par la disposition humide d'un air
trop long-tems chargé de brouillards & ap-
pauvri de principes vivifians, ou par le long
séjour des eaux débordées ou croupies; alors
on a recours, avec le plus grand succès,
à ces substances, comme à des *alexitères*
très - efficaces, on les donne dans du vinaigre de vin affoibli par l'eau, ou on les fait
infuser dans ce même vinaigre qui se charge
de leurs vertus, & qu'on regarde, avec raison, comme un préservatif & comme un
curatif assuré, sur-tout si le camphre, cet
alexipharmaque puissant, n'est pas oublié, &c.

On associe les *diaphorétiques* avec les
narcotiques, quand, pour en faciliter l'action, on a en vue de relâcher les fibres;
avec les purgatifs, ainsi que nous l'avons
dit (XIX), nous les regardons alors comme
incisifs; avec les béchiques, pour déterminer vers la peau une partie des humeurs
qui se portent en trop grande abondance
aux poumons; avec les délayans, qui en font
le véhicule naturel; avec les apéritifs, lors-

que l'épaiſſiſſement qui eſt à détruire n'eſt pas tel qu'il y ait des obſtructions formées, ou lorſqu'il ne s'agit, les obſtructions étant preſque détruites, que de donner quelques ſecouſſes heureuſes, &c.

4°. *Des Diurétiques.*

XXI. Le ſpaſme violent & la contraction contre nature des canaux ſecrétoires de l'uri-ne, la compreſſion de ces mêmes tuyaux opé-rée par la diſtention des vaiſſeaux ſanguins, lors de la raréfaction de la maſſe, leur engor-gement ou leur obſtruction, ſoit à raiſon des parties ſalines, tartareuſes & groſſieres que cette liqueur charie & qu'elle entraîne avec elle, ſoit à raiſon de la ténacité & de la viſcoſité d'un ſang épais qui circule avec peine, & dont la marche eſt toujours lente & tardive, le défaut de ſéroſité, conſé-quemment à l'acrimonie des humeurs ou à l'épaiſſiſſement, qui en ſouffre plus diffi-cilement le dégagement & la ſéparation, la dérivation des parties les plus fluides ſur d'autres parties, le relâchement, la para-lyſie de celles dont il s'agit, ſont autant de cauſes de la ſuppreſſion, de la diminu-tion ou de la difficulté de l'écoulement ſi néceſſaire de cette humeur excrémentitielle qui, dans les animaux comme dans l'homme, est vraiment une sorte de lessive universelle du sang.

Le moyen de subjuguer & de vaincre ces mêmes causes se trouve dans les médicamens que nous nommons *diurétiques*. Il en est qui operent le relâchement des fibres spasmodiquement contractées, d'autres qui portent dans le sang des fluides qui favorisent & augmentent la sécrétion desirée, d'autres qui dissolvent les sels lixiviels & qui divisent les humeurs visqueuses & épaisses qui s'opposent à cette même sécrétion. Quelques-uns fortifient & resserrent les couloirs relâchés, quelques autres les irritent puissamment & avec succès, &c.

De tous ces différens effets est née la distinction de ces substances en *diurétiques froids*, en *diurétiques aqueux*, *en diurétiques chauds*, en *diurétiques âcres & stimulans*, comme de la différence des causes à combattre naît l'indication de leur emploi.

Les *diurétiques froids* n'agissent point en stimulant & en incisant. Ils calment les oscillations des solides & temperent l'effervescence du sang. Plusieurs d'entre eux, en embarassant & en resserrant sa partie fibreuse, operent d'une part l'union plus intime de ses globules, & de l'autre l'expression de sa sérosité, tandis que d'autres pourvus d'un mucilage fin, détruisant la tension excessive

des vaisseaux & modérant le cours des fluides qui, étant dégagés, ont aussi trop de mouvement, souftraient les tuyaux sécretoires
à la compression qu'ils éprouvoient. Tous
ces *diurétiques* font le nitre, l'efprit de fel,
l'efprit de vitriol, l'ofeille, l'alleluia, le
fuc de citron, tous les acides, les quatre femences froides majeures & mineures, celles
de navet, de pavot, de lin, les racines de
guimauve, de fraifier, de nénufar, le firop
d'althæa, &c.

Le propre des *diurétiques aqueux* eft non-
feulement de remédier au défaut de férofité & de donner aux fibres plus de foupleffe ;
en détrempant les fluides, ils diffolvent
encore les fels & les parties tartareufes, &
rétabliffent de ces différentes manieres la
fécrétion interceptée. Tels font les effets de
tous les délayans aqueux, des boiffons abondantes fimples, ou chargées de la teinture
des plantes diurétiques, ou dans lefquelles
on noie quelquefois une certaine quantité
de nitre, felon le befoin.

Le pouvoir des *diurétiques chauds* a fa
fource dans des opérations totalement contraires à celles des *diurétiques froids*. Je les vois
follicitant la force contraĉtive des folides
& brifant avec force la tiffure trop compaĉte
des globules fanguins, donner aux fluides
une impulfion & leur imprimer une vélocité

qui les fait triompher de la réſiſtance des tuyaux engorgés. On place au rang de ces ſubſtances une grande partie de celles qui ſont apéritives, ainſi que la plupart de celles qui ſont atténuantes & inciſives (XV), les quatre ſemences chaudes majeures & mineures, les baies de genieve, de laurier, d'églantier, d'alkekenge, l'écorce moyenne de tamariſc, celle de ſaſſafras, de frêne, le lierre terreſtre, la buſſerole, la filipendule, le pareira-brava, le bois néphrétique, le ſel de genet, de ſarment de vigne, la colophone en poudre, l'eſprit de térébenthine, les baumes de Copahu, de Tolu, celui de ſoufre fait avec l'huile de térébenthine ou de genievre, l'huile de genievre, le ſel ammoniac, ſon eſprit volatil, &c. Ceux de ſes mixtes qui remédient au relâchement des couloirs & qui les rappellent à leur ton ſont principalement le genievre, ſon bois, ſes baies, celles d'églantier, le ſaſſafras, le pareira-brava, la filipendule, &c. & quant à ceux qui conſtituent ce que nous appelons les *diurétiques âcres*, attendu l'irritation vive qu'ils provoquent plus directement ſur ces mêmes couloirs & qu'il eſt à propos d'y ſuſciter quand ils ſont dans une inertie entiere, nous les trouverons dans les poireaux, dans l'ail, les oignons, les cloportes, les abeilles, les cantharides, le meloë, le crapaud, l'eſprit de fourmi, &c.

D'après ces détails, quelqu'abrégés qu'ils foient, les indications & les contre-indications ne fauroient échapper. Ordonner les *diurétiques froids* dans le cas de l'épaififfement, de la lenteur du fang, du relâchement des couloirs, de la perte entiere de leur tenfion ; prefcrire dans ces dernieres circonftances & dans celle de l'excès du dégagement & de la vélocité du cours des fluides les *diurétiques aqueux* ; recommander les *diurétiques chauds* ainfi que les *diurétiques âcres & ftimulans* dans la rarefcence, dans la pléthore, dans une fievre ardente, dans l'inflammation des vifceres uropoïétiques, dans des contractions fpafmodiques, dans le cas de la préfence de quelques calculs, dans le piffement de fang, &c. ce feroit faire un emploi meurtrier de fubftances d'autant plus utiles que leur faculté n'eft pas bornée, fur - tout celles des *diurétiques chauds*, quand l'application en eft jufte & raifonnée, au feul rétabliffement de la fecrétion dont il s'agit, car elle fe manifefte très - avantageufement dans les obftructions des glandes, des vifceres, des vaiffeaux excrétoires, dans l'hydropifie, dans l'ictère, dans les affections cutanées, dans toutes les maladies dont on peut accufer une férofité âcre, tartareufe, &c.

Nous adminiftrons les *diurétiques* en breuvages, en boiffons, en bols, en lavemens. Cette

Cette derniere méthode est toujours la premiere à tenter sur les animaux dans la suppression d'urine, dans la difficulté d'uriner. On fomente, on détend par ce moyen les parties, on les dispose à céder à l'impression des *diurétiques actifs*, & souvent les injections de décoctions émollientes seules ou aidées par la térébenthine, le nitre, &c. produisent sans aucun autre secours les effets que nous avons à solliciter. D'ailleurs, le défaut de l'aveu de nos malades sur le siege, sur le commencement, sur les progrès de la douleur, & la fréquente équivocité des signes ne pouvant rendre ici la connoissance des causes que très-difficile & les inductions tirées de ce qu'il nous est permis d'appercevoir que très obliques, la prudence doit nous porter à inviter la nature à se faire entendre & à la sonder par les voies les plus douces, qui sont toujours les moins dangereuses, sauf à passer insensiblement & selon ce qu'elle exige de nous, de ces substances les moins fortes à celles qui ont le plus d'activité & d'énergie.

On peut, au surplus, associer aux *diurétiques* les narcotiques dans l'intention de calmer les douleurs occasionnées par l'arrêt & la présence de quelques matieres sablonneuses, dans l'éréthisme des canaux sécrétoires, pour prévenir les inflammations auxquelles ces remedes pourroient donner lieu, &c.

On ne doit pas oublier aussi, par rapport à l'usage de ces médicamens, le danger qu'il y auroit de confondre ce que nous appellons véritablement suppression d'urine avec ce que nous nommons rétention. L'inflammation du sphincter de la vessie & de l'urethre, lapréfence d'un corps étranger ou dans la vessie ou dans ce canal, le relâchement de ce sac ou de cette poche conséquemment à la forte distention occasionnée par le séjour d'une urine abondante & long-tems retenue, &c. font des cas où l'emploi des *diurétiques* seroit vraiment funeste, parce qu'il est certain & évident que plus on solliciteroit la sécrétion & l'abord de cette liqueur dans la vessie, plus on accroîtroit le mal & le péril.

5°. *Des Béchiques.*

XXII. Dans les animaux comme dans l'homme, les parois intérieurs de la trachée-artere, des bronches & des véficules pulmonaires font enduites d'une humeur qui peut pécher par viscosité, par excès de fluidité & par acrimonie : par viscosité, alors les glandes qui la fournissent s'engorgent nécessairement, le flux & le reflux de l'air dans les canaux que ce fluide doit parcourir n'étant point aussi libre qu'il doit l'être, la circulation du sang dans le tissu du viscere est gênée,

& la respiration s'exécute avec peine, &c.; par excès de fluidité, c'est ainsi qu'il n'est que trop ordinaire que l'amas en devenant toujours plus considérable, les vésicules en soient inondées, & que l'oppression accroisse sans cesse, &c. Enfin par acrimonie, & alors toutes ces parties souffrent une irritation si vive, que l'animal succomberoit, si l'on ne se hâtoit d'y remédier.

La nature non moins prévoyante dans la fabrication du corps des brutes que dans celle du corps humain, également soigneuse & jalouse de la conservation de l'un & de l'autre, adisposé les animaux ainsi que nous par l'étonnante sensibilité de la membrane qui revêt la trachée & les tuyaux bronchiques à un mouvement automatique & machinal qui tend à délivrer ces canaux de toute matiere importune & nuisible, & à soustraire cette même membrane à ses effets. Ce mouvement n'est autre chose que celui qui constitue la toux, dans lequel l'air expiré & chassé avec violence, peut, d'une part, entraîner cette matiere incommode, & solliciter, de l'autre, par les diverses secousses qu'éprouvent alors les poumons, la sortie des liqueurs arrêtées dans quelques couloirs, ainsi que l'accélération de la marche du sang & de la lymphe, dont le séjour ou la lenteur pouvoient être une cause d'irritation ; mais si ce mouvement eſt inſuffiſant à raiſon de la ténacité de l'humeur à expulſer, ténacité qui la fait adhérerſ ortement aux parois à lubrifier, & qui dénie à l'air la force & le pouvoir de l'entraîner, ou à raiſon du défaut de corps & de conſiſtance de cette même humeur, défaut au moyen duquel elle n'eſt pas moins ſouſtraite à l'action de ce même air, qui dès-lors n'a pas aſſez de priſe ſur elle, il eſt de toute néceſſité de s'occuper promptement du ſoin de mettre en uſage les ſubſtances capables d'en corriger les qualités vicieuſes, d'autant plus qu'il eſt toujours à craindre qu'une toux longue, vive & continuelle, bien loin de favoriſer le cours des liqueurs, n'occaſionne à la fin elle-même des engor-gemens dans les vaiſſeaux & dans les cou-loirs & ne produiſe les plus grands déſordres.

De ces ſubſtances appelées en général *béchiques* ou *pectorales*, les unes épaiſſiſ-ſent & enveloppent l'humeur bronchiale devenue trop fluide & trop âcre, la rappel-lent au degré de conſiſtance qu'elle doit avoir, & en émouſſent les parties irritantes; les autres l'atténuent, la diviſent, la ren-dent mobile & méable, & la diſpoſent non-ſeulement ainſi à être évacuée, mais elles ſtimulent, elles irritent le ſyſtême de la reſ-piration & provoquent les mouvemens ou les efforts qui en effectuent l'expectora-

tion. Les premieres comprennent les médicamens que l'on nomme proprement *béchiques froids, incraſſans, adouciſſans;* les ſecondes, celles que l'on connoît ſous le nom
de *béchiques chauds, fondans, atténuans,
inciſifs,* & particuliérement ſous celui d'*expectorans.* Cette dénomination annonce
les effets de ceux-ci, effets qui ne ſont point
ici auſſi ſenſibles que dans l'homme, attendu
qu'ils ſe manifeſtent en lui par des crache-
mens copieux & fréquens, à moins que
dans l'animal l'humeur expectorée, c'eſt-à-
dire, vraiment expulſée hors de la poitrine,
ne flue par les naſeaux ou ne forte, étant
mêlée avec la ſalive, en bave par la bouche,
comme il arrive quelquefois; car le plus
communément la toux en lui n'eſt pas ſui-
vie d'une expectoration appercevable; &
en ce cas, on doit croire que la matiere qui
a été chaſſée & entraînée par l'air, eſt conduite de l'arriere-bouche ou de la bouche
où elle étoit parvenue, dans le ventricule
par la voie des organes de la déglutition.

Quoi qu'il en ſoit, les *béchiques froids*
ſont tous les remedes dont nous avons déja
parlé (XVI), & auxquels on peut ajouter
l'eau d'orge, l'eau blanchie avec le ſon de
froment, la bugloſe, la bourrache, les fleurs
de mauve, de pied de chat, les figues, les
jujubes, les dattes, le choux rouge, le roſ-

folis, le navet, le tuffilage, les firops de violette & de pavot blanc, la décoction gélatineufe de corne de cerf, la gomme arabique, &c.; & quant aux *béchiques inci-fifs*, outre l'énumération que nous en avons faite (XV), on peut en augmenter le nombre, en plaçant parmi ces médicamens l'hyfope, le pouliot, l'origan, le marrube blanc, la camphrée, l'angélique, l'impératoire, la fquine, la falfe-pareille, la gayac, le faffafras, le caffia-lignea, la gomme ammoniaque, la myrrhe & leurs teintures, le fuccin & fon fel volatil, l'efprit de fel ammoniac anifé, les cloportes, l'antimoine diaphorétique, le kermès minéral, l'oxymel fimple, le ftorax, le baume de foufre anifé, &c.

On conçoit aifément combien il importe que des armes fi différentes foient maniées avec fagacité & avec prudence, & quels feroient les inconvéniens de l'adminiftration des *béchiques incififs* avant que la matière âcre, déliée & morbifique eût reçu les changemens qui peuvent, d'une part, la tempérer, & de l'autre, la foumettre à l'action de l'air; dans le commencement des maladies aiguës de la poitrine, d'une péripneumonie où ces médicamens augmenteroient infailliblement la ftafe & la ftagnation inflammatoire du fang, & où leur emploi n'eft indiqué que quand l'inflammation eſt en partie réſolue ; dans des diſpoſitions à la phthiſie ; dans la pouſſe ſeche & convulſive ; dans des toux violentes & opiniâtres ; dans le cas d'une reſpiration courte & difficile, ſouvent ces derniers accidens étant plutôt occaſionnés par la congeſtion du ſang que par une matiere à expeƈtorer. On ne doit pas moins facilement prévoir le danger de l'uſage des *béchiques adouciſſans* dans cette derniere circonſtance, car ils n'attireroient pas moins que les *béchiques irritans* le ſang & les humeurs ſur les poumons ; dans celle où l'humeur bronchique auroit été aſſez digérée ; ſur la fin des maladies inflammatoires de la poitrine, dans la pouſſe humide où il peut y avoir abondance de pituite ſur les bronches, & où ces remedes ne pourroient qu'affoiblir, &c.

Les ſubſtances dont il s'agit contenant, du reſte, en elles pluſieurs vertus, il faut néceſſairement avoir égard aux propriétés qu'elles réuniſſent à l'effet de concilier les indications qui ſe compliquent ; ainſi, par exemple, s'il étoit queſtion de déterminer l'expeƈtoration dans un ſujet dont l'eſtomac ſeroit débile, on pourroit préférer la racine d'aunée, comme ceux de ces médicamens qui ſont diaphorétiques, diurétiques, &c., dans les cas où il ſeroit eſſentiel de détourner une portion des humeurs qui affluent fur les poumons, & d'opérer une révulfion heureufe. Souvent auffi on les affocie & on les combine avec d'autres remedes dans l'intention de remplir plus efficacement les différentes vues qu'on doit avoir. C'eft ainfi qu'on unit les *expectorans* avec les narcotiques pour modérer l'irritation qui a lieu fur-tout dans l'éréthifme des vaiffeaux pulmonaires , les narcotiques ne s'oppofant point à l'excrétion de l'humeur bronchique, & en fufpendant feulement jufqu'à un certain degré la fecrétion; avec les cordiaux, quand il eft indifpenfable de foutenir les forces abattues; avec des déterfifs, tels que le baume de la Mecque, pour réfifter à la pourriture des poumons & aider en même tems l'expectoration ; avec les *béchiques adouciffans*, pour modérer l'action des premiers, &c.

Au furplus, les uns & les autres agiffent en général fur le fang & fur la lymphe ; mais il feroit encore très-poffible que par une action plus immédiate ils réparaffent ou favorifaffent la réparation des vices quelconques de l'humeur bronchiale, ce qui arriveroit au moyen de leur féjour dans la bouche, à l'aide des billots qui feroient chargés de ces fubftances, quelques-unes des parties de celles qui font odorantes, dif-

foutes par la falive, pouvant alors, en pénétrant avec l'air qui les charieroit dans
l'intérieur du vifcere, faire une impreffion
plus fubite fur le tiffu glanduleux, réveiller
l'ofcillation des fibres, folliciter l'expreffion
de la lymphe, donner à celle qui eft déja
féparée la fluidité qu'elle doit avoir, &c. &
les particules des *béchiques adouciffans*, dé-
layées & entraînées de même, pouvant opérer pareillement & en moins de tems les
effets qu'elles doivent produire.

6°. *Des Salivans.*

XXIII. Les *falivans* ou *fialogogues* different
des médicamens appelés mafticatoires ou
apophlegmatifans (XXXIII), en ce que ceux-
ci, quoique évacuans comme eux, font des remedes purement locaux, puifque leur action
ne s'exerce que dans la bouche, comme celle
des errhines n'a lieu que fur la membrane
muqueufe, tandis que l'effet des autres eft
d'imprimer, après avoir pénétré dans le torrent circulaire un mouvement violent à
toute la maffe lymphatique, & de la déterminer fi fortement vers les glandes falivaires, qu'elle, en force les tuyaux fécré-
toires, & qu'il en réfulte une abondante &
longue falivation.

Cet effet femble avoir, été dans l'homme
& dans les animaux, particuliérement ré-

fervé au mercure appliqué à l'extérieur, fous la forme d'un onguent fait avec des matieres graffes dans lefquelles on l'éteint, ou pris intérieurement & à une certaine dofe fous différentes préparations, telles que celles qui conftituent l'aquila-alba ou le mercure doux, la panacée mercurielle, le turbith minéral, le mercure diaphorétique jovial & folaire, le cinabre, l'æthiops minéral, le fublimé corrofif, &c.

Ce n'eft qu'en confidération du pouvoir réel qu'a ce minéral, le plus pefant & le plus divifible des fluides, de provoquer un flux copieux par la bouche, que je le place ici au rang des fubftances que j'examine; car dans la pratique vétérinaire, je ne connois encore aucuns cas où il puiffe & où il doive être employé dans d'autres vues que dans celles d'altérer. Je l'ai mis en ufage & j'en ai follicité la vertu évacuante de toutes les manieres poffibles, foit par des frictions, foit autrement, pour combattre le virus morveux & pour réfoudre les obftructions, les ftagnations & les ftafes que la lymphe coagulée forme dans les glandes en pareille circonftance; j'en ai, de plus, dans ce même deffein, fondé l'efficacité par la fimple voie de l'altération, toutes mes tentatives ont été également inutiles, & mes efforts fort au-deffous de la maladie formidable que je

defirois de vaincre par ce moyen. Ces différentes épreuves m'ont appris feulement,
1°. que le virus dont il s'agit n'a, fans doute,
aucune affinité & aucune analogie avec le
virus fiphylitique ou vénérien ; 2°. qu'il en
eft des chevaux comme des hommes, c'eft-
à-dire, que les glandes falivaires étant infiniment plus difpofées dans les uns que dans
les autres à céder à l'action du mercure, tel
animal peut faliver à une dofe très-médio-
cre, tandis qu'une dofe bien plus forte
n'excitera pas la falivation dans tel autre ;
3°. qu'il en eft qui font fi fufceptibles de
fon impreffion qu'à dofe égale & efficace
en eux, elle ne fe manifefteroit pas dans la
bouche humaine, c'eft ainfi que j'ai vu dans
un de ces animaux un flux abondant de falive
occafionné par quatre-vingts grains d'æ-
thiops minéral fait fans feu ; 4°. que l'adminiftration de ce minéral, en tant que
fialogogue, ne fauroit fe concilier avec la
néceffité de foutenir, par des alimens convenables, cet animal malade, parce que le
voile du palais, en lui, eft tellement rap-
proché de la bâfe de la langue que, pour
peu que cette partie éprouve de gonflement, tout paffage eft interdit aux alimens
quelconques, folides ou liquides, qu'on voudroit lui donner, inconvénient très-grand
& qui n'auroit pas lieu vraifemblablement

dans le bœuf, en qui ce même voile plus exactement appliqué aux arrieres-narines, moins épais & moins large, laisse entre lui & cette même partie un intervalle très-sensible.

TROISIEME DIVISION.

Des Fortifians.

XXIV. Les substances capables de remédier insensiblement à l'épuisement de la machine; celles qui peuvent en rétablir & en augmenter promptement les forces d'une maniere un peu durable; celles dont l'action stimulante est telle que, sans étonner la nature par des secousses vives & violentes, elles l'aiguillonnent & amenent ainsi les fibres à un certain degré de tension & de jeu; celles qui rappellent à leurs fonctions les visceres sanguins, tels que le foie, la rate, l'uterus, les reins, les poumons, en leur rendant leur fermeté & leur vigueur; celles qui accroissent ou réveillent le ressort affoibli de l'estomac & des intestins; celles qui occasionnent le resserrement, le froncement & la crispation des fibres; celles, enfin, dont l'effet est de remédier à l'affoiblissement du ton des vaisseaux, à la solution de continuité qui les menace ou qu'ils éprouvent, au relàchement des différentes parties tendineufes & mufculaires, &c. compofent la claffe des médicamens qui fortifient; ainfi cette claffe comprend & embraffe ceux que l'on défigne par les noms d'analeptiques ou reftaurans, de cordiaux, de toniques, ou nervins, ou céphaliques, d'hépatiques, de fpléniques, d'utérins, de pneumoniques, de ftomachiques, de carminatifs, d'aftringens, de vulnéraires ou traumatiques.

1°. *Des Analeptiques.*

XXV. Ce feroit une très-grande erreur que d'imaginer & de croire que la langueur ou la deftruction des forces naturelles de l'animal, enfuite de quelques maladies opiniàtres, ou d'une marche longue & pénible, puiffent être réparées par l'action des remedes qui ftimulent les folides & qui animent la circulation des efprits; il eft des circonftances maladives où le cœur, les arteres & les nerfs jouiffent de toute l'étendue de leur puiffance motrice, & où cependant les animaux font, ainfi que l'homme, dans un abattement entier; la vigueur & la fermeté réelle du corps & des membres dépend donc, en partie, dans l'un & dans l'autre de l'adminiftration des fubftances dont l'affimilation fupplée aux pertes qu'ils ont faites, & il eft, par conféquent,

indifpenfable de fournir, dans certaines occafions, à la maffe les fucs nouveaux &
bien conditionnés dont elle a befoin.

Les *analeptiques* n'offrent proprement
que des fecours alimenteux, & ce n'eft que
d'eux feuls qu'on peut efpérer, dans les
cas dont il s'agit, le rétabliffement à opérer
des forces languiffantes ou éteintes. Celles
du corps humain font reftituées dans leur
état naturel, au moyen des confommés,
des bouillons gélatineux, &c.; celles de l'a-
nimal le feront pareillement par une nourriture bien choifie, telle que le foin le plus
fin, & le plus délicat, formé du mélange
des meilleures herbes, c'eft-à-dire, de la
jacée noire; de l'aunée, de la pimprenelle,
des pâqueretes, du tuffilage, de la pédi-
culaire, des chiendents, de la fcabieufe,
du fainfoin, de la farriette, du carvi, de
la petite chélidoine, des efpeces d'orchis
ou fatyrion, de la reine & du trefle des
prés, &c. l'efpece de faltrank qui réfulte
de l'affemblage de la cardamine, du dau-
cus, de l'eupatoire, de la jacobée, de l'eu-
fraife, de la linaire, de la dent de lion,
de la lyfimachie, de la mouffe terreftre,
du pouliot, des marguerites, du trefle fauvage, &c. n'étant point auffi appétiffant &
auffi fucculent: & celui du juncago, de la
leche, du jonc fleuri, de l'aconit, de la gra-

tiole, des tithymales, de la ptarmique, de la catapuce, &c. pouvant nuire à l'animal en fanté, & devant par conféquent être abfolument interdit & rejetté en ce qui concerne des animaux qui font dans un état de convalefcence.

Le fainfoin mêlé avec le premier de ces foins; la luzerne donnée en petite quantité; l'avoine noire, luifante, pefante à la main, bien nourrie, qui n'a fouffert d'altération ni dans le champ, ni dans le grenier, & qui n'eft point chargée d'une infinité de mauvaifes femences que le coquelicot, la cardamine, le fenevé, la nielle, le pfyllium, le colfas y dépofent; fon mélange avec le fon de froment dans les commencemens, avec une jointée d'orge en grain, ou de fenu-grec, ou de graine d'ortie dans la fuite; l'eau blanchie avec la farine de feve ou de froment, une jointée de ce grain qui précede pendant quelque tems cette boiffon tiede où froide, &c., voilà relativement aux animaux que nous envifageons de véritables *reftaurans* auxquels on doit avoir recours. On peut y ajouter, en ce qui regarde les bêtes à cornes, les raves & les navets hachés & cuits, dont deux ou trois mefures égales à celle du picotin ordinaire leur fuffiront chaque jour, ainfi que toutes les autres fubftances bonnes & nourriffantes qui leur font familieres & propres dans les divers lieux & dans les divers climats. Quant aux moutons & aux chevres, en les alimentant pendant quelques jours des productions dont on reſtaure le cheval, productions qui ſont infiniment plus ſubſtantielles que celles qu'ils paiſſent ou qu'on leur donne, on les rétablira bientôt (1).

Du reſte, les *analeptiques* produiſent un chyle copieux, & par conſéquent une plus grande quantité de lait & de ſemence; auſſi les appelle-t-on *galactophores* dans le premier cas, & *ſpermatopés* dans le ſecond; mais quand on les emploie dans la circonſtance de l'épuiſement du malade, on ne doit les donner qu'avec le plus grand ménagement & la plus grande diſcrétion, & qu'après avoir ſurmonté exactement & détruit les cauſes morbifiques qui en ont altéré les forces; car leur adminiſtration, avant ce tems, accroîtroit inévitablement le mal & en augmenteroit le danger; d'ailleurs, ſi dans tous les animaux attaqués de maladies graves la digeſtion eſt conſtamment en défaut, bien loin de tenter de les reſtaurer par la voie des ſubſtances les plus

____

(1) Voyez dans le *Traité de la conformation extérieure du cheval*, la ſeconde partie, qui renferme l'hygiene vétérinaire (72, 73 & 74), page 242 & ſuivantes, édition de 1785. (*Note des éditeurs*).

alimenteuſes,

alimenteufes, qui fe corromproient plutôt qu'elles ne nourriroient, on doit au contraire néceffairement les condamner & les tenir au régime & à la diete la plus févere.

2°. *Des Cordiaux.*

XXVI. Il en eft tout autrement des médicamens *cordiaux*, qui, dans la pratique de la médecine vétérinaire, font la plupart tirés des remedes *alexipharmaques* (XX), ceux-ci ne différant effentiellement des premiers que par leur plus d'énergie & leur plus d'activité. Nous ne les adminiftrons pas comme les analeptiques dans la feule convalefcence & dans le cas d'un manquement de forces uniquement dû à de grandes déperditions, mais dans le tems de la maladie même. Ils ont un empire réel fur le genre nerveux, ils le raniment, ils rappellent à elle-même la nature qui s'oublie, en follicitant l'action des fibres lentes à fe mouvoir, ils foutiennent les forcés vitales, ils développent, ils purifient la maffe, ils la prémuniffent & la fortifient contre la pourriture.

Dans la foibleffe, dans cette défaillance & cette diminution fubite & confidérable des actions vitales & animales qui arrivent affez fréquemment aux chevaux expofés pendant le cours de travaux durs & pénibles aux rayons & à l'ardeur d'un foleil brûlant, dans l'engourdiſſement, dans la ſtupeur, dans les égaremens du genre nerveux, comme dans certaines maladies convulſives, dans la paralyſie, dans l'apoplexie, dans tous les cas, enfin, où il n'y a pas appauvriſſement des organes vitaux, tous les moyens d'aiguillonner & d'irriter la ſenſibilité des fibres peuvent nous en tenir lieu. Nous recourons alors communément avec ſuccès à l'action d'agiter, de piquer & de battre l'animal, à l'eau froide verſée en abondance ſur ſa tête & dans ſes oreilles, au vin, au vinaigre ſimple ou concentré ſoufflés ou injectés dans cette même partie, dans ſa bouche & dans ſes naſeaux, à des odeurs fortes, à des fumigations faites avec de vieux cuirs, ou à tous parfums irritans, à de violens ptarmiques, à des bourdonnets chargés de poudre d'euphorbe & de tabac, liées par une certaine quantité de vinaigre & d'éſſence de lavande, & que l'on introduit dans les naſeaux, à l'eſprit volatil de ſel ammoniac préſenté à leurs orifices, à l'application des véſicatoires ou du cautere actuel en forme de ſéton, ou autrement ſur une partie quelconque, à des lavemens préparés avec la décoction des feuilles de tabac, la pulpe de coloquinte, la racine de pyrèthre, le ſel commun, le vin émétique trouble, &c. Que ſi ces ſecours demeurent inſuffiſans, l'eſpoir

du fuccès ne peut être fondé que fur l'éffi-
cacité des ftimulans internes, tels que le vinaigre , l'efprit de vitriol , d'autres acides
fixes, l'efprit volatil de fel ammoniac, &c.
les premiers donnés dans quelques liqueurs
appropriées & jufques à une certaine acidité , les autres donnés pareillement & à
une certaine dofe, fauf à foutenir enfuite
les forces ranimées par l'ufage des fubftances véritablement cordiales.

Celles-ci font le vin rouge & vieux, le
poivre, la canelle, le macis, la mufcade,
les clous de girofle, le caftoreum, les baies
de laurier, de genievre, les infufions de
fcordium, de germandrée, de fauge, de
romarin , de genévrier , d'agripaume, de
menthe, &c. les confections d'hyacinthe,
d'alkermès, la thériaque, l'orviétan, le
vinaigre rofat, celui d'eftragon , de fureau, les baumes, les huiles effentielles aromatiques, l'eau-de-vie, les eaux fpiritueufes, comme l'eau vulnéraire, l'eau divine
cordiale, l'eau magiftrale, &c. Tous ces
divers agens opéreront l'augmentation du
reffort des nerfs & de tout le fyftême vafculeux, l'accélération de la circulation & le
rappel de cette liberté dans les fécrétions
& dans les excrétions qui affure, d'une maniere inconteftable, la dépuration des humeurs. S'agit-il d'en prévenir la pourriture

& la perverſion, ainſi que d'une inertie effrayante & conſidérable ? les ſpiritueux volatils , tels que les teintures de myrrhe,
d'aloès , de ſafran , l'élixir de propriété ,
l'eſprit volatil de ſel ammoniac , de vipere,
de corne de cerf, l'huile empireumatique, la
teinture ſolaire, &c. exciteront , pour ainſi
dire, un mouvement nouveau dans les ſolides , & en même-tems que leurs particules
ſubtiles agiteront la maſſe , ils la fortifieront
contre le venin par les corpuſcules incor-
ruptibles qu'ils y porteront ; c'eſt ainſi qu'à
l'aide de ces médicamens, plutôt *alexiteres*
que *cardiaques* , nous pouvons triompher
de certains poiſons , de la morſure des bêtes
vénimeuſes, des fievres malignes, de pluſieurs maladies contagieuſes & peſtilentielles,
de celles où la chaleur naturelle eſt preſque
éteinte, &c.

L'abus énorme des *cordiaux* & les maux
qu'ils ont fait dans le cours d'une pratique
aveugle où ils ont été employés inconſidé-
rement & en toute occaſion (XIV), doit
nous rendre encore plus circonſpects dans
celles où ils ſemblent indiqués. Il n'eſt
que trop aiſé de confondre l'oppreſſion
des forces avec leur extinction ou leur épuiſement, & du défaut de cette diſtinction
eſſentielle naîtroient les plus grands écarts.
Ces mêmes forces ne ſont-elles qu'étouf-

fées par la pléthore, par la rarefcence &
le bourfouflement du fang & des humeurs,
par le fpafme des folides ; ou leur épuife-
ment réel a-t-il pour caufe la diffolution
des fluides ? La faignée dans le premier
cas ; les acides qui, dans le fecond, conden-
feront puiffamment d'un côté, & ftimule-
ront & refferreront vivement de l'autre ;
les antifpafmodiques dans le troifieme ; les
incraffans enfin dans le quatrieme feront
& deviendront alors des *cardiaques* à fubf-
tituer & à préférer aux fubftances dont j'ai
parlé, & qui feroient très-nuifibles en pareilles circonftances.

Souvent par de prudentes combinaifons
nous parvenons à d'heureufes fins. Nous
affocions, par exemple, ces mêmes fubftances avec des narcotiques quand la foibleffe a lieu par l'éréthifme des vaiffeaux
ou par une irritation violente ; avec les
diaphorétiques à l'effet d'en augmenter l'activité mutuelle ; avec les acides pour la modérer, &c. Et nous fommes d'ailleurs très-
réfervés tant fur les dofes que fur le choix,
l'expérience nous ayant appris qu'il eft infiniment plus fage de paffer infenfiblement
des *cordiaux* les plus mitigés aux *cordiaux*
les plus énergiques, qui fréquemment laiffent après eux une forte de langueur, fuite
de la grande raréfaction qu'ils ont produite,

& de l'irritation exceffive qu'ils ont fufci-
tée dans les folides.

3°. *Des Toniques.*

XXVII. Les tréfors que nous offre la
médecine humaine font immenfes, mais il
importe de ne pas y puifer indifféremment,
de n'en faifir que les vérités, & d'en rejeter
foigneufement les erreurs. Il fut un tems
où, fans égard à la circulation, aux fécrétions & aux excrétions, au mouvement, à
fa nature, à fes caufes, à fes loix & à fes
effets, tous les raifonnemens, toutes les
explications, tant en ce qui concerne les
maladies que les opérations des remedes,
portoient fur des idées totalement abfur-
des. Les uns fubftituoient à des caufes pro-
chaines & fenfibles des puiffances fpiri-
tuelles ou morales ; les autres des êtres doués
d'une forte d'intelligence, de difcernement
& d'inftinct ; ceux-ci une fympathie, une
affinité & une analogie particuliere entre
certaines fubftances & certaines parties du
corps malade ; de-là cette foule de principes purement imaginaires, ces diftinctions
ridicules, frivoles & néanmoins multipliées, ces termes vides de fens, & ces
noms qui fembloient affignés pour préfen-
ter quelque chofe de certain à l'efprit,
tandis qu'ils ne pouvoient que l'égarer.

mais qui doivent d'autant moins nous en impofer aujourd'hui, que la médecine moderne, éclairée par la découverte de l'immortel *Harvée* les a réduit à leur véritable fignification & à leur jufte valeur.

Elle ne voit, & nous ne devons voir comme elle, dans les différentes fubftances auxquelles on a formé, pour ainfi dire, des départemens particuliers, que les effets généraux qu'elles produifent, fauf à rapporter à ces mêmes effets ceux qui n'en font qu'une fuite naturelle, & qu'on avoit très-mal-à-propos regardés comme des effets uniques & primitifs dus à la vertu fpécifique des médicamens employés.

Le pouvoir de fortifier tel ou tel vifcere dans ceux en qui nous reconnoiffons ce droit, ne confifte donc pas dans une action immédiate de leur part fur ces mêmes parties ; l'augmentation des forces du cœur eft un effet affurément indirect des cordiaux, & il en eft de même de celui des remedes que l'on a cru fpécialement propres aux maladies du cerveau, du foie, de la rate, de l'uterus, des reins, des poumons, &c. L'empire des uns & des autres s'étend en général fur les folides & fur les fluides ; & lorfqu'ils triomphent des engorgemens, des obftructions & du relâchement des fibres de ces vifceres, ce n'eft

que parce que l'altération, le changement
& le bien qu'ils effectuent par le réveil des
ofcillations des premiers, & par la divifion
& l'atténuation des feconds, fe manifeftent
néceffairement dans toutes les portions de
la machine. Si cette impreffion eft moins
fenfible dans les uns que dans les autres,
ce ne peut être qu'à raifon de la différence
de leur activité & de leur force. Pour foutenir le mouvement du fang fluide & fubtil
qui arrofe le cerveau, pour diffiper les foibles embarras qui s'y forment, pour favorifer, en un mot, la fécrétion de la lymphe nervale & en accélérer la progreffion
dans les canaux déliés qui la charient, il
eft inconteftable que les efforts doivent être
moindres que fi l'on avoit à rétablir la circulation dans le foie, en qui les obftructions
font & doivent être bien plus rebelles, attendu la lenteur, l'épaiffiffement & la grof-
fiéreté du fang veineux, qui y revenant
de prefque tous les vifceres du bas-ventre,
y fait fonction de fang artériel; comme
dans les circonftances de celles de la rate
où le fluide ne fouffre & n'éprouve aucune
fécrétion connue, & qui fort de ce vifcere
auffi vif & auffi animé qu'il l'étoit dans l'artere qui le lui porte, il feroit non-feulement fuperflu, mais même dangereux, d'employer des fubftances auffi puiffantes &

dont l'action fe foutiendroit auffi long-
tems dans les voies circulaires, que celles
auxquelles nous propoferions de furmonter
les engorgemens les plus difficiles à détruire.

Quoi qu'il en foit, les médicamens à
mettre en ufage dans l'épaiffiffement des liqueurs, dans l'atonie des parties nerveufes
& mufculeufes, dans la paralyfie, dans l'a-
poplexie, dans l'épilepfie, dans l'engour-
diffement & la ftupeur des fens ont été
appelés *céphaliques*, & font la bétoine, le
tabac, la méliffe, la marjolaine, le thym,
la lavande, l'hyfope, le chamæpitys, le romarin, le ferpolet, le ftæchas, le muguet,
le giroflier, la fauge, & tous les aromatiques, le tilleul, le fuccin, le cinabre,
la poudre de Guttete, le benjoin, le fti-
rax calamite, l'eau apopleCtique de Sen-
nert, &c.

Ceux qui, fous le nom d'*hépatiques*, conviennent dans les obftruCtions du foie, font
l'abfinthe, l'aigremoine, la fcolopendre, la
fumeterre, l'hépatique de fontaine, la petite centaurée, la chicorée fauvage, la racine d'ofeille, les cinq racines apéritives,
l'opopanax, le bdellium, le favon blanc,
le fafran bâtard, la rhubarbe, la teinture de trefle d'eau, tous les remedes martiaux, &c.

Ceux par le moyen defquels on pour-
voit au relâchement & à l'engorgement des
poumons & qui font nommés par quelques-
uns *pneumoniques*, ne font autre chofe que
les *béchiques incififs* & *atténuans*, tels que
ceux dont nous avons parlé (XXII), auxquels on peut en ajouter d'autres, comme
la véronique, le cerfeuil, le foufre en bâton, la pulmonaire, les capillaires, &c.

Les *fpléniques* ou ceux qui remédient
au gonflement & à l'engorgement de la
rate, font la petite éclaire, le bouis, le
genêt, le frêne, le pêcher de vigne, les
branches de farment, les écorces de tamarifc, de câprier, la fumeterre, la fcolopendre, la cufcute, &c.

Dans la foïbleffe, dans le relâchement
du ton des reins, on a recours aux *diurétiques chauds* (XXI), & fur-tout à ceux de
ces mixtes que nous avons principalement
défignés pour pareil cas, d'après une mûre
expérience.

Les *utérins* capables de folliciter la force
contractile de la matrice dans les femelles
en qui ce vifcere eft affoibli, & d'aider à
l'expulfion du fœtus & au détachement du
placenta, font la fabine, la rhue, l'armoife, les ariftoloches, la matricaire, la fraxinelle, le dictame de Crete, le fafran, la
giroflée jaune, le fouci, les cinq racines

apéritives, le galbanum, le bdellium, l'o-
popanax, le fuccin, &c.

Tous ces médicamens qui fouvent fe fuffifent à eux-mêmes, & qu'on peut affocier
d'ailleurs avec d'autres fubftances, felon les
circonftances & le befoin, fe concilient donc
dans leurs effets, puifque conféquemment
à l'énergie dont ils font doués, ils follicitent avec plus ou moins de fuccès la force
de tels ou tels organes, & rendent plus ou
moins fluides le fang & les humeurs ; la
connoiffance la plus légere de leurs propriétés nous apprend au furplus qu'ils doivent être également bannis les uns & les
autres dans la rarefcence, dans les cas d'inflammation, de difpofitions inflammatoires, &c. & que le moyen le plus fûr d'en
tirer de véritables avantages feroit de les
adminiftrer en décoction ou en infufion,
après avoir défempli les vaiffeaux & dif-
pofé les premieres voies, fur-tout fi les
principales vues qu'on fe propofe font de
donner plus de mobilité aux liqueurs.

4°. *Des Stomachiques ou Carminatifs.*

XXVIII. Si je reconnois dans les remedes qu'on a trouvé à propos d'appeler *carminatifs* une faculté particuliere de diffiper l'air, qui contenu dans les alimens avec
lefquels il parvient dans le ventricule &

dans les inteſtins, s'y raréfie quelquefois de maniere à diſtendre les membranes de ces parties au point d'y ſuſciter de vives douleurs, je ne les confondrois pas ici avec les médicamens qui réveillent le reſſort des fibres de l'eſtomac, qui ſollicitent l'expreſſion, l'activité & la fluidité des ſucs prépoſés à la diſſolution des ſubſtances alimenteuſes, ainſi qu'à la préparation & à la perfection du chyle, & qui excitent ou ſoutiennent enfin la chaleur douce & modérée qu'exige la digeſtion. Je n'apperçois en effet aucune différence entr'eux quand j'en conſidere l'action, car la deſtruction & l'expulſion des vents qui peuvent tourmenter cruellement l'animal, ne ſauroient être opérées que par le rétabliſſement de cette fonction ; ainſi ſon dérangement a-t-il lieu par la foibleſſe des fibres du viſcere, par la lenteur des ſucs digeſtifs, ou eſt-il produit au contraire par la rarefcence des humeurs, par l'irritation & le ſpaſme des membranes ? ſoit que l'air ſe trouve entravé & empriſonné, comme il l'eſt ordinairement dans le premier cas, dans des matieres épaiſſes & viſqueuſes ; ſoit que la chaleur inſéparable d'une irritation violente le porte, dans le ſecond, à cet énorme degré de raréfaction auquel il parvient dans des bœufs avides qui, après avoir dévoré les premieres herbes, &

fur-tout une certaine quantité de luzerne, fe montrent avec un emphyfeme général, & périffent s'ils ne font promptement fecourus, nous ne devons point l'envifager en lui-même, mais par les caufes qui le tiennent affervi, & qui en déterminent l'expanfion ou l'expulfion tumultueufe.

Les *carminatifs* font donc de véritables *ftomachiques*, & les *ftomachiques* de véritables *carminatifs*, & tels font l'abfinthe, la menthe, la camomille romaine, les quatre grandes femences chaudes, celles d'anet & de coriandre, la petite centaurée, la germandrée, les racines d'angélique, de gentiane, d'aunée, de carline, de calamus aromaticus, le quinquina, les baies de laurier & de genievre, l'ail, la canelle, les cloux de girofle, la mufcade, le macis, le fafran, l'efprit carminatif de Sylvius, les confeçions, l'extrait de genievre, la thériaque &c. mais il eft de la plus grande importance d'obferver ici que l'emploi de ces différentes fubftances doit être néceffairement reftreint à la circonftance de la langueur du ventricule, de l'inactivité du fuc gaftrique & d'une abondance de matieres glaireufes, car il eft abfolument contre-indiqué dans celle de la chaleur exceffive du vifcere, ainfi que de l'àcreté de la bile, tous remedes qui augmentent le ton d'une par-

tie ne pouvant que produire des effets finif-
tres , lorfque cette même partie fe trouve
irritée & enflammée. Dans ce dernier cas ,
les narcotiques, les antifpafmodiques, les
fédatifs deviendront accidentellement *ftomachiques*, les différentes préparations d'o-
pium, l'éther, la liqueur anodine minérale
d'Hoffmann, le tartre vitriolé, l'efprit de
fel & celui de nitre dulcifié, le nitre pur
feront mis en ufage avec le plus grand fuccès; c'eft ainfi, par exemple, qu'avec le
nitre donné dans un demi-verre d'eau-de-
vie, & fouvent même avec des lavemens
émolliens feuls, nous fommes parvenus à
fauver dans les pâturages une quantité confidérable de bœufs expirans, qu'on tentoit
vainement de foulager, fuivant la pratique
ordinaire, par maintes incifions faites à la
peau, dans l'intention fans doute de dégager
le tiffu cellulaire de l'air qui le rempliffoit,
& dont les *carminatifs* auroient inévitablement aggravé le mal & accéléré la perte.

Nous avouerons que la diftinction des
caufes eft affez difficile, & qu'elles peuvent
aifément nous échapper; il eft néanmoins
des moyens de les reconnoître, & d'ailleurs,
nous attribuerons plutôt dans un vieux animal les vices des digeftions à la foibleffe
de l'organe, que dans un animal jeune &
jouiffant de toute fa vigueur. J'ajouterai &

je ne me lafferai jamais de répéter qu'il y a beaucoup moins de rifques à courir en n'employant d'abord que des fubftances tempérées, & dont l'action eft paifible, qu'en employant fur-le-champ des médicamens chauds & irritans; 1°. parce que nos reffources, en ce qui concerne les inflammations que nous aurions augmentées ou excitées par les remedes, font en général infiniment inférieures à celles auxquelles nous pouvons recourir à l'effet de réveiller des parties relâchées ou dans l'inertie; 2°. parce que dans des cas où la nature femble fe plaire à s'enfevelir dans une profonde obfcurité, le moyen de percer les ténebres qui nous dérobent les fignes & les caufes, eft de la fonder par de légeres attaques, & de la forcer infenfiblement à s'expliquer & à nous répondre; 3°. enfin, parce que quand il s'agit de rétablir une fonction léfée & dont l'accompliffement ne demande qu'un degré modéré de chaleur, il ne faut, pour y réuffir, porter ce degré ni à des augmentations, ni à des diminutions fubites & exceffives.

5°. Des *Aftringens* & des *Vulnéraires*.

XXIX. L'action des *aftringens* adminiftrés intérieurement eft telle qu'ils s'exercent fur les folides & fur les fluides. En dégageant

les fibres de l'humidité superflue qui en oc-
casionnoit le relâchement, ils en augmentent le ressort, ils diminuent le diametre
des canaux, resserrent les orifices des tuyaux
secrétoires & donnent aux vaisseaux, qu'ils
rappellent à une plus grande élasticité, la
force dont ils ont besoin pour résister au
choc & à l'impulsion des liqueurs qu'ils
épaississent, car ils en rapprochent & en lient
encore les particules, de façon qu'elles acquierent une consistance qui en modere
nécessairement la vélocité & la marche.

Les substances en général capables de ces
effets sont les unes austeres, les autres ter-
reuses & absorbantes, d'autres enfin sont
acidules.

Le regne végétal nous fournit les premieres, c'est-à-dire, les racines de bistorte,
de quinte feuille, de grande consoude, de
tormentille, de rhapontic, l'aigremoine,
la verveine, les différentes especes de plantain, les feuilles de chêne, les orties, les
fleurs de roses, de grenadier, le quinquina,
l'écorce de grenade, de racine d'acacia, le
suc d'acacia, le sang-dragon, le cachou,
les fruits de myrthe, ceux de kinorrodon,
sa conserve, ceux de cyprès, de néflier, de
sumac, les sorbes, les cormes, la noix de
gale, la rhubarbe torréfiée, &c.

Les secondes sont le bol d'Arménie, les
terres

terres figillées, les coraux, le fuccin, le diafcordium, &c.

Les troifiemes, enfin, font l'alun, le fel de nitre, le fel de Saturne, le vinaigre, le fuc de citron, le fer, les vitriols, & les préparations de l'un & des autres, fpécialement la terre douce de vitriol, &c.

Il fuffit de réfléchir fur le méchanifme des corps animés qui font l'objet de notre étude & de nos foins, pour trembler fur le danger de la fauffe application des remedes, qui, adminiftrés imprudemment & fans lumieres, pourroient aifément en détruire, & en renverfer l'économie, en portant les folides à une rigidité exceffive, les fluides à une confiftance extrême, & en occafionnant une trop grande diminution & même une forte de fuppreffion des fécrétions & des excrétions dont la régularité eft le foutien effentiel de la fanté & de la vie. Nous devons donc les bannir abfolument dans tous les cas d'inflammation formée & même de difpofition inflammatoire, comme dans ceux où les évacuations dont nous tenterions d'arrêter le cours pourroient être envifagées comme critiques, & l'ufage n'en peut être falutaire & admis que dans la circonftance de fécrétions & d'excrétions trop abondantes, dans les diarrhées, dans le diabetes, dans le flux trop copieux

I

de la matiere filtrée par les glandes de la membrane muqueufe, ou par les falivales, ou par les bronchiques; dans des fuperpurgations auxquelles les *aftringens acidules* remédient particuliérement; dans le relâchement des folides; dans leur rupture & leur dilacération; dans la diffolution des fluides; dans les piffemens de fang, &c.; que s'il s'agiffoit d'hémorragies confidérables, dues à des fpafmes & à des mouvemens violens & défordonnés, on ne pourroit fe difpenfer, avant d'y recourir, de rappeler le calme & de folliciter une révulfion du fluide qui fe porte avec violence fur la partie d'où l'écoulement a lieu.

Au furplus, fi eu égard à la plus grande partie des fubftances médicamenteufes dont j'ai parlé jufqu'ici, les plus énergiques & les dofes les plus fortes ne font pas celles dont j'ai recommandé l'emploi dès les premiers momens, il eft évident que celui des médicamens dont il eft queftion, ainfi que leur choix, n'exigent pas moins de circonfpeftion & de fageffe. Nous les affocions quelquefois avec les ftomachiques dans les diarrhées & dans les dyffenteries, avec des adouciffans dans ce dernier cas, avec les narcotiques dans le deffein d'en augmenter l'efficacité, & nous ne réuniffons à ceux qui ont une vertu abforbante aucun de ceux qui font acidules, cette union produifant un compofé nouveau, d'où réfulte en eux une faculté purgative ou diurétique très-éloignée par conféquent de ce qu'on appelle *aftriction*.

En ce qui concerne les fubftances dites *traumatiques* ou *vulnéraires* & qui font, outre celles que nous avons décrites (XV), la bugle, la brunelle, la fanicle, le pied de lion, la pervenche, la pirole, la verge d'or, la véronique, les fleurs de mille-pertuis, les feuilles d'armoife, de bétoine, de chamædris, l'herbe à Robert, le lierre terreftre, en un mot le faltrank, ou cet enfemble de plantes qui font apportées des montagnes de la Suiffe, les baumes naturels, comme la térébenthine, les baumes de Tolu, de Copahu, le camphre, &c. leur effet eft de maintenir les humeurs dans un état de fluidité naturelle, de remédier à la coagulation de celles qui font extravafées, de rappeler les folides à leur ton, &c. ainfi elles font indiquées dans des coups, des chûtes, des efforts dont on foupçonne que les fuites peuvent être la commotion, la ftupeur, l'affaiffement des folides, l'extravafion, la coagulation, la congeftion, l'épanchement des fluides, &c. comme elles font contre-indiquées dans des cas de fievre, d'inflammation, & dans toutes les circonftances où des médicamens échauffans feroient nuifibles par le foulevement qu'ils pourroient occafionner dans la maffe des humeurs.

QUATRIEME DIVISION.

Des Calmans.

Des Sédatifs & des Narcotiques.

XXX. La nature qui prévoit tout & qui a mis dans nos mains cette infinité de mixtes qui alterent, qui évacuent & qui fortifient ne nous a pas laiffé dénués de reffources dans les circonftances où il eft indifpenfable & urgent de parer aux défordres & à la véhémence des mouvemens des folides, à la fougue & à l'impétuofité des liquides & à des contractions fpafmodiques le plus fouvent fuivies & accompagnées de douleurs vives & cruelles. Outre les fubftances tempérantes (XIV), & les fubftances adouciffantes (XVI) que nous lui devons, elle nous fournit encore des moyens très-efficaces & très-réprimans dans les médicamens que nous nommons *fédatifs,* & dans ceux que nous appelons *narcotiques.*

Les premiers appaifent les troubles de la machine, en rabattent les feux, calment les ofcillations violentes & forcées des fibres , triomphent des emportemens du fang, & font très-utilement employées dans diverfes affections convulfives, & fur-tout pour la cure des maladies aiguës.

Les feconds operent auffi fur les fluides, mais ils agiffent plus directement & plus finguliérement encore fur les forces des nerfs. Ils corrigent l'excès de ces mêmes forces, qui, le plus fouvent, eft la caufe de ces affections fpafmodiques d'où naiffent le dérangement des fécrétions, leur accéléra-tion, leur diminution, le fourvoiement des fucs, le changement des directions, &c. Ils les rétabliffent dans le ton qui leur eft propre, c'eft-à-dire, qu'ils les rappellent à l'état habituel, au point, à la mefure naturelle de la tenfion ou de l'étendue par-faite & achevée de leurs fibres; ils remé-dient à l'ataxie ou à l'irrégularité de la marche alors tumultueufe & précipitée des efprits animaux, irrégularité dont la four-ce, fi l'on en croit le plus grand nombre des auteurs, eft bien différente de celle qui conftitue l'épilepfie , puifque, felon eux, il ne s'agit pas proprement dans celle-ci de l'irritation des tuyaux nerveux, mais abftraction faite de toute conformation vi-cieufe du crâne, de quelque obftruction dans ces mêmes tuyaux, ou dans la fubftance cérébrale, ou de l'épaiffiffement du fluide qui y circule, & puifque, d'une autre part, les remedes prefcrits dans ces derniers cas (XXVII), & parmi lefquels on compte encore la racine de valériane, de pivoine, la poudre de vers de terre, l'efprit d'urine, la fiente de paon, l'huile animale de Dipel, c'eft-à-dire, l'huile empireumatique, &c. ont plutôt un véritable rapport avec les céphaliques qu'ils imitent par leurs effets, qu'avec les fubftances qui fixent ici notre attention.

Quoi qu'il en foit, les *fédatifs* dont nous faifons ufage font le coquelicot, la morelle, la cynogloffe, la cafcarille, le camphre, le nitre, le cinabre, la liqueur anodine minérale d'Hoffmann, l'efprit de nitre dulcifié, le fel fédatif d'Homberg &c.

Leur pouvoir eft-il infuffifant? nous recourons aux *narcotiques* & nous y fommes le plus fouvent forcés, 1°. dans des douleurs extrêmement aiguës & qu'il importe d'appaifer promptement, fur-tout lorfqu'il n'eft pas à craindre d'ôter à la nature les forces dont elle a befoin pour fe débarraffer elle-même; 2°. dans certains mouvemens convulfifs & fpafmodiques que nous entreprendrions vainement de réprimer par d'autres fecours; 3°. dans les cas d'évacuations immodérées & contre nature; 4°. dans celles qui fe trouvent diminuées ou fupprimées conféquemment à l'éréthifme des parties, &c.

Ces *narcotiques* font les têtes de pavots blancs infufées & foumifes enfuite à une légere ébullition, l'opium & fes préparations diverfes; mais plus les effets de ces fubftances font certains & affurés, plus ils font redoutables, fi elles ne font placées avec fageffe & avec méthode. L'emploi en feroit auffi infiniment plus fréquent, fi nous étions affez éclairés pour prévoir toujours la part que le genre nerveux a, ou doit avoir à une maladie ainfi que toutes celles dans lefquelles il eft menacé, & les fuccés alors en feroient encore plus conftans, parce que plus inftruits du vrai moment de leur adminiftration, nous n'attendrions pas pour nous déterminer à les prefcrire l'urgence de la douleur & la furvenance de ces accidens preffans qui forment le plus fouvent autant d'orages affreux qu'il eft comme impoffible de diffiper. Enfin il feroit à defirer que des obfervations plus exactes, fi ce n'eft fur l'homme, du moins fur les animaux, appriffent à ceux qui font profeffion de l'une & de l'autre médecine le vrai maniement de ces remedes, qui, ménagés habilement, & donnés à petites dofes réitérées, pourroient ramener infenfiblement les fibres à leur ton, à-peu-près comme l'artifte retrouve le point jufte de la régularité d'une pendule dans l'allongement ou

dans le racourciſſement inſenſible du ba-
lancier.

L'uſage de ces médicamens, que nous adminiſtrons quelquefois en lavemens, exige
que l'eſtomac ne ſoit point farci de fourrage. Il eſt interdit dans les accès épilepti-
ques qu'ils peuvent faire dégénérer en apoplexie, dans l'abattement des forces qui
a pour cauſe la perte du reſſort des ſolides,
dans la foibleſſe du ventricule, dans le cas
d'évacuations critiques, &c.

Du reſte, leur aſſociation avec d'autres
ſubſtances remplit toujours parmi nous une
intention vraiment médicinale & ſuggérée
par l'art, & elle n'a jamais pour objet, comme
il arrive ſouvent dans la pratique de la médecine de l'homme, de déguiſer la ſubſtance, de la rendre moins déſagréable au malade & d'en faciliter l'emploi, ce qui quelquefois en change, en affoiblit & en ruine
en même-tems la vertu. Tous les mélanges que nous adoptons ont donc pour but
d'étendre l'application de ces remedes à un
plus grand nombre de maux, & à une infinité plus conſidérable de cas ; c'eſt ainſi
que nous les uniſſons avec les tempérans
(XIV), avec les adouciſſans pour appaiſer
certaines tranchées (XVI), avec les purgatifs lorſque le ſujet eſt ſi irritable que l'inflammation eſt toujours à redouter, les *nar-*

cotiques, loin d'en diminuer alors la vertu, l'augmentant par la ceſſation qu'ils procurent de l'éréthiſme des tuyaux ſécrétoires des inteſtins (XIX), avec les diaphorétiques (XX), avec les diurétiques (XXI), avec les béchiques (XXII), avec les cordiaux (XXVI), avec les aſtringens (XXIX), &c.

Des Spécifiques.

XXXI. Qu'eſt-ce que le charlataniſme & la mauvaiſe foi n'ont pas imaginé ? & qu'eſt-ce qu'une aveugle crédulité, née du ſein de l'imbécillité & de l'ignorance n'a pas avidement ſaiſi & ne ſaiſit pas avidement encore ? Des charmes, des pactes, des paroles myſtérieuſes dont une puiſſance magique aſſure l'efficacité dans la rage, dans les avives, c'eſt-à-dire, dans la tuméfaction des parotides, dans la claudication à guérir, ou qu'on ſe vante d'occaſionner, &c.; des eſprits follets qui panſent les animaux, & qui, jaloux de ce ſoin, rendent les hommes qui oſent le partager avec eux, la victime de leur imprudence & de leur audace; des compoſitions ſecretes appropriées à toutes ſortes de maux, & également victorieuſes de tous ceux qui attaquent différens ſujets, telles ſont les fables puériles & ridicules qui en impoſent à l'enfance de l'eſprit & de la raiſon. Mûris & éclairés l'un & l'autre, ils rejettent bientôt, avec le dernier mépris, des idées dont le crédit eſt reſſerré dans l'eſpace malheureuſement trop étendu que la ſuperſtition & la barbarie ſe ménagent toujours dans les ſiecles même les plus lumineux; & s'il eſt des médicamens qu'ils honorent du nom de *ſpécifiques*, & qu'ils enviſagent comme tels, ce n'eſt pas dans la perſuaſion que l'effet en eſt conſtamment ſûr & évidemment infaillible (V), mais parce qu'une longue expérience a appris & prouvé que ce même effet étoit plus certain, plus puiſſant & plus avantageux dans certaines maladies.

1°. *Des Fébrifuges*

Il eſt des ſubſtances appelées *fébrifuges*, parce qu'en corrigeant la qualité des ſucs des premieres voies, en rappelant les fibres du ventricule & des inteſtins à un juſte degré de tenſion, en pénétrant dans les voies circulaires, en y décompoſant les molécules groſſieres & viſqueuſes qu'elles y rencontrent, en rétabliſſant la liberté de la circulation dans tous les canaux & les vaiſſeaux capillaires, &c. elles triomphent communément, après avoir été précédées des tempérans & des remedes généraux adminiſtrés ſelon les indications, des fievres intermittentes auxquelles les animaux ne

font pas moins fujets que les hommes, &
qui terminent quelquefois des maladies épizootiques.

Ces fubftances font la racine de gentiane, la petite centaurée, la grande & la petite abfinthe, la verveine, la fumeterre, les
fleurs de camomille ordinaire , l'argentine, les racines de tormentille & de biftor-
te , la quinte feuille, la femence de thalic-
tron, l'écorce de tamarifc, de frêne, de
marronier d'Inde, l'efprit de vitriol, le
quinquina dit encore l'écorce du Pérou, &c.
mais de tous ces *fébrifuges*, celui-ci, par
la conftance & la certitude de fes bons effets enfuite d'une application raifonnée,
eft le feul qui, de même que dans la médecine humaine, peut être regardé comme
vraiment *fpécifique*. Nous le donnons en
fubftance, foit en bol, foit en infufion dans
de l'eau commune, dans du vin, & quelquefois dans des décoctions de petite centaurée & d'abfinthe, pour en augmenter la
vertu. Nous le combinons auffi avec des
purgatifs ainfi qu'avec des apéritifs, tels que
le tartre vitriolé, le fafran de mars, le fel
ammoniac purifié, &c. quand, malgré l'attention que nous avons eue d'en faciliter les
fuccès par des purgatifs réitérés, les fievres
font toujours opiniâtres & rebelles. Nous
l'uniffons enfin avec des adouciffans pour
en modifier l'action. Il eft au furplus tou-

jours à redouter dans les circonſtances où
les médicamens échauffans pourroient occaſionner du ravage.

2°. *Des Vermifuges.*

D'autres remedes détruiſent les vers &
ont été appelés par cette raiſon *anthelmen-*
tiques, vermifuges, antivermineux.

Il s'en faut de beaucoup que le corps
humain ſerve auſſi fréquemment de demeure & de nourriture à ces animaux que
le corps des brutes. On en trouve toujours,
& de différentes eſpeces, dans le plus grand
nombre des chevaux, des mulets, des ânes,
des bœufs, des moutons, des chevres, &c.

Les uns habitent les voies de la digeſtion, c'eſt-à-dire, l'arriere-bouche, l'œſo-
phage, le ventricule & les inteſtins juſqu'à
l'anus. J'en ai vu ſouvent dans ces parties
une quantité énorme & effrayante, principalement dans les trois premiers de ces
animaux. Les autres occupent les voies
circulaires; ils ſe logent dans les arteres &
les veines ſanguines, & plus particuliérement dans celles du ventre, comme dans la
veine porte, dans les vaiſſeaux urinaires,
dans les vaiſſeaux biliferes &c. qui dans
l'âne, le bœuf, le mouton & le bouc, ſont
fréquemment pleins & garnis de vers appelés communément *douves*, ces vers n'é-
toient proprement que les ſangſues-limaces

ou le *fasciola hepatica* de *Linné* ; enfin, il il en eft d'autres qui fe nichent indiftinctement par-tout, dans le nez, dans les finus, à l'origine des cornes, dans le crâne, dans les oreilles, dans les poumons, entre les membranes des inteftins, hors même du canal inteftinal, dans la rate, dans le tiffu cellulaire au-deffous de la peau, dans les ulceres avec pourriture, &c.

Les fubftances qui peuvent expulfer ces hôtes meutriers font l'aloès, la fcammonée, le jalap, la coloquinte, la rhubarbe, la coraline, la gratiole, la petite centaurée, l'abfinthe, la fementine, la femence de tanaifie, la verveine, l'auronne, la fabine, les racines de fougere, de fraxinelle, de lierre rampant, les gouffes d'ail, toutes les huiles qui n'ont rien de cauftique, la fuie de eheminée, le vinaigre, la diffolution du fel dans l'eau ou dans des infufions de plantes ameres, les vins acides, l'affa-fœtida, le fagapenum, le crocus-metallorum, le mercure & fes préparations, &c. (1)

Nous ne dirons pas que chacune d'elles

____

(1) L'huile empireumatique animale eft de tous ces remedes le plus affuré pour la deftruction des vers, de quelque efpece qu'ils foient. (Voyez le *Traité des maladies vermineufes dans les animaux, par M. Chabert.*) On trouvera la maniere de la préparer & de l'adminiftrer dans les formules médicinales. (*Note des éditeurs.*)

ait un pouvoir égal contre toutes fortes de vers, car tels d'entre ces médicamens femblent très-énergiques contre ceux-ci, & ne font qu'une très-légere impreffion fur ceux-là. D'ailleurs il eft évident que lorfqu'ils peuvent porter directement fur l'infecte, ils doivent toujours avoir plus d'efficacité que fi leur action n'eft que médiate. L'anéantiffement des vers qui féjournent dans les organes de la digeftion & des vers qui font à l'extérieur du corps doit donc être plus fûr & plus aifé que la deftruction de ceux qui font recélés dans les routes circulaires & dans d'autres lieux détournés ; auffi les purgatifs qui peuvent immédiatement diffiper la femence vermineufe & l'entraîner avec eux, ainfi que les vers mêmes ; les amers, ces ennemis naturels de la plupart d'entr'eux, qui, rétabliffant les fonctions de l'eftomac & des inteftins, & foutenant les digeftions, préviennent des développemens nouveaux & changent le caractere des fucs propres à l'entretien de la vie de ces animaux; les huileux dont les parties rameufes & branchues bouchant en eux les trachées, les fuffoquent & les étouffent ; enfin les mercuriels qui, brifant & qui rompant la tiffure de leurs parties, en affurent la ruine, & forment un *antivernineux fpécifique*, feront-ils employés avec fruit relativement à ceux des premieres voies, tandis qu'à l'égard des autres nous ne pouvons les atteindre auffi certainement dans les lieux écartés qui les dérobent à nos coups, & nous n'avons d'autres moyens de les attaquer que ces mêmes mercuriels, qui, de toutes les fubftances à adminiftrer & qui paffent dans le fang, font celles qui y éprouvent le moins d'altération.

Quant aux fangfues-limaces, plus communes encore dans les moutons que dans les autres animaux, elles démontrent la néceffité qu'il y auroit de faire du fel un ufage plus fréquent que nous ne le faifons (1).

En ce qui concerne le tænia, autrement dit le ver folitaire, la femence de tanaifie, la coraline, la gratiole, la fcammonée, l'angélique, le pourpier, cette derniere plante étant prife pour toute nourriture pendant quelques jours, ont eu quelquefois du fuccès ; mais le médicament le plus puiffant & le moins infidele eft celui qui a été découvert par le docteur Nuffer; fa mort a fait paffer ce fpécifique dans les mains de M. Pouteau, docteur en médecine & en chirurgie à Lyon, & le bien de l'humanité exigeroit après les cures mul-

____

(1) L'abolition des gabelles en France, en produifant un très-grand bien dans toutes les branches de l'économie rurale, nous met à portée de ne rien defirer à cet égard. (*Note des éditeurs.*)

tipliées qui ont été opérées publiquement & fous mes yeux qu'un femblable remede ne reftât pas inconnu (1). La médecine vétérinaire joindroit d'ailleurs vraifemblablement alors ce nouveau bienfait à tous ceux dont elle eft déja redevable à la médecine humaine ; car quelque différence qu'on puiffe obferver dans le tænia du chien &

---

(1) J'ai obtenu dans quatre circonftances des fuccès complets de l'ufage des formules prefcrites par M. *Bourgelat*, N°s. 201 & 206, contre ce ver dans l'homme. Les tentatives qu'on pourroit répéter dans les animaux feroient peut-être également heureufes ; & ces formules remplaceroient avantageufement alors le remede du docteur Nuffer.

Le tænia d'une femme à qui je fis rendre ce ver, différoit des tænia ordinaires ; fes nœuds ou articulations étoient beaucoup plus longs ; ils avoient près d'un pouce ; & au lieu d'être quarrées, les fections étoient homboïdales. J'ai obfervé auffi dans un homme de cette ville (*Belluno*) une autre efpece de ver folitaire, qui, comme la précédente, ne me paroît pas avoir été décrite. Ce ver étoit rond, de la groffeur d'un cordon de foie, & d'envrion une demi-ligne de diametre; très-blanc & devidé en forme de peloton, de portion en portion. Cette perfonne continua à évacuer des portions de ce ver pendant huit ou neuf jours. Les circonftances ne me permirent pas de l'examiner plus particuliérement. (*Note de M. Odoardi.*)

sur-tout

fur-tout dans celui du mouton plus tenu, plus étroit, plus liffe, moins fenfiblement articulé, plus plat, plus droit, &c. que le tænia de l'homme, je ne doute point que ce *fpécifique* dofé convenablement n'eût le même droit fur ce deftructeur fatal & caché de ces brutes (1).

3°. *Des Antiphlogiftiques & des Antiputrides.*

En cherche-t-on & y en a-t-il un pour combattre les inflammations ? on le trouvera dans les acides, dans le nitre (XIV); dans le camphre, s'il y a difpofition à la putréfaction; dans le nitre & dans le camphre enfemble, fi l'inflammation eft compliquée à la malignité; dans le quinquina, fi les progrès de l'inflammation font tels que la gangrene foit à craindre; dans le vinaigre chargé de la teinture des racines alexitères, fi la malignité eft portée au plus haut degré, & fi les animaux font dans un grand abattement, &c.

4°. *Des Antinéphritiques.*

Dans la circonftance où les bœufs, en-

---

(1) Le vœu de M. *Bourgelat* a été rempli; le gouvernement a acquis, en 1775, de la veuve du docteur Nuffer, & a rendu publique la préparation de ce remede, que l'on trouvera dans les formules médicinales. (*Note des éditeurs.*)

fuite d'une longue abfence des pâturages & d'une nourriture feche, continuée pendant quelques mois, font atteints, comme ils le font fouvent, de tranchées caufées par des calculs, & font expofés à des rétentions d'urine confidérables, peut-être que le raifin d'ours, le favon & l'eau de chaux feroient des *fpécifiques*.

5°. *Des remedes contre la Rage.*

Le remede indiqué pour la rage dans l'ouvrage de Solleyfel (1) en eft un véritable, mais la plante appelée *anagallis flore phœni-ceo* (2), qui eft un mouron qui croît dans les terres labourées & qui eft bien diffé-rent de celui que l'on nomme alfine, en eft un bien plus fimple (3).

---

(1) *Le parfait Maréchal. Paris*, 1754, chap. CXII, page 510 & fuivantes. Ce remede, qu'il feroit trop long de rapporter ici, fe trouve indiqué dans une infinité d'autres ouvrages. (*Note des éditeurs.*).

(2) Voyez le *Recueil des mémoires par une fociété établie à Berne*, tome I, partie I, page 213. A Zurich. (*Note de l'auteur.*)

Voyez encore dans le volume de 1790 des *Inftructions & Obfervations fur les maladies des animaux domeftiques*, les *Réflexions fur la rage*, page 277 & fuivantes. (*Note des éditeurs.*)

(3) Je préférerois, en pareille circonftance, comme un remede beaucoup plus fûr, des fric-

6°. *Des Antipouffifs.*

Dans l'afthme ou la pouffe humide, le foufre & le plomb ou le foufre & l'acier operent avec une certitude qui ne laiffe rien à defirer.

7°. *Des Antidyfentériques.*

Dans les dyfenteries contagieufes comme dans celles qui ne font qu'épizootiques, & dans celles qui attaquent feulement quelques individus, l'ipecacuanha n'agit pas avec moins d'efficacité fur les animaux que fur l'homme.

8°. *Des Antihémorrhagiques.*

Le nitre diffous dans l'eau commune & donné fucceffivement, eft un fecours prompt & aɛif dans les hémorrhagies in-

---

tions mercurielles faites fur la partie mordue ; j'y pratiquerois auparavant quelques légeres fcarifications, ou j'y appliquerois, fi cela étoit poffible, des ventoufes, fuivant l'heureufe pratique fi fouvent répétée des médecins de Florence. A leurs obfervations, j'en ajouterai deux autres; l'une, d'un particulier de cette ville, mordu à la joue, chez qui on feconda l'effet des friɛions mercurielles par l'ufage interne du mufc; l'autre, d'un garçon de huit ans, mordu à la jambe, auquel je fis prendre quelques grains de camphre, pendant plufieurs jours. (*Note de M. Odoardi*) ternes, dont on prévient enfuite le retour par les moyens indiqués.

9°. *Des Antipforiques.*

La tifane des bois, l'antimoine, la poudre de vipere, les différentes préparations mercurielles font autant de *fpécifiques* dans les maladies cutanées, telles que le farcin', les eaux aux jambes, les crevaffes, les mules traverfines, &c. la poudre de ciguë ou la ciguë récente a été regardée comme fouveraine dans la premiere de ces maladies, lors même que fes effets au dehors paroiffoient ne laiffer aucune reffource.

10°. *Des Antimorveux* (1).

Eu égard à la morve, cette maladie formidable, auffi inconnue à tous ceux qui en differtent qu'à ceux que quelques lumieres contiennent au moins dans les bornes d'une fage timidité, tous les efforts que l'on a fait jufqu'à préfent font demeurés inutiles. Le trépan pratiqué fur différens chevaux en en appliquant deux couronnes, l'une fur

(1) On peut confulter avec fruit pour la claffe nombreufe des remedes *fpécifiquès* connus fous le nom d'*anti*, le tome III du Dictionnaire de médecine de l'encyclopédie méthodique. (*Note des éditeurs.*)

le finus frontal, l'autre à la partie infé-
rieure du finus maxillaire, toutes les injections déterfives faites & pouffées enfuite
dans la vue de nettoyer les ulceres de la
membrane muqueufe & d'en rétablir le reffort, des traitemens intérieurs délayans &
fimplement adouciffans, le mercure adminiftré par frictions, en lavemens & de toute
maniere (XXIII), les purgatifs réitérés,
l'adminiftration de l'æthiops antimonial &
de la pervenche, d'après les idées de M. Ma-
loüin, la liqueur diftillée des bois fudorifiques & mêlée à l'antimoine & au mercure,
les dépuratoires les plus actifs, la coloquinte, l'élaterium, le laurier cerife donnés
comme altérans, quoique pouffés à de très-
fortes dofes, la poudre de ciguë enfin,
rien n'a pu triompher de ce funefte virus.
Le baron de Sind, colonel de cavalerie
& premier écuyer de l'électeur de Colo-
gne, a, fans doute, approché du but, puifqu'il prétend avoir un électuaire préfervatif de cette maladie, & même capable de la
guérir quand elle n'a pas offenfé les vifceres. Peut-être que ce nouveau remede auroit acquis plus de confiance, s'il n'avoit
pas été annoncé comme une panacée, & fi
la vente qui en a été propofée dans toute
l'Europe par une perfonne de ce rang, n'eût
fait craindre à gens difficiles & prêts à tou-

jours tout condamner, qu'un intérêt particulier n'ait eu plus de part au defir de la
découverte que l'amour du bien public (1).

Quoi qu'il en foit, confulté plufieurs fois
par le baron de Sind, j'ai été hors d'état de le
fatisfaire fur tous les points, d'autant plus
que je n'ai ni la connoiffance des ingrédiens qui entrent dans la compofition de
fon électuaire, ni la preuve des effets que
cet électuaire produit ; mais interrogé en
1762 par le marquis de Beauffet, alors
miniftre de France à la cour de Bonn,
fur les moyens les plus certains d'éprouver
ce préfervatif fur dix-neuf chevaux que fon
deffein étoit de foumettre à des expériences, j'eus l'honneur de lui fuggérer des
idées que je crois devoir rappeler ici en
peu de mots pour l'inftruction des éleves.

On doit, 1°. s'affurer que les chevaux
choifis pour infecter les autres font réellement morveux.

2°. L'exiftence de la morve n'étant plus
l'objet d'un doute, il ne fuffiroit pas de
n'expofer à l'infection que deux chevaux

---

(1) Voyez la *Notice hiftorique & critique des
principaux écrits qui ont été publiés fur la morve*,
dans le volume de 1791 des *Inftructions & obfervations fur les maladies des animaux domeftiques*,
page 385 & fuivantes.

qui n'auroient pas pris le préfervatif, & qui néanmoins pourroient ne pas participer au virus ainfi que le fait a lieu très-fouvent; car felon l'àcreté de ce même virus & felon le plus ou le moins de difpofition des chevaux fains à le contracter, fes effets font plus ou moins contagieux & quelquefois ne fe manifeftent point : ainfi de feize chevaux choifis fur les dix-neuf, il en eft huit qui doivent être nuement mis à l'épreuve de la contagion, & huit autres qui auront pris le préfervatif.

3°. Il faut placer dans l'écurie préparée pour les expériences huit chevaux morveux, bien reconnus pour tels, foit par la longue durée du flux par un des nafeaux ou par tous les deux, foit par la confiftance, la couleur & l'odeur de la matiere qui flue, foit par les érofions & par les chancres qu'elle aura produits, foit par la tuméfaction des glandes, &c.

4°. Ces huit chevaux feront difpofés de maniere qu'ils feront dans cette même écurie, le premier entre les deux premiers chevaux foumis à l'effai, le fecond entre le troifieme & le quatrieme, le troifieme entre le cinquieme, & le fixieme, &c. obfervant toujours qu'il y ait exactement à chaque côté des chevaux morveux, d'une part, un cheval auquel on aura donné le préfervatif ; & de l'autre, un cheval qui n'aura pas été préparé ; on s'affurera par ce moyen ici de la contagion , & là de l'efficacité du remede.

5°. On ne hâtera point la mort des chevaux infectés du virus ; il eft à propos de lui laiffer le tems de faire des impreffions profondes & fenfibles. Quand on les ouvrira , on s'attachera à la confidération de l'état des vifceres, fans en omettre aucuns. Un coup d'œil jeté rapidement fur les objets ne fuffit pas. Tel qui n'examine que la fuperficie, apperçoit & découvre rarement, & d'ailleurs combien de gens feuilletent le livre de la natute, & qui n'en favent pas l'alphabet ?

6°. Pour rendre les expériences plus fatisfaifantes & plus utiles, il s'agiroit de faire, à des époques diverfes & plus ou moins rapprochées du tems de la contagion, l'ouverture des chevaux fur lefquels le levain morveux aura eu prife, de remarquer les différences de fes progrès dans les uns & dans les autres, & d'attendre enfin que deux d'entr'eux meurent pour décider des effets réels de ce venin.

7°. Si quatre des huit chevaux expofés nuement à la malignité du levain morveux en font attaqués, & fi les huit qui auront été précautionnés contre cette même malignité n'en font point atteints, le remede du baron de Sind doit être déclaré un excellent préfervatif.

8°. Des dix-neuf chevaux confacrés à ces recherches, il en refte trois à introduire dans l'écurie infectée ; on les y laiffera avec les huit chevaux préfervés, le réfultat du féjour qu'ils y feront étant bien plus évident fur trois chevaux que fur un feul, & l'efficacité du préfervatif étant encore plus folidement conftatée fur les huit chevaux qui l'auront primordialement pris.

Telle a été à-peu-près ma réponfe au marquis de Beauffet, & je crois qu'il n'eft pas douteux qu'un pareil effai étoit fait pour accréditer l'électuaire.

Plufieurs perfonnes imaginent au furplus que la découverte d'un préfervatif eft inféparable de celle du remede curatif. On doit néanmoins réfléchir qu'il eft très-poffible que l'action du préfervatif foit, ou de rendre les humeurs de l'animal immifcibles avec le virus, ou de matter & d'entraver ce même virus avant qu'il ait eu le tems de les dépraver, ou d'exciter enfin un mouvement dans la maffe capable d'opérer la difperfion & l'évacuation du levain introduit, car on ne fauroit empêcher l'abord de celui dont la communication par attouchement immédiat fe fait néceffairement.

Il est vrai que prévenir la dépravation, c'est faire le premier pas, & peut-être que quiconque seroit arrivé à ce point, pourroit, en multipliant les doses & en augmentant l'activité des remedes, parvenir à corriger cette même dépravation quand elle est faite.

Des Médicamens externes.

XXXII. Ce n'est point assez d'avoir considéré les substances que nous administrons intérieurement dans ce qu'elles font, dans leurs effets sensibles, dans ce qu'elles offrent de nuisible ou d'avantageux selon le choix & selon l'application qu'on en peut faire, dans les divers mélanges que suggerent l'art & sur-tout une pratique éclairée, &c. Il est important d'envisager sous ces mêmes points de vue les médicamens *topiques* ou *locaux* (IV) dont les opérations étant à la portée des yeux, font toujours moins énigmatiques, plus sûres & plus connues.

1°. *Des Errhines ou Ptarmiques.*

XXXIII. Nous placerons d'abord parmi ces médicamens les *errhines* ou les *ptarmiques*, ainsi que les *masticatoires* (XXIII) ou les *apophlegmatisans*. L'effet des uns & des autres de ces mixtes est à la vérité de pro-

duire une évacuation, vu l'abondance de la
fécrétion qu'ils provoquent, mais leur action développée & fixée précisément fur les
parties mêmes qui les reçoivent, les met inconteftablement au nombre des remedes à
l'examen defquels nous avons encore à nous
livrer.

Une membrane garnie d'une infinité de
cryptes, de follicules ou de corpufcules
glanduleux tapiffe exactement les foffes na-
fales, les volutes, les anfractuofités cellu-
laires de l'os ethmoïde, les conques, les
finus, les conduits lachrymaux, &c ; expofée
fans ceffe ainfi que tous les filets nerveux
mous, prefque nuds & à découvert dont elle
eft parfemée, & qui, dans l'animal comme
dans l'homme, font l'organe immédiat de
l'odorat, au defféchement qui feroit une
fuite inévitable du contact continuel de
l'air, toutes ces parties en font défendues
par la lymphe mucilagineufe, que ces corpufcules font conftamment chargés de féparer, & en même-tems que cette même
humeur humecte & abreuve cette tunique
& les nerfs olfactifs, elle préferve ceux-ci
de l'impreffion des matieres trop âcres, &
les poumons de l'abord des matieres trop
groffieres que l'air infpiré leur porteroit,
fi elles n'étoient en plus grande partie re-
tenues par la mucofité dans les différentes

routes & dans les différens détours qu'il parcourt.

Ces mêmes nerfs communiquent avec la cinquieme paire par l'entremise du nerf nasal qui en est un rameau, & qui s'épanouit dans toute la substance de la membrane muqueuse; or l'association, l'union des deux cordons de cette cinquieme paire avec la huitieme, pour former dans le cheval le nerf intercostal commun, établit la correspondance qui regne entre les olfactifs & les organes de la respiration (1).

Supposerons-nous à présent qu'un mucus âcre & abondant agisse sur cette membrane, que certaines odeurs fortes ou des substances médicamenteuses irritantes y soient parvenues? La subite agitation qu'éprouveront aussi-tôt les nerfs de la premiere paire s'étendant incontestablement à ceux qui ont une relation médiate & immédiate avec eux, ils ne tarderont pas à se ressentir les uns & les autres du premier ébranlement produit, & c'est conséquemment à cette sympathie que sur le champ le mouvement convulsif, que nous nommons particuliérement dans le cheval *ébrouement*,

---

(1) Voyez la description de ces nerfs dans le *Précis anatomique du corps du cheval, nouvelle édition.* 1791. page 256, 259, 261. (*Note des éditeurs.*)

aura lieu. On le compare, avec raison, à celui que nous appelons *éternuement* dans l'homme. Les nerfs olfactifs irrités, la poitrine de l'animal se dilatera d'abord plus ou moins fortement & proportionnément à l'action des corps qui les auront sollicités, mais la quantité considérable de l'air alors inspiré, bientôt chassée avec véhémence par une expiration prompte & forcée, ce fluide parcourant impétueusement dans sa sortie les fosses nasales & les sinus, balayera & entraînera inévitablement avec lui tout ce qu'il rencontrera sur son passage. D'un autre côté l'impression que les fibres nerveuses de chacun des cryptes ou des follicules dont j'ai parlé subiront de la part de ces mêmes irritans, excitera une expression plus copieuse des matieres qui pourroient engorger ces glandules : ainsi, en partant de ces différens effets, nous devons juger de ceux qui doivent résulter de l'emploi des *errhines* ou *ptarmiques*. Ils font universels ou locaux : locaux, si nous ne les considérons qu'eu égard à l'excrétion & à l'expulsion de la mucosité ; universels, à raison de l'ébranlement & de la secousse qui suivent l'ébrouement. Envisagés sous le premier aspect ces médicamens dégagent la membrane pituitaire, & procurent souvent accidentellement une révulsion utile pour les parties voilines menacées. de fluxions. Sous le second point de vue, nous en faifons ufage dans des cas de vertige, à moins que la maladie ne reconnoiffe pour caufe une trop grande abondance de fang dans les vaiffeaux ou dans les finus de la dure-mere; dans celui des affeſtions catarrhales de la tête ou de la poitrine, dans des affeſtions foporeufes, dans l'apoplexie féreufe, dans la circonftance d'un part laborieux & difficile, &c.

Les *errhines* ou *ptarmiques* font le thym, l'hyfope, les fommités d'origan, les fleurs de muguet, la marjolaine, le bafilic, la rhue, la bétoine, la nielle fauvage, la râpure très-fine de bois d'aloès, les différentes efpeces de tabac, le poivre, le fel volatil ammoniac fec, la poudre d'antimoine, l'euphorbe, l'ellébore, &c.

. On en fait des décoſtions, on les pulvérife. On injeſte les décoſtions, & l'on fouffle les poudres dans les nafeaux. Souvent auffi des fumigations toujours irritantes fuffifent & en tiennent lieu. Les injections & les poudres font conftamment préférables à la fixation dans les nafeaux de ce qu'on appelle *plumeaux*, c'eft-à-dire, des barbes de plumes d'oie qu'on a coutume d'y introduire & d'y laiffer, après les avoir enduites d'huile de laurier, & faupoudrées de tabac ou de poivre. Cette pratique eſt plutôt à bannir qu'à adopter. Elle fatigue extrêmement les chevaux en ce que l'irritation qui en réſulte eſt trop durable, & les contraint à des efforts trop grands & trop répétés, & en ce que d'ailleurs ces plumes interceptent une partie de la route principale que l'air ſuit tant dans l'inſpiration que dans l'expiration ; on pourroit tout au plus paſſer inſtantanément une plume chargée de ces poudres pour ſtimuler légérement la membrane (1).

Ces médicamens ſont contre‑indiqués quand il s'agit de l'inflammation de cette tunique, inflammation dont les ſignes ſont ſa rougeur, ſa ſenſibilité, la grande chaleur de l'air expiré, la fievre, le gonflement des vaiſſeaux extérieurs, le défaut de toute excrétion muqueuſe, &c. il faut préférer alors les vapeurs douces que l'on fait humer à l'animal, les injeCtions adouciſſantes & émollientes capables de relâcher tout le ſyſtême pituitaire, &c.

En ce qui concerne les *apophlegmatiſans* ou les *maſticatoires*, leur effet eſt le même ſur le tiſſu des cryptes ou des glandes muqueuſes de la bouche & ſur les glan-

______

(1) L'inflammation violente que ſuſcite ordinairement cette pratique, peut encore ſouvent donner lieu à la morve. (*Note des éditeurs.*)

des falivales que celui des fubftances *errhi-nes* fur les follicules de la membrane pi-tuitaire. Ils les obligent à un dégorgement en agaçant, en irritant, & en augmentant l'action organique de ces parties; auffi la plupart de ces fubftances ne different-elles pas de celles qui conftituent les premieres. Nous nous contenterons d'y ajouter les racines d'impératoire, d'angélique, de zédoaire, de pimprenelle blanche, de galéga, la myrrhe, le fel commun, les gouffes d'ail, l'affa-fœtida que nous employons plus fréquemment encore que les autres *apophleg-matifans*, &c.

Nous en faifons ufage en nouet ou en billot: en nouet, ces remedes groffiérement pulvérifés & enfermés dans un linge étant fufpendus à un maftigadour; en billot, le linge qui les contient entourant un bois qui traverfe comme le canon d'un mors de bride la bouche d'un angle à l'autre, ou ce linge étant fimplement roulé dans une certaine confiftance & étant placé de même.

Ils font indiqués lorfqu'il s'agit d'opérer une révulfion telle que celle que les *ptar-miques* peuvent produire, ainfi que dans des cas de dégoût & d'inappétence, parce que débarraffant les houppes nerveufes des humeurs muqueufes qui les couvrent, & qui fe mêlant aux alimens peuvent encore en

rendre

rendre la faveur défagréable, ils réveillent la fenfation de la faim, & s'oppofent au féjour de ces mêmes humeurs, qui ne pourroient que contracter une forte de putridité.

Enfin ils font très-efficaces & très-utiles dans les maladies contagieufes du bétail. Ils éloignent, pour ainfi dire, les corpufcules morbifiques qui s'exhalent, fe répandent, nagent & circulent dans l'air que les animaux refpirent, en les empêchant de fe mêler avec la falive & de s'introduire avec elle dans les eftomacs ; & en pareille occurrence les *apophlegmatifans* les plus convenables font un mélange de vinaigre, de fel ammoniac, de camphre, &c.

2°. *Des Reftreinctifs.*

XXXIV. Nous appelons du nom de médicamens *reftreinctifs* les topiques que la médecine humaine adopte fous celui de médicamens *répercuffifs*. La premiere de ces dénominations exprime l'action des fubftances qui compofent ces remedes, la feconde en défigne les effets.

Une aftriction à des degrés plus ou moins forts eft le moyen général de leurs opérations.

Ou, fans altérer d'une maniere fenfible le diametre naturel des vaiffeaux, elle les fortifie & les difpofe fimplement à réfifter à l'affluence des liqueurs qui pourroient les furcharger : ou ce diametre étant excédé, elles les y ramene infenfiblement. Dans le premier cas, elle prévient la dilatation ; dans le fecond, elle y remédie.

Suppofons enfuite d'une caufe quelconque, de quelque contufion dans les parties charnues, de l'extenfion de quelques fibres mufculaires, tendineufes, aponévrotiques, ligamenteufes, &c. une diminution, un affoibliffement dans le reffort des canaux qui puiffent faire craindre qu'ils ne foient bientôt fubjugués par l'impulfion des fluides, les fubftances qui, parant à cet événement, confirmeront les vaiffeaux dans le droit de contenir les liqueurs dans les routes que leur direction leur affigne & leur a conftamment tracées, feront, à proprement parler, des médicamens *défenfifs*.

L'irruption a-t-elle triomphé de la réfiftance ? les liquides s'accumulent-ils ? pénetrent-ils & errent-ils déja dans des voies étrangeres fans franchir néanmoins les bornes vafculaires, & fans perdre le point & le caractere de fluidité qui peut les foumettre encore à l'empire des folides ? ceux-ci s'irritent-ils de l'oppreffion qu'ils éprouvent ? l'engorgement, en un mot, commence-t-il à fe montrer au-dehors ? Les topiques qui, par une action proportionnée aux fecours que demandent les vaisseaux pour se rétablir, opéreront de façon à les rappeler peu-à-peu à leur premier état, contraindront les fluides accumulés & dévoyés qui les en tiennent éloignés à profiter des issues que leur présentent les tuyaux collatéraux pour rentrer dans le torrent circulaire, & ces topiques seront autant de médicamens *restreinctifs*.

Les substances au moyen desquelles il est possible de satisfaire à ces différentes intentions, sont l'eau froide, le blanc d'œuf, le frai de grenouille, le mucilage des semences de psillium & de coings, la morelle, la laitue, le pourpier, la joubarbe, l'alléluia, les eaux distillées de roses, de plantain & de nénufar, le camphre, le nitre, les vitriols & leurs préparations, le sel ammoniac, l'oseille, le vinaigre ordinaire, ceux de Saturne & de sureau, le vinaigre rosat, l'huile & l'onguent du même nom, le gros vin, la lie de vin, les feuilles de roses rouges, les feuilles & les baies de mirthe, l'écorce de grenadier, les feuilles & les fruits du sumac, les noix de cyprès, l'oliban, l'alun, le bol d'Arménie, les terres sigillées, la pierre hématite, &c.

Le froid des unes & des autres, l'acidité des secondes, l'austérité des dernieres en constituent les vertus.

On en fait des fomentations, des linimens, des cataplaſmes, &c. & les applications peuvent en être faites à froid.

Toute partie menacée d'inflammation, de dépôt, d'engorgement, peut en être défendue & préſervée à l'aide de pluſieurs de ces médicamens ; c'eſt ainſi ; 1°. que dans la circonſtance d'une entorſe, on en prévient ſouvent les ſuites fàcheuſes en conduiſant ſur le champ l'animal à l'eau, ſi l'on eſt à portée d'une riviere, ou en étuvant ſubitement la partie avec de l'eau froide ; 2°. que dans le traitement de la fourbure on ſe précautionne par des cataplaſmes appliqués ſur la couronne & compoſés de ſuie de cheminée liée par le vinaigre, ou de toute autre ſubſtance ayant un degré ſuffiſant d'aſtriction, contre un dépôt funeſte de l'humeur ſur les pieds, dépôt qui peut d'autant plus aiſément y avoir lieu, que les parties éloignées du centre de la circulation y ſont toujours plus diſpoſées ; 3°. que dans la ſuppuration des parties que l'ongle recouvre & nous dérobe, on en uſe de même pour éviter que l'engorgement s'étende à celles qui les avoiſinent, & que la matiere, pour me ſervir de l'expreſſion ordinaire aux maréchaux, *ſouffle au poil* ; 4°. que les mêmes vues conduiſant & déterminant dans le cas de plaies récentes

& fanglantes , accidentelles ou dues à la main du praticien qui a opéré , on garantit de l'irruption du fang les vaiffeaux voifins par des fomentations fur les environs de ces mêmes plaies, faites avec le vin , l'oxycrat, l'eau alumineufe, la diffolution de vitriol, les décoctions des plantes aufteres & confortatives, fuivant les indications & le befoin; 5°. que dans la plupart des maladies qui affectent des parties d'un tiffu lâche, telles que les paupieres, la conjonctive, l'anus, le fourreau, le fcrotum, &c. on fortifie ces mêmes parties en augmentant en elles la conftriction des fibres , comme on va au-devant des accidens auxquels leur foibleffe naturelle les expofe par le foin que l'on a, ou que l'on doit avoir de les laver journellement avec l'eau froide.

Dans les cas d'inflammation, de dilatation exiftante, d'engorgemens faits, ces remedes font employés comme *reftrecintifs*, mais ils ne doivent être mis en ufage que dans le principe de ces événemens, parce que, d'une part, alors le fyftême vafculeux eft entier, & peut recouvrer aifément fon élafticité, & parce que, de l'autre, l'humeur engorgée n'étant encore ni tenace, ni coagulée. ni fortement refferrée & embarraffée entre les fibres, ni trop abondante, ni extravafée, on doit efpérer de remédier à ſa déviation, en la chaſſant & en l'expulſant dans les petits orifices latéraux qui lui offrent un paſſage pour rentrer dans les grandes routes, & être ſoumiſe de nouveau aux loix générales de la circulation. Que ſi le reſſort des ſolides eſt tel que ces bouches & ces orifices ſoient criſpés ou froncés de maniere à conteſter & à refuſer à cette même humeur le droit de rentrée que nous avons à ſolliciter pour elle, il eſt de la plus grande importance de chercher d'abord à diminuer cet éréthiſme par les ſaignées & par l'application des relâchans, ſauf à en venir enſuite, & quand l'irritation ſera calmée, à de légers *reſtreinctifs* ; car une aſtriction ſubite & forte augmentant le reſſerrement & pouvánt même opérer le racorniſſement des canaux aggraveroit inconteſtablement le mal. Si au contraire une dilatation marquée n'eſt pas accompagnée d'une vive irritation, ſi les vaiſſeaux dans une ſorte d'inertie, pour ainſi dire, ſont très-diſtans du point d'action & de force qui peut effectuer la répercuſſion, on ne peut ſe diſpenſer d'en appeler aux effets de ceux de ces médicamens qui ſont les plus propres à les rappeler à eux-mêmes, & par conſéquent de recourir ou aux acides ſeuls, ou aux médicamens auſteres, c'eſt-à-dire, à ceux que l'on nomme *aſtringens*, en se réglant toujours, pour le choix des plus ou moins énergiques, proportionnément aux circonstances. On doit d'autant moins méconnoître le pouvoir de ceux-ci en pareille occasion, qu'on en emploie plusieurs très-utilement dans des conjonctures bien plus difficiles, telles que celles où il s'agit de vaisseaux ouverts, comme dans les hémorrhagies ; de vaisseaux dilatés, comme dans l'anévrisme vrai & dans les varices ; du relâchement des fibres musculaires, comme dans la chute de l'anus, &c.

C'est peut-être, au surplus, le peu d'attention que l'on apporte à ces divers états des solides qui fait quelquefois que dans l'homme & dans l'animal les entorses sont si rebelles. On se hâte souvent d'appliquer de forts *restreinctifs*, sans considération du plus ou moins de douleur & de chaleur qui suivent ces sortes de distentions ; l'inflammation accroît, les liqueurs, bien loin de céder & d'obéir aux mouvemens qu'elles éprouvent, deviennent plus compactes, se coagulent & engorgent toujours de plus en plus les tuyaux rétrécis, de-là l'induration : ou bien broyées & brisées par l'action des vaisseaux, elles se décomposent, & les vaisseaux eux-mêmes souffrent des dilacérations, de - là la suppuration ; le maréchal s'en étonne, & sa surprise est encore plus grande quand, dans le même cas & après un traitement très - oppofé à celui que lui indiquoient des recettes auxquelles une profonde ignorance ne le rend que trop fidele, vingt autres malades font bientôt entièrement rétablis.

Quoique les remedes, dont il s'agit, femblent abfolument inutiles & à exclure lorfque l'humeur eft extravafée, il eft néanmoins de légers épanchemens contre lefquels ils ne font pas fans effet, tels, par exemple, que l'extravafion du fang enfuite de quelque faignée, les échymofes qui fuivent des contufions, & qui ne s'étendent pas au loin ; le plus fouvent l'eau froide feule ou aiguifée d'une petite quantité de vinaigre & employée promptement, procure la diffipation totale de ce fluide, repris après qu'il a été délayé, peut-être par les parties aqueufes qui l'ont pénétré, & au moyen du mouvement & de l'action des fibres qui le recouvrent & qui l'entourent, par les orifices des tuyaux abforbans qui peuvent le rapporter dans la maffe.

Au refte, nous ne nous étendrons pas beaucoup ici pour convaincre du danger qu'il y auroit de répercuter au-dedans des humeurs dont le refoulement doit être inconteftablement funefte ; ainfi les *reftreinctifs* feront à jamais bannis dans tous les cas où tout homme éclairé fent & avoue au contraire la néceffité de la dépuration du fang. On les rejetera dònc quand il fera queftion de tumeurs critiques, peftilentielles, malignes, de morfures de bêtes venimeufes, d'animaux enragés, de tumeurs dartreufes, du claveau, du farcin, &c.

3°. *Des Emolliens & des Anodins.*

XXXV. Les parties du corps des animaux ne font exemptes, ainfi qu'on vient de le voir, ni du changement que peut produire en elles l'excès de rigidité & de dureté de leurs fibres, ni de l'inflammation qui en accompagne l'inflexibilité & la diftention, ni des douleurs provoquées par le tiraillement & les vibrations irrégulieres des fibrilles nerveufes qui entrent dans leur compofition, ni de l'altération de la fluidité & du mouvement naturel des liqueurs contenues dans les canaux de celles qui font ainfi affeétées : la médecine vétérinaire n'a donc garde de méconnoître les fubftances appelées *émollientes*, à raifon de leurs propriétés. Ces fubftances, dont quelques particules douces & fubtiles, pénétrant & s'infinuant, d'une part, dans les cavités des vaiffeaux, atteignent les fluides, fe mêlent avec eux, les délaient & en diminuent la confiftance, ramolliffent & détendent, de l'autre, les folides, & les rappellent, en leur reftituant leur foupleffe, à ce jufte degré d'élafticité & de reffort, d'où naiffent en eux une réfiftance modérée & des ofcillations proportionnées & mefurées à la force qui en follicite les réactions.

Celles auxquelles nous nous bornons dans l'ufage & dans la pratique, font l'eau tiede, le lait, les oignons & les fleurs de lys, les feuilles & les fleurs de mauve, de guimauve, de bouillon-blanc, de violier, les fleurs de nénufar, les feuilles de brancurfine, d'arroche, de mercuriale, de pariétaire, de feneçon, de poirée, de laitue, de linaire, la pulpe de pomme cuite, le fon, la femence de pfillium, de lin, le jaune d'œuf, la mie de pain, le beurre, le bouillon de tripes, la moëlle, les graiffes de cheval, de bouc & d'autres animaux, le fuif de bœuf, l'huile rofat celle d'olives, d'amandes douces, de navette, de lys, de nénufar, de petit chien, l'onguent de la mere, l'onguent populeum, adouciffant, &c.

Eu égard à leurs effets & à la forme fous laquelle nous les employons, on pourroit en confidérer trois claffes; la premiere comprenant les aqueux, les fomentations, les lotions & les bains; la feconde, les plantes, leurs parties mucilagineufes, leur pulpe, leur femence, les cataplafmes qui en font

formés ; la troifieme, les chalaftiques, c'eft-
à-dire, les huiles, celles dans lefquelles on
fait bouillir ces mêmes plantes, les graiffes,
les moëlles, le beurre, les onguens, les
embrocations, onctions & linimens que
nous en faifons, &c.

Les inflammations, la douleur, les tumeurs chaudes éryfipélateufes, flegmoneu-
fes, les tumeurs fquirreufes bénignes, la
contraction, la rigidité des tendons, des
mufcles, des ligamens en indiquent l'emploi, comme ce même emploi eft contre-
indiqué dans les cas d'œdeme, d'extravafion des humeurs, de ftupeur de la partie, d'atonie & d'inertie dans le genre vafculeux, &c.

Les *émolliens* de la premiere claffe conviennent dans les cas les plus fimpfes,
comme dans ceux où l'engorgement n'eft
pas profond & paroît fe borner au tégu-
ment.

On doit avoir recours à ceux de la feconde & aux cataplafmes dans les tumeurs
inflammatoires & douloureufes, qui, n'ayant,
ainfi que celles pour lefquelles les reftreinctifs (XXXIV) font abfolument prohibés,
aucun caractere que nous puiffions redouter, n'exigent pas qu'on en accélere la
maturité, & qu'on fe hâte de les ouvrir dès
qu'on apperçoit la moindre fluctuation. J'a-

jouterai que l'application de ces cataplasmes ne doit pas être faite à froid, sur-tout en hiver, parce qu'ils operent plus sûrement & qu'ils pénetrent davantage quand on les applique chauds ; qu'il faut avoir attention que par leur épaisseur ils ne soient pas d'un poids insupportable ou incommode sur la partie souffrante ; que le desséchement, quand ils sont moins épais, en étant plus prompt, on peut les tenir frais & humides en les humectant avec leur propre décoction, ce qu'il est nécessaire de pratiquer aussi lorsqu'on n'est pas à portée de les renouveller souvent pour éviter, conséquemment à la chaleur qu'ils doivent appaiser & dont ils participent, la dissipation des parties aqueuses des substances dont ils sont formés.

Les *émolliens* gras & huileux produiront enfin de très-bons effets dans les inflammations douloureuses des tendons, des ligamens, des articulations, &c. Il faut les employer dans toutes ces circonstances préférablement aux *émolliens* mucilagineux, de même, par exemple, que dans le cas où l'on se propose de corriger insensiblement par la ferrure le vice des chevaux rampins dont les tendons seroient étonnés & souffriroient d'une distention trop subite ; mais ces mêmes *émolliens* seront totalement rejetés dans le flegmon éryfipélateux, & en général dans toutes les inflammations externes, parce que fi ces fubftances étoient vieilles & rances, elles feroient plutôt maturatives qu'*émollientes*, & que fi elles étoient nouvelles & fraîches, bientôt échauffées par la chaleur de la partie, elles contracteroient un degré d'acrimonie contraire à nos vues; en un mot, parce que bouchant & obftruant toujours les pores, elles ferment conftamment aux humeurs engorgées les iffues qu'il s'agit au contraire de leur ménager.

Quoique les fubftances *émollientes* femblent n'avoir que le droit & le pouvoir que nous leur avons attribués d'après l'obfervation de leurs effets les plus ordinaires, fouvent elles deviennent réfolutives ou maturatives, felon les différentes routes que la nature eft difpofée à embraffer & à choifir pour la terminaifon des tumeurs. Souvent auffi fuivons-nous & prévenons-nous fes intentions par des affociations & des mélanges divers; c'eft ainfi qu'après avoir eu recours à l'*émollient* le plus prompt & le plus efficace, c'eft-à-dire, à la faignée, nous uniffons à de légers répercuffifs les médicamens dont il s'agit dans le commencement des flegmons, à des réfolutifs dans leur augmentation; comme auffi dans la circonftance des éryfipeles & dans celle des tumeurs fquirrheules récentes, où nous alternons quelquefois encore, & felon le befoin, ces mêmes réfolutifs & ces mêmes *émolliens* à des maturatifs, quand les flegmons paroiffent plutôt difpofés à fuppurer qu'à fe réfoudre, à des *anodins* pour calmer des douleurs extrêmes, &c.

Du refte, je n'ignore pas que fi tout médicament, doué du pouvoir de corriger & d'affoiblir la caufe de la douleur, mérite le titre d'*anodin*, les fubftances dont je viens de parler font, eu égard à leurs effets, véritablement dignes de ce nom; mais je ne veux défigner ici que les remedes appelés *ftupéfians* ou *narcotiques*, auxquels plufieurs auteurs dénient la faculté, que d'autres leur accordent, d'engourdir & d'émouffer le fentiment de la partie fouffrante fur laquelle on les applique. Quelle que foit leur action, de quelque maniere qu'elle s'exerce, il eft toujours certain que leur ufage extérieur, lorfqu'ils font indiqués, opere avec une efficacité réelle ; ainfi, après les premieres reffources que la phlébotomie nous offre, ils nous préfentent les moyens les plus fûrs de calmer ou de mettre fin à une tenfion exceffive & à des perceptions infupportables, dont la vivacité diffipe les efprits, trouble les digeftions, pervertit les humeurs,

jette la machine dans l'épuisement, & occasionne les plus grands désordres dans toute
l'économie animale.

Ces *anodins* sont la jusquiame, la ciguë,
la mandragore, la bella-dona, la cynogloffe, le pavot d'où l'on tire l'opium, ou
dont la semence est blanche, les huiles, les
eaux distillées, les décoctions, les sucs de
ces plantes, l'emplâtre de ciguë, le baume
tranquille, les gouttes anodines ou laudanum liquide, l'onguent anodin, &c. On
allie donc ces substances, si on n'a pas à
les employer seules, avec celles qui sont
émollientes ; par exemple, on fait des cataplasmes des feuilles de ces végétaux, écra-
sées ou cuites sous la cendre, & mêlées avec
les huiles rosat ou violat, ou l'axonge de
cochon, ou l'onguent populeum, &c.

4°. *Des Résolutifs.*

XXXVI. La répercussion & la résolution
présentent l'une & l'autre l'idée d'un même
effet, consistant dans la disparition d'un engorgement, conséquemment à la dissipation
d'une humeur arrêtée dans une partie quelconque; mais cette disparition & cette dissipation, opérées par le second de ces moyens,
sont le résultat ou le produit d'une action
essentiellement différente. Cette action n'est
point subite; je ne la vois ni résider dans

ce qu'on nomme proprement aftriction (XXXIV), ni limitée aux feuls cas où les liqueurs n'ont pu acquérir une certaine confiftance; elle fe manifefte, au contraire, prefqu'infenfiblement par l'atténuation des fluides, devenus imméables, attendu la durée du repos auquel les ont condamnés des vaiffeaux dont la rigidité en a intercepté la marche, ou dont l'inertie en a favorifé l'accumulation, & par le rétabliffement du reffort de ces mêmes vaiffeaux qui, dès-lors, forcent les fucs qui étoient en congeftion, & à la divifion defquels leurs ofcillations ajoutent & aident encore à reprendre, d'une part & en plus grande partie, leur cours naturel, & à s'échapper de l'autre, par les orifices que leur offrent les pores cutanés, c'eft-à-dire, par les voies de la tranfpiration.

Les fubftances vraiment *réfolutives* font douées de particules capables de pénétrer & de traverfer le tiffu des parties fur lefquelles on leur propofe de s'exercer, d'exciter une raréfaction dans les molécules des humeurs, d'irriter les fibrilles nerveufes, de folliciter le mouvement des efprits, d'accroître la force des contractions, &c.

Ces fubftances font les racines de petite fcrofulaire, de bryone, de concombre fauvage, les feuilles de bardane, de perficaire, d'ariftoloche,

d'ariftoloche, les feuilles & les fleurs de fureau, les fleurs de mélilot & de camomille,
la racine & les feuilles de grande fcrofulaire, la fquille, le marrube noir, la pyre-
thre, l'hieble, le romarin, le thym, la
fauge, la lavande, le ferpolet, l'origan, le
pouliot, la marjolaine, la rhue, l'abfinthe,
l'hyfope, les baies de genievre & de laurier, le poivre, le gingembre, les divers
aromates, les quatre femences chaudes,
celle d'anet, les quatre farines réfolutives,
celles de lentille, d'ers, de feigle, d'avoine,
de lin, de fenu-grec, l'eau vulnéraire, l'eau-
de-vie, l'efprit-de-vin, la boule d'acier diffoute dans l'eau divine, le camphre, l'a-
loès, le fafran, le benjoin, le caftoreum, le
ftorax, le fel ammoniac, la fiente de vache,
l'urine, les favons, les fumigations de cinabre, de fuccin, la vapeur du vinaigre,
l'oxymel, les huiles effentielles de térébenthine, d'afpic, de pétrole, de fuccin, de
menthe, de romarin, de laurier, celles de
vers, de briques, la gomme ammoniaque,
le bdellium, l'opopanax, le galbanum, le
fagapenum, la myrrhe, la térébenthine, la
poix, la leffive de cendres de farment, la lie
de vin, l'eau de chaux, le foufre vif, le fel
marin, les baumes de Fioraventi, du Commandeur, de foufre, les onguens Napolitain,
martiatum, nervin & d'althæa, les emplâtres

M

de mélilot, de diachilon simple ou gommé, de Vigo avec le mercure, de ciguë,
de diabotanum, &c.

D'après ce qui est établi en général de
leurs vertus & de la maniere dont la résolution s'accomplit, on doit comprendre que
leur emploi requiert une certaine disposition dans les fluides & dans les solides, &
qu'il est, par conséquent, une multitude
de circonstances où il importe de préparer
les parties à l'impression qu'elles doivent
subir de leur part. Souvent les liqueurs op-
posant une certaine résistance aux vaisseaux,
la force systaltique de ceux-ci s'en irrite;
leur réaction est telle, qu'ils en brisent les
molécules & qu'ils diminuent le volume de
leur masse, de façon à les proportionner au
diametre des orifices que des oscillations
redoublées les contraignent à enfiler; c'est
ainsi que fréquemment, & sans aucuns secours étrangers, les tumeurs se résolvent &
s'évanouissent, & c'est à ce point ou à ce
juste tempérament que, fideles ministres de
la nature, nous devons ramener ces divers
agens quand ils s'égarent.

L'obstacle provient-il, comme dans toutes les tumeurs chaudes ou aiguës, non des
humeurs qui sont encore en mouvement,
puisque le frottement & la difficulté qu'elles
trouvent à circuler occasionnent la percep-

tion douloureuse & les pulsations, mais des vaisseaux crispés, tendus, & dont l'irritation augmente sans cesse & en raison de la force avec laquelle le cœur chasse & pousse de nouveaux fluides à la partie engorgée ? Si la matiere à résoudre n'est pas telle que son commerce avec les autres liqueurs puisse être nuisible au bien de la machine, soit en les pervertissant, soit en affectant ensuite de sa rentrée quelque viscere essentiel, il faut d'abord & nécessairement parer à la tension excessive par l'application des émolliens, & à la vivacité de la douleur par les émolliens & les anodins ensemble. Le tissu des solides alors relàché, souple & flexible, on unit, selon le besoin, des *résolutifs* à ces mêmes émolliens, ou l'on met en usage ceux qui ont le moins d'énergie, dans la crainte de rappeler les vaisseaux à l'état de rigidité dont on les a tirés, sauf à recourir, par degrés & à mesure que la tumeur se dissipe, à ceux en qui on reconnoît plus d'activité. Que si le succès entier de ce traitement est empêché, ainsi que nous le voyons quelquefois, par une petite dureté qui n'est pas encore détruite, & qui est due, soit à l'affaissement des vaisseaux, soit à la condensation de quelque portion des liqueurs, on revient tantôt aux *résolutifs* les plus mitigés, & tantôt on persévere dans ceux qui font les plus actifs pour terminer cette réfolution. Il eft d'autant plus effentiel de fuivre cette marche que tout autre procédé feroit évidemment contraire à nos vues ; des *réfolutifs* vraiment animés, ou même modérés, employés fur-le-champ, augmenteroient en effet les conftrictions & les étranglemens, les folides agiffant vivement fur les fluides auxquels ils fermeroient & refuferoient tout paffage, les décompoferoient & hâteroient la fuppuration, au lieu que, réduits par les émolliens à un état de foupleffe qui leur permet de fouffrir fans s'en étonner & fans danger une action ftimulante proportionnée à la fenfibilité de la partie & au caractere de la tumeur, cette même action ne les rend capables que des efforts néceffaires pour déplacer l'humeur, & pour la remettre dans les routes qu'ils lui avoient interdites.

De quelqu'utilité que puiffent être au furplus ici les fubftances émollientes, je n'ai garde de les admettre, à l'imitation de quelques perfonnes, au rang des fubftances réfolutives. Qu'elles contribuent à la difparition du dépôt, qu'elles paroiffent même l'occafionner feules & entiérement dans de certaines circonftances, leur effet me les montrera toujours comme des remedes auxiliaires, indiqués par la difpofition mor-

bifique des parties , à tout praticien qui n'a-
git que d'après le raifonnement, & uniquement
ment propre à favorifer dans le premier
cas le triomphe des médicamens principaux, & dans le fecond celui de la nature.
S'il en étoit autrement, s'il étoit permis de
déduire de l'opération des topiques & même
de celle des remedes internes employés
dans une premiere intention , & d'après des
premiers effets , à folliciter le pouvoir de
ces mêmes topiques & de ces mêmes remedes pour la cure entiere & parfaite, & fi
l'on étoit autorifé à les placer en confé-
quence parmi ceux auxquels le droit conf-
tant & certain du fuccès & de la terminaifon appartient, une telle confufion diffi-
peroit affurément le jour qui réfulte des
divifions qu'on a faites des fubftances médecinales, & il n'y auroit bientôt aucune
claffe de ces fubftances fur laquelle on pût
folidement compter.

Dans les tumeurs froides ou chroniques
l'inertie des vaiffeaux eft telle qu'ils cedent
aux liqueurs qui affluent, & que ces liqueurs
fe denient à elles-mêmes par leur épaiffiffement la liberté de leur cours en engouant
les canaux. Ici nous devons tenter de folliciter, d'une part, la diffolution des fluides,
& de l'autre , l'ofcillation des folides qu'il
s'agit de ftimuler au point de les engager à

contribuer à cette même diffolution & à faciliter la rentrée de l'humeur. L'engorgement eft-il œdémateux? Le reffort de la partie, c'eft-à-dire, le degré de foibleffe des tuyaux & de confiftance de la liqueur ftagnante eft le point d'où nous devons partir pour régler le choix des *réfolutifs* falins, aromatiques, fpiritueux qu'il convient de mettre en ufage. La congeftion, eft-elle fquirreufe? les fluides croupiffans tendent-ils à l'induration? Alors il eft effentiel de confulter le befoin qu'ils ont de mouvement & de véhicule, & l'on en juge par le volume, par la rénitence, par l'ancienneté de la tumeur; ainfi le plus ou le moins de dureté annonçant le plus ou le moins d'épaiffiffement, nous guide & nous indique les médicamens à préférer, qui font, pour l'ordinaire, les huiles, les réfines, les gommes, & enfin les mercuriels dans la circonftance d'une grande condenfation; mais j'obferverai que dès que les liqueurs font trop dépourvues d'humidité pour céder, comme elles le doivent, au jeu des canaux, il eft indifpenfable de débuter par l'application des humectans & des émolliens à l'effet de les rendre fufceptibles d'une réfolution qu'on effectuera enfuite, en fubftituant à ces fubftances les *difcuffifs* ou les *fondans* que l'état de la tumeur paroîtra requérir. On feroit au furplus des efforts très-inutiles, & quelquefois même nuifibles, fi l'on entreprenoit de diffiper par la voie des *réfolutifs* des dépôts dont l'endurciffement ne permet pas de croire qu'il refte à l'humeur engorgée une aptitude au mouvement & à l'atténuation, & dans lefquels l'organifation des folides eft entiérement dépravée, & ces médicamens ne font employés, en pareille circonftance, que par des praticiens très-peu éclairés & hors d'état d'en apprécier l'action & la valeur.

Ceux que demandent les tumeurs flatueufes femblables à l'œdeme par leur foupleffe, mais qui en different par leur élafticité, font des volatils & des fpiritueux ; on force par leur fecours les portions raréfiées de l'air répandu dans le tiffu cellulaire à abandonner les cellules graiffeufes qu'elles tuméfioient. Il en eft de même des contufions, des échymofes, &c. auxquelles on remédie par le moyen des *ftimulans* de cette efpece. Quant aux gonflemens emphyfémateux qui, dans certaines épizooties des bœufs, fe manifeftent le plus fouvent le long de l'épine par une crépitation ou un bruit femblable à celui que fait entendre un parchemin fec que l'on comprime, il feroit affez inutile d'y employer les mêmes *réfolutifs*, la chaleur, des frictions feches, &c. pour

M 4

prévenir la féparation, le féjour & la raréfaction de l'air; ces gonflemens qui annoncent l'affoibliffement du reffort des folides,
la défunion des principes des fluides, &c.
ne font que fymptomatiques, & fe diffipent
toujours par l'action feule des remedes qui
conviennent à la maladie effentielle, quand
on eft affez heureux pour en triompher.

L'ufage des *réfolutifs* s'appliquant à une
multitude de cas, & ayant lieu fur une infinité de parties différentes, on fait de ces
fubftances des gargarifmes, des collyres,
des lotions, des fomentations, des embrocations, des emplâtres, des cataplafmes,
dont quelques-uns font défignés parmi nous
par la dénomination particuliere de charges, &c. On les allie, on les fortifie les
unes par les autres, comme on les modifie
lorfqu'on les unit aux fubftances émollientes felon les indications. Leur action eft
lente fous la forme de linimens & d'embrocations; plus pénétrante fous celle de fomentations, d'étuves, de douches; plus durable fous celle d'emplâtres; plus efficace
fous celle de cataplafmes, &c.

Elle ne fe borne pas au tiffu de la peau.
Les particules de ces médicamens fe propa-
gent jufques dans l'intérieur au moyen de
l'intus-fufception qui s'en fait par les pores
abforbans répondant aux porofités des vei-

nes féreufes, & qui ne font que trop fouvent la porte funefte par laquelle des corpufcules morbifiques contenus dans l'air
environnant, ou qui s'échappent des individus par la voie des pores exhalans , s'in-
troduifent & s'infinuent dans les corps voifins, les uns nuement, les autres enfuite
d'un contact immédiat. A l'égard du mercure, fes effets different de ceux des autres
réfolutifs , en ce que ceux-ci abondant en
particules falines , fulfureufes , volatiles,
s'exercent fur les fluides & fur les folides,
tandis que le pouvoir de ce minéral eft
uniquement renfermé dans fa grande divifibilité & dans fa maffe (1); or fes globules
pouvant s'inférer fortement dans le tiffu
des humeurs coagulées, il en détruit la co-
hérence , & furmonte des obftacles & des
degrés d'epaiffiffement qui auroient certainement éludé la force des autres remedes :
auffi, pour compléter le fuccès, l'affocie-t-on
affez fouvent avec des fubftances ftimulantes
& dirige-t-on par ce mélange l'action du médicament fur les liqueurs & fur les canaux.

---

(1) *Van - Swieten* croit auffi que c'eft à fa feule
divifibilité & à fon feul poids fpécifique qu'on
peut attribuer tous fes effets. *Commentaires fur
les aphorifmes de Boerhaave.* § 1467. (*Note de*
M. Odoardi.)

Il feroit impoffible, au furplus, dans un concours immenfe de circonftances maladives, fréquemment compliquées & prefque toujours variées & nuancées à l'infini, de prévoir par un détail de préceptes tous les cas particuliers, mais des principes généraux fuffifent à quiconque fait affervir la pratique au raifonnement & à la théorie. Dans les engorgemens des jambes avec beaucoup de dureté, il préférera les *réfolutifs* gras aux *réfolutifs* fpiritueux, parce que les premiers pénétrant & s'introduifant plus avant, opéreront la foupleffe des vaiffeaux & la difcuffion des fluides ; dans les engorgemens œdémateux de ces mêmes parties, il emploiera les feconds, dont l'effet principal eft de refferrer les pores, d'augmenter les ofcillations des canaux, &c. Il les mettra pareillement en ufage dans les contufions, dans les atteintes, dans les nerf - férures, dans les coups & heurts que fe donne l'animal qui s'attrape, dans les bleimes ou échymofes qui ne s'apperçoivent que lorfqu'on pare le pied, & pour lefquelles l'efprit de térébenthine, l'huile d'afpic font d'une véritable reffource. Dans la forme, qu'on peut regarder comme un véritable ganglion, il aura recours au broyement, au frottement & enfuite aux *réfolutifs* mercuriels ; ces mêmes *réfolutifs* lui ferviront pour diffiper les exoftofes, les courbes, les jardons, les éparvins, les furos, les offelets, les fufées, l'engorgement des glandes, les capelets, l'éponge & d'autres loupes qu'on aura difpofées à en fubir l'impreffion par l'application des farines réfolutives cuites avec le miel, &c.; dans l'extravafion de l'humeur fynoviale deftinée à faciliter le jeu des tendons, cette humeur s'arrêtant communément par le relâchement des capfules ligamenteufes qui les contiennent aux endroits des articulations, & produifant ce que nous nommons veffigons, molettes, il ufera des fpiritueux & des aromatiques; dans les efforts de reins, il placera des charges ou des cataplafmes de fubftances poixeufes, gommeufes, réfineufes, ainfi que dans les écarts ou efforts d'épaules, fi les parties ayant été tiraillées & diftendues ne font ni irritées, ni enflammées, ni douloureufes, &c. Enfin dès que la maladie dépendra d'un vice général ou particulier des humeurs, il ne s'en tiendra pas, comme on s'en eft tenu jufqu'à préfent dans la pratique de la chirurgie vétérinaire, aux médicamens locaux ; il adminiftrera les remedes internes qu'elle pourra exiger, &c.

5°. *Des Maturatifs.*

XXXVII. Où l'art n'eft point d'accord

avec la nature, tous fes efforts font impuiffans; où la nature qui feule peut fouvent
tout, n'eft pas, dans de certains cas, fecon-
dée par l'art, elle eft impuiffante elle-même.
La réfolution eft en général fon ouvrage,
& la fuppuration, cette terminaifon la plus
utile & la plus avantageufe de toutes après
celle-ci, n'eft pas moins l'effet d'une action
fpontanée, qui fuppofe également dans la
partie tuméfiée certaines difpofitions, & particuliérement ici, toutes les conditions requifes pour convertir les fluides & les folides de cette même partie en une matiere
purulente, & pour opérer la dégénération de
la tumeur en abcès.

Un engorgement dans les tuyaux capillaires; une tenfion douloureufe; des mouvemens ofcillatoires redoublés & affez vifs
de la part des canaux voifins pour ébranler
& pour agiter les liqueurs arrêtées; le mouvement inteftin de celles-ci à raifon de
l'augmentation de chaleur qui réfulte de ce
broyement & par conféquent de la raréfaction de l'air qui, agiffant fur elles & les faifant réagir fur les folides, hâte de fon côté
la décompofition; la deftruction des vaiffeaux engoués; la rupture de la membrane
cellulaire dans plufieurs de fes points enfuite de la diftention exceffive qu'elle éprouve; l'exfudation des fluides qui étoient ren-

fermés dans les petits tuyaux ouverts & dilacérés, ainsi que l'épanchement des sucs
graisseux que les cloisons anéanties du tissu
ne peuvent plus contenir ; le mélange de
ces fluides, de ces sucs, des débris de ces
cellules & de ces petits canaux dans le lieu
du déchirement ou de l'éclat du tissu, c'est-
à-dire, dans le centre ou dans le foyer de
la tumeur; la cessation de la tension, de la
douleur & d'une partie de ces mouvemens
à mesure de cette collection dans une même
cavité, collection annoncée par la mollesse
de la partie & par la fluctuation de l'humeur, qui sont d'ailleurs avec la diminution
ou la disparition des symptômes qui précé-
doient, les signes d'une maturité parfaite ;
enfin, la dépravation putride de cette matiere dans la capacité où elle croupit, à
moins qu'on ne lui fraye sur le champ un
jour pour en délivrer la partie; la corro-
sion de toutes les portions qui l'avoisinent
jusqu'à ce qu'elle se soit fait elle-même
une route, ou au-dehors par les tégumens,
si, à défaut des vaisseaux dont ils reçoivent
la nourriture & la vie, ils sont pourris ou
affoiblis de façon à céder à ses efforts, ou
au-dedans, si elle rencontre moins de résistance; tels sont les moyens & les progrès
de la génération de ce liquide homogene
qui, formé, ainsi qu'on le voit, de plusieurs

parties hétérogenes en quelque forte amal-
gamées, eft ce que nous nommons proprement *pus.*

Il eft conftamment le produit d'une inflammation, mais toute inflammation ne
donne pas les mêmes réfultats. Tel degré
de chaleur effectue la réfolution (XXXVI),
tel autre, dans lequel tous les vaiffeaux de
la partie font tellement obftrués que le cours
du fang y eft interrompu, & qu'elle fe trouve
fuffoquée par le volume de ce fluide, eft le
principe de la gangrene & du fphacèle; il
faut donc, dans les mouvemens qui operent
la fuppuration, une certaine intenfité qui eft,
fi j'ofe m'exprimer ainfi, le point milieu
entre la difpofition qui conduit à la premiere de ces terminaifons & celle à laquelle
la mortification fuccede.

Cet état moyen peut encore varier. Ou
l'action des folides eft trop forte, ou elle
eft fuffifante, ou elle eft trop foible.

Dans le premier cas, il eft évident qu'il
faut mettre un frein à la tenfion, appaifer
le mouvement, la douleur & la chaleur.
Les émolliens, les anodins rempliront ces
vues. Ils humecteront, ils relâcheront les
folides, ils diminueront l'inflammation, ils
en borneront les progrès, ils préviendront
la fuffocation; une partie des humeurs engorgées auxquelles leurs molécules fe feront

unies, recouvrera la liberté de son cours, l'autre subira le changement auquel l'oscillation modérée des canaux la soumettra; ils en faciliteront même l'évacuation au-dehors, en affoiblissant les tégumens, &c.

Dans le second cas, il suffit, pour aider le succès des mouvemens spontanés ou plutôt pour en accélérer l'effet, d'entretenir la chaleur interne de la partie, soit en la garantissant de l'accès & de l'impression de l'air, soit en y retenant l'humeur perspirante, qui d'ailleurs se mêlant alors à la matiere engorgée, ne peut que la rendre plus fluide & plus mobile, & c'est ce que l'on obtient souvent indifféremment de toute espece de topique appliqué sur la tumeur & capable de boucher les pores.

Dans le troisieme cas enfin, c'est-à-dire, dans la circonstance d'une action spontanée trop languissante, de l'épaississement de la matiere arrêtée, de son séjour dans un lieu peu exposé aux coups des vaisseaux, d'un engorgement dont la formation lente est l'effet de la congestion, &c. il s'agit d'exciter une inflammation dans la partie, d'irriter, d'agacer, de réveiller les solides, de solliciter en eux des mouvemens proportionnés à ce qu'on doit en exiger, de les mettre, en un mot, en état d'agir sur l'humeur stagnante de maniere à la décompo-

fer, & par conféquent de recourir à des fubftances actives & même irritantes, felon le
befoin.

Les plantes émollientes & anodines
(XXXV), les fleurs de lys blanc, les figues
graffes, l'ofeille, les jaunes d'œufs, les cataplafmes de raves, de pain de froment &
de feigle, de farine de femences d'orge, de
lin, d'avoine, &c. cuits dans l'eau, dans la
bierre, dans le lait, dans des décoctions de
plantes émollientes, l'onguent d'althæa,
rempliront la premiere indication.

Le miel, le beurre, les moëlles, la cire,
l'huile, les graiffes, la poix, la réfine fous
une forme emplaftique, l'onguent bafilicum, &c. fatisferont à la feconde.

Le levain de froment, les bulbes d'ail,
les oignons de fcille & les oignons ordinaires, les fientes de bœuf, de chevre, de porc,
de pigeon, les graiffes & les huiles furan-
nées, les gommes ammoniaque, élémi, le
galbanum, le bdellium, l'opopanax, le fagapenum, l'emplâtre de diachilon gommé,
celui de galbanum fafrané, &c. font les topiques à préférer pour fatisfaire à la troifieme ;
& fi telle eft la langueur des folides que ces
médicamens n'aient point encore affez d'é-
nergie & d'activité pour les porter au degré
d'action auquel il importeroit de les contraindre, on recourra à l'euphorbe, à la
femence

femence de moutarde, aux cantharides, &c.

Ces dernieres fubftances, très-irritantes, font quelquefois de la plus grande reffource pour fixer une humeur qui s'annonceroit par un engorgement au - dehors, mais dont le tranfport & le rejet fubit au-dedans & fur des vifceres effentiels, occafionneroient en très-peu de tems la perte des animaux. C'eft ce que j'ai éprouvé dans une maladie épizootique des bœufs. Par une métaftafe heureufe, de l'intérieur à l'extérieur, l'humeur morbifique & maligne fe manifeftoit par un dépôt fur un des boulets; mais un reflux fatal & prompt caufoit la mort des malades en moins de douze heures; je crus pouvoir y parer par l'application des épifpaftiques fur la partie; ils y exciterent en effet une inflammation très-vive, l'humeur y fut retenue, & un traitement méthodique ayant opéré la fuppuration, tous ces animaux furent rendus aux cultivateurs.

Quoi qu'il en foit, l'action de tous ces médicamens aidera fûrement la maturation, pourvu qu'ils foient appropriés aux cas & aux circonftances qui en reglent l'ufage & l'affociation. On fortifie fouvent les uns par les autres. Il en eft qui font plutôt auxiliaires qu'effentiels; on les emploie prefque toujours à titre d'excipiens, & en général, il femble qu'on doit préférer la préparation de la plus grande partie de ces ſubſtances ſous la forme de cataplaſme. Moins ces préparations, d'ailleurs plus pro-pres à conſerver la chaleur, & qui ſont moins dures & moins tenaces que toute autre, ſe-ront chargées & compoſées, plus leur effi-cacité ſera réelle, ſur-tout dès qu'elles ne ſeront pas trop humides & froides. Je dois ajouter ici, que les linimens *maturatifs*, ſi communément employés dans la pratique vétérinaire ſans la précaution de couvrir la partie, ſecondant très-peu la nature, la maturité eſt conſtamment alors plus lente que ſi l'engorgement étoit défendu des ef-fets de l'air, &c.

Les chalaſtiques ou les émolliens unis aux cataplaſmes, ou dont on fait des embroca-tions ſur un abcès voiſin de ſa maturité avant de réappliquer ces mêmes cataplaſmes, re-lâchent les tégumens, & en facilitent la rup-ture; mais ſi les parties paroiſſent diſpoſées à la pourriture & à la mortification, il faut abſolument s'en abſtenir.

Dans des contuſions énormes qui doi-vent ſuppurer, il eſt bon d'employer les *maturatifs* les plus capables de tirer les vaiſ-ſeaux contus de leur affaiſſement, à moins qu'une inflammation ou une rénitence très-conſidérables ne ſoient le préſage d'une ſuffocation prochaine; & dès-lors on ne doit s'occuper que du ſoin de l'appaiſer &

de la calmer, soit par la saignée, soit par des applications anodines & émollientes. Fréquemment aussi doit-on en pareille occurence, pour éviter une suppuration trop étendue, chercher d'une part à dissiper l'inflammation des parties voisines, & de l'autre, solliciter, dans celles qui sont dans le centre, une suppuration ; on peut y parvenir par l'union des substances maturatives & des substances émollientes, &c.

Du reste, le succès des premieres, choisies parmi celles qui sont les plus puissantes, eu égard à des abcès dont le foyer est très - profond, ou dans la circonstance de l'introduction de quelque corps étranger dans une partie quelconque, leur a mérité, de la part de la chirurgie humaine, le nom de topiques *attractifs*. Ce n'est pas néanmoins que ces remedes aient la vertu d'attirer, ils ont celles d'irriter, de relâcher, d'amollir, de déterminer, en conséquence, les progrès de la collection vers le lieu où on les applique, & d'exciter, d'un autre côté, une suppuration capable de dégager ou d'entraîner au-dehors les corps dont il s'agit ; suppuration qui souvent est produite par la seule inflammation que ces mêmes corps suscitent. Il faut observer encore que dès que l'endurcissement est joint à la profondeur de l'abcès, il y auroit du danger de se servir d'abord de *maturatifs* actifs, sur-tout si cet endurcissement présageoit une disposition au carcinome, les émolliens & les relâchans doivent être auparavant mis en usage; qu'opéreroient-ils, en effet, sur un tissu infiltré d'une matiere concrete, qui bride l'action organique des capillaires artériels? ils pourroient causer une crispation qui augmenteroit l'endurcissement & l'obstacle.

Quant aux glandes, la formation des abcès y est presqu'aussi rare que les obstructions y sont fréquentes; mais si l'inflammation est telle en elles qu'elles paroissent disposées à cette terminaison, on doit la favoriser par l'application des *maturatifs* les plus pénétrans, d'autant plus que ces corps, enveloppés d'une membrane fort épaisse, sont bien moins en butte à l'action des topiques, &c.

6°. *Des Suppuratifs ou Digestifs.*

XXXVIII. L'abcès formé & la collection faite, son ouverture, par la nature ou par l'art, en change la dénomination, & établit ce que nous appelons un *ulcere*.

Laisser à la matiere purulente le soin de se frayer une route au-dehors, c'est exposer l'animal aux dangers qui peuvent résulter de ses progrès intérieurs; c'est accorder à cette humeur le tems de creuſer des ſinus, des clapiers, de produire des calloſités que ſuivent des fiſtules, de faire une impreſſion funeſte ſur des parties tendineuſes, aponévrotiques, qui ſeroient le ſiege de la tumeur, ou ſur des organes délicats, que cette même tumeur avoiſineroit ; c'eſt lui ménager les moyens, en cas de malignité, de porter la contagion dans la maſſe, &c. Les circonſtances où nous l'abandonnons à elle-même & où nous lui permettons de ſe procurer une iſſue, en nous réſervant néanmoins toujours le droit de juger de ſon action & d'en prévenir l'effet, ſont donc rares. Elles ſe bornent en général à celles des dépôts légers & ſuperficiels, des abcès ſitués dans des parties glanduleuſes & peu ſenſibles, de tous ceux dont la bâſe rénitente, ainſi qu'on l'obſerve réguliérement, par exemple, dans les javarts, ne ſauroit être ramollie que par le ſéjour du pus, ce maturatif, le plus énergique & le plus puiſſant de tous, étant d'ailleurs l'unique agent capable de détruire, dans les corps glanduleux, dénués en partie de ſubſtance cellulaire, les brides qui ſéparent les différens foyers, & de les réunir en un ſeul.

Quoi qu'il en ſoit, nulle différence ne frappe nos yeux fixés ſur une plaie, dans laquelle la ſuppuration commence, & ſur un abcès qui vient d'être ouvert. Je vois dans l'un & dans l'autre de ces ulceres un fluide blanchâtre plus ou moins inégal, épais & gluant, mais toujours destructif, fourni par les humeurs qui engorgent les vaisseaux & leurs interstices, & je ne puis espérer ni la régénération, ni la réunion à laquelle mes efforts & mes vœux doivent tendre, qu'autant que j'en aurai tari la source en opérant un dégorgement entier & la fonte d'une multitude de petits canaux qui ont été dilacérés. Alors à l'écoulement de ce fluide succédera l'abord d'un suc favorable & régénérant, fourni par des tuyaux qui étoient hors d'état de le charier, attendu la pression qu'ils éprouvoient de la part des autres vaisseaux obstrués. Ce suc n'est autre chose qu'une lymphe balsamique & douce; il n'est ni grumeleux, ni fétide. La couleur en est constamment blanche; mais de tous les signes qui annoncent sa présence, il n'en est pas de plus certain & de moins équivoque que la germination de ces petits grains, de ces mammelons charnus qu'on apperçoit dans le fond de la partie ulcérée, & qui bientôt le rempliront, si cette lymphe coule sans altération; si ce même fond n'est pas dans des pansemens longs, fréquens & faits sans attention, soumis à l'impression d'un air froid, qui, fronçant &

crifpant fenfiblement ces petits tuyaux d'où part le fuintement, y condenferoit trop tôt la fubftance nourriciere, & donneroit lieu à un engorgement nouveau; fi l'introduction inconfidérée de bourdonnets ou de tentes d'un volume & d'une dureté confidérables n'en fufpend pas le cours, n'en follicite même le refoulement, & n'anéantit pas le commerce & l'union qui fe rétabliffoient entre les parties; enfin, fi une main ignorante & lourde ne ruine pas fans ceffe l'ouvrage commencé, c'eft-à-dire, les portions tendres & végétantes qui fe montrent, foit en arrachant avec violence l'appareil qui les couvre, foit en nétoyant l'ulcere avec rudeffe & jufques à effufion de fang, fans égard aux dégradations que ce frottement cruel caufe dans les couches précieufes qui fe formoient.

Dès que la liberté de l'abord de cette feve eft la condition rigoureufe d'une reproduction, tous les obftacles qui peuvent la gêner & s'y oppofer font à vaincre.

Un examen attentif de l'état de l'ulcere nous fait connoître ceux dont la nature fe voit dans la néceffité de triompher, & nous indique le genre des fecours qui peuvent concourir aux fuccès de fon action & de fes vues. Ces obftacles réfultent-ils d'une dureté dans le fond ou dans la furface de la cavité ? Nous employons, pour la détruire, les subſtances vraiment ſuppuratives, telles que le baſilicum ; mais s'agit-il de l'arrêt de la matiere dans les vaiſſeaux voiſins, d'une difficulté dans le dégorgement ; ou n'avons-nous à ſolliciter que la fonte & la deſtruction des portions ou des fragmens vaſculaires dus aux efforts primitifs de la ſuppuration ? Nous y parviendrons inconteſtablement par la voie de la *digeſtion*.

Dans le premier cas, nous ferons uſage des relâchans, tels que les huiles d'amandes douces, de mille - pertuis, l'huile roſat, l'onguent d'althæa, &c. ; & dans le ſecond, du ſtyrax, du baume d'Arcæus ou du *digeſtif* le plus ordinaire dans la pratique, c'eſt-à-dire, d'un mélange d'huile de mille-pertuis, de jaunes d'œufs, de térébenthine, que l'on tempere ſelon le beſoin par l'augmentation de la quantité d'huile, ou que l'on anime par la diminution de cette quantité & par l'addition de quelques liqueurs ſpiritueuſes, telle que l'eau-de-vie, &c.

Les premiers de ces médicamens ramolliſſant les parois, faciliteront l'iſſue des ſucs dans l'ulcere ; ils procureront bientôt la ſuppuration louable que nous deſirons, ſurtout ſi, à l'aide de l'application extérieure des émolliens ou des relâchans indiqués, ſoit en cataplaſmes, en onctions ou en li-

nimens, nous détendons le tiſſu des vaiſſeaux engorgés à la circonférence, comme
ſi dans la circonſtance de l'irritation, nous
employons les anodins (XXXV), ou ſimplement les défenſifs (XXXIV).

Il importe néanmoins d'obſerver ici qu'on
doit craindre les ſuites de la conſtance avec
laquelle on perſévéreroit dans l'emploi de
ces remedes huileux. En relâchant, en jetant dans une ſorte d'inertie les parois
& les orifices des vaiſſeaux ouverts qui gar-
niſſent le fond de la partie ulcérée, ils donneroient inévitablement lieu à la germination de fongoſités toujours redoutables. On
prévient ces effets en s'abſtenant de ces
ſubſtances dès que l'on apperçoit de bonnes
chairs, en leur ſubſtituant les balſamiques
& quelquefois même ſimplement la charpie
ſeche, qui abſorbe l'humidité ſuperflue, &
qui, par une eſpece de compreſſion très-
légere, morigene, ſi j'oſe parler ainſi, les
embouchures trop flaſques & trop lâches
des canaux, de façon à parer à l'affluence
trop conſidérable des ſucs.

Nous dirons encore qu'on ne doit jamais
ſe ſervir de médicamens gras & relâchans
lorſqu'il eſt queſtion d'ulceres ou de plaies
dans des parties tendineuſes, aponévrotiques, oſſeuſes. On peut en garnir les en-

virons ; mais l'incarnation de ces parties blanches & lymphatiques devant être précédée d'une exfoliation qui naîtra du desséchement de leur surface, il faut rejeter toutes subftances qui tendroient à amollir & à exciter une pourriture dont on doit préferver avec d'autant plus de foin leur tiffu par des balfamiques fpiritueux, qu'il n'y eft que trop expofé, vu le défaut d'ofcillations, les vaiffeaux artériels y étant en bien moins grande quantité que dans les parties charnues.

A l'égard des *digeftifs* propres ou effentiels, c'eft-à-dire, du digeftif ordinaire, des baumes, du ftyrax, &c. ils foutiennent l'action organique des chairs. Par eux les petits vaiffeaux fe voient invités, d'une part, à fe dégager & à fe débarraffer de l'humeur qui pourroit encore y refter, & de l'autre, à fe féparer de leurs extrémités dilacérées, qu'ils chaffent à petits coups redoublés, comme autant d'efcarres légeres dont il eft effentiel de folliciter la chute ; ils préparent donc, par la fuppuration qu'ils provoquent, les voies à l'abord du fuc régénérant, & c'eft ainfi que dans des ulceres benins, fuffent-ils auffi effrayans par leur étendue & par leur profondeur, que celui dont un cheval du cardinal de Rochechouart a été heureufement guéri dans les hôpitaux de l'école vétérinaire de Lyon (1), on obtient de ces fubftances feules, & au moyen d'un panfement méthodique, une réproduction entiere, fuivie d'une cicatrice parfaite.

7°. *Des Déterfifs.*

XXXIX. Mais les obftacles dont les médicamens digeftifs triomphent ne font pas toujours les feuls qui contrarient & qui peuvent faire échouer la nature; il eft des ulceres dont l'efpece, le génie, le caractere & les diverfes complications en demandent de plus énergiques & de plus puiffans.

En général, les vices de la matiere fuppurée dépendent, ou de la perverfion totale des humeurs, & en ce cas, il n'eft

---

(1) Il s'agiffoit d'un ulcere auffi vafte que la coupe d'un chapeau, l'articulation du fémur dans la cavité cotyloïde étant abfolument à découvert. Cet ulcere étoit la fuite d'un dépôt précédé d'une contufion violente très-maltraitée par un maréchal de Chambéry, qui avoit cru devoir, en procédant à l'ouverture, emporter toutes les parois & tout le fond. Nous eumes la précaution de garnir la furface des os & des ligamens de médicamens fpiritueux jufques à l'exfoliation qui s'en fit peu de tems après, les *digeftifs* acheverent le refte. (*Note de l'auteur.*)

possible d'y parer qu'en attaquant vivement la cause par des remedes internes, ou du différent mélange des sucs & de la prédomination de ceux qui en font partie ; & dès-lors cette même matiere grasse, chargée de flocons de graisse, ichoreuse, glaireuse, sanguinolente, se trouve très-distante des qualités qui constituent une suppuration louable ; ou enfin de son séjour dans le lieu où elle se forme, & de l'inflammation, qui peut y exister ; de-là le degré d'épaississement & d'acrimonie qu'elle contracte, de maniere à donner quelquefois naissance à des ulceres malins. En ajoutant à ces différentes dépravations les empêchemens qui peuvent résulter des fragmens ou dilacérations de vaisseaux qui, comme autant de parties mortes, macérées par le pus, & néanmoins encore adhérentes, font plus ou moins tenaces & plus ou moins difficiles à détruire, nous aurons rassemblé en peu de mots ce qui peut altérer, embarrasser le fond d'un ulcere & éloigner tous les moyens de régénérer & réunir.

Telles font donc les différentes conditions de ce que nous nommons *déterfion*, que pour y parvenir nous sommes astreints ou à dissoudre & à atténuer la matiere épaisse & glutineuse sur laquelle les vaisseaux n'ont point assez d'action, ou à borner l'affluence d'une humeur trop féreuse, qui, les jetant dans l'affoibliffement, fait éclorre des chairs fongueufes, mollaffes, baveufes & fuperflues, ou à accélérer la chute du débris informe que nous offrent des folides rompus, lâches, affaiffés & privés de la vie, ou à réfifter à l'action des caufes putrides, à la prévenir & à en préferver les liqueurs.

Le premier objet fera rempli au moyen de l'emploi raifonné de liquides plus ou moins animés, felon le befoin & la néceffité d'inviter les folides à fe délivrer de la matiere qui peut occuper leurs extrémités, ou de délayer & de diffoudre feulement celle qui féjourne & qui s'arrête à leur fuperficie. Les *déterfifs*, dont nous obtiendrons ces effets, feront les décoctions de feuilles d'abfinthe, d'aigremoine, d'arum, de bardane, de bétoine, d'iris, de marrube, de menthe, de mille-feuille, de nicotiane, de noyer, d'orties, de ronces, de fcordium, l'eau de chaux, l'eau alumineufe, les eaux minérales de Vals, de Plombieres, de Bourbon, de Bareges, de Balaruc, l'eau de la mer, l'urine, l'oxycrat, la leffive de cendre de farmens, l'eau d'arquebufade, &c. On en fait des injections, des lotions, des fomentations, &c.

On fatisfera à la feconde indication par

l'ufage de fubftances, plutôt accidentellement que proprement déterfives, c'eft-à-
dire, par le fecours de celles que l'on tire
de la claffe des abforbantes ou des deffica-
tives, celles-ci s'abreuvant & s'imbibant
d'une part de l'humidité furabondante, &
reftreignant, refferrant & crifpant de l'autre,
attendu leur ftipticité naturelle, les fibres
& les vaiffeaux, de maniere à les fortifier
contre le nouvel abord de ce fuc nuifible
& fuperflu. Ces fubftances font la charpie
feche, l'aloès, la litharge, le maftic, l'os
de fèche, la colophone, &c. ; on s'en fert
fous la forme de poudre, &c.

La féparation des débris de la fuppuration fera opérée par les *déterfifs* irritans,
qui, ftimulant & agaçant les vaiffeaux, en
ranimeront & en augmenteront l'ofcillation ; or, en les forçant, en les déterminant à des heurts réitérés contre les portions mortes, ils en provoqueront néceffairement la chute. Ces *déterfifs* feront l'a-
lun de roche brut ou calciné, le verdet,
l'antimoine, les baumes de Tolu, de Capahu,
le bdellium, le camphre, le galbanum, la
gomme copal, la gomme élémi, la gomme
animé, le miel, le fagapenum, le fel ammoniac, le ftorax, le fel commun, le vinaigre,
le vitriol, la poudre de fabine, l'ocre, le
beurre de Saturne, le baume de Fioraventi,

l'emplâtre divin, celui de nicotiane, l'é-
lixir de propriété, l'huile de camphre,
l'effence de térébenthine, la teinture de
myrrhe & d'aloès, l'onguent des Apôtres,
le mondificatif d'ache, l'onguent vert de
Charas, le baume vert de Metz, l'égyp-
tiac, &c.

Si néanmoins ces efcarres étoient fi confidérables, ou l'humeur dans un tel degré
d'épaiffiffement, que les parties irritables
fuffent fouftraites & dérobées à l'action de
ces médicamens, ou que la réfiftance de
ces maffes étrangeres fût fupérieure aux
efforts & aux mouvemens fyftaltiques des
vaiffeaux, leur deftruction ne pourroit s'attendre que de l'effort de fubftances évidemment plus puiffantes ; & nous en trou-
verions les moyens, ou dans l'activité certaine du feu même, ou dans celle des remedes corrofifs (XLI), tels que l'eau phagédénique, le collyre de Lanfranc, le
baume d'acier ou d'aiguilles, l'huile de tartre par défaillance, le fublimé corrofif, les
précipités blanc & rouge, la diffolution
mercurielle, le beurre d'antimoine, &c.
qui pénétrant, rompant & rongeant une
partie des portions qui mafquoient celles
qui font vives & fenfibles, mettroient les
déterfifs plus doux & moins animés qu'on
leur fubftitueroit à portée de faire fur celles-

ci l'impreſſion qui doit achever la ruine des autres.

Enfin, quant aux ulceres fétides & malins, compliqués d'une conſtitution vicieuſe de la maſſe, d'un vice local, comme d'une diſpoſition inflammatoire dans la partie même, de la préſence d'une humeur âcre & corroſive, qui, par de funeſtes progrès, s'étend à tout ce qui l'avoiſine, amortit & éteint le principe vital dans la ſuperficie de tous les vaiſſeaux qu'elle touche, & ſubit toujours elle-même une plus grande dépravation dans le lieu qu'elle infecte & qu'elle ravage, notre premier ſoin doit être de remonter à la ſource, d'adminiſtrer intérieurement les remedes indiqués par les circonſtances, & ſans leſquels le régime & les topiques n'auroient aucun ſuccès; de tenter d'abord d'appaiſer l'inflammation, d'adoucir l'acrimonie par l'uſage des *déterſifs* mitigés, tels que les décoctions plus ou moins fortes de plantes vulnéraires mêlées avec le miel, & tels que l'oxymel ſimple, &c. ſauf à mettre enſuite en uſage les médicamens anti-putrides, qui ſeront l'oxymel ſcillitique, le ſel ammoniac, le camphre diſſous dans l'eau-de-vie, les teintures de myrrhe & d'aloès tirées par l'eſprit de vin, &c.

Cette même teinture, la coloquinte, la coraline,

coraline, l'ellébore blanc & noir, la rhue, la tanaisie, la staphisaigre, les racines de gentiane, de fougere, &c. en décoction ou en poudre ; l'essence de térébenthine, les huiles de pétrole, d'aspic, & empyreumatique sont, ainsi que les anti-putrides dont nous avons parlé, de la plus grande efficacité quand il s'agit d'ulceres vermineux, comme une dissolution de sublimé corrosif dans l'esprit de vin camphré, étendue ensuite dans suffisante quantité d'un véhicule aqueux & mucilagineux, & injectée dans les naseaux de l'animal, forme un *détersif* auquel résistent assez rarement les ulcérations chancreuses qui sont un des signes univoques de la morve.

Quoi qu'il en soit, le choix, le mélange de ces différentes substances doit toujours être à raison du degré d'activité qui peut être nécessaire en elles, ainsi que des diverses modifications qu'il est utile qu'elles reçoivent eu égard à l'état de l'ulcere & à la nature ou à la sensibilité de la partie ulcérée. Ce même état, qui en indique le genre & l'emploi, indique aussi le moment où l'usage ne pourroit qu'en être nuisible & préjudiciable. Le fond de l'ulcere est-il suffisamment purgé, il n'est pas douteux que les vaisseaux, délivrés des humeurs qui les engorgeoient, & qui les recouvrant, les rendoient moins acceffibles à l'action de ces médicamens, feront inévitablement bleffés de l'impreffion qu'ils feront fur eux; d'un autre côté, le fuc régénérant expofé à une diffolution que doivent provoquer leurs molécules falines, péchera par un défaut de confiftance; ce feroit donc fe préparer de nouveaux obftacles à combattre que de ne pas les bannir au moment où les vaiffeaux libres & fouples ne fourniront que la lymphe nourriciere deftinée à ne faire qu'un feul & même corps avec les tuyaux qui la charient & qui la verfent, dès l'inftant que leur prolongement ou leur expanfion aura lieu.

8°. *Des Deffcatifs, Epulotiques ou Cicatrifans.*

C'eft, en effet, dans ce prolongement que femblent principalement confifter le méchanifme & le myftere de la régénération & de la réunion.

Ici nous ne fuppoferons point que la nature fe démente, & que choififfant pour reproduire toute autre voie que celle qu'elle fuit dans le grand & dans l'important ouvrage de l'accroiffement & de la nutrition, elle veuille fuppléer à des parties animées par des parties inorganiques & dénuées de vie. Telles feroient celles qu'elle fubftitue-

roit aux portions détruites par la ſuppuration dans le ſyſtême néanmoins aſſez ac-
crédité de l'adaptation, de la juxta-poſi-
tion du ſuc nourricier à l'embouchure de
chaque vaiſſeau coupé dont il ſuinte, & de
cette chaîne ſucceſſive de globules, dont le
premier ſerviroit de canal à celui qui le ſuit,
en s'étendant ainſi par couches vaſculeu-
ſes juſques au terme d'une reproduction
entiere.

Des idées auſſi compliquées doivent céder & faire place à des idées plus ſimples.

Soient dans une plaie ou dans un ulcere, les orifices des petits canaux coupés,
plus ou moins reſſerrés par le contact de
l'air & leur calibre moindre que dans l'é-
tat narurel : ſoit dans ces mêmes canaux
une lymphe gélatineuſe, & par conſéquent
moins coulante qu'un fluide non viſqueux,
qui, déterminée vers les extrémités ouvertes
des tuyaux qui la renferment, y ſollicitera
ſon iſſue, il eſt évident que, proportionnément au frottement & à l'obſtacle qu'elle
ſera contrainte de ſurmonter dans ſon cours
& dans ſa ſortie, elle ne pourra que diſtendre les parois de ces tuyaux ſuivant l'axe
de leur longueur.

Soient l'impulſion ou les efforts de cette
liqueur conſtamment répétés ; les canaux
ſe propageront infailliblement toujours

davantage & d'une maniere plus ou moins prompte & plus ou moins fensible dans le vide à remplir , leurs extrémités offrant autant de mammelons ou de petits grains vermeils & une furface plus ou moins irréguliere , felon les degrés divers du prolongement des uns & des autres ; mais à mefure de l'allongement opéré par l'abord continuel du fuc, il eft impoffible que ces canaux ne s'atténuent & que le tiffu n'en devienne plus mince ; or, la portion la plus gélatineufe de ce même fuc, fuppléera à ce que cette diftention lui fait perdre, en en rempliffant les mailles & en s'affimilant bientôt aux parois affoiblies, tandis que la partie la plus liquide, achevant fon trajet, s'échappera & fuintera au-dehors.

Soient encore lés vaiffeaux tenus & déliés qui conftituent les tuniques des vaiffeaux plus confidérables dénués, comme ils le font du côté de la cavité de l'ulcere, de foutien & d'appui, & ramollis en même-tems par le fluide qui s'y épanche : comme ils ne peuvent, attendu l'extrême débilité de leur tiffu, conferver exactement leur diametre qu'autant qu'ils font étayés par les parties voifines, ils céderont bientôt à l'impulfion du liquide que la circulation y porte ; il s'y formera, pour ainfi dire, autant d'anévrifmes & de varices qu'il y en aura d'artériels & de veineux, & c'eft ainfi que, de leur côté, ils pourront obvier, au moyen de l'augmentation de leur volume, au vide confidérable que la déperdition de fubftance peut avoir produit.

Mais après une certaine diftention des vaiffeaux qui fubiffent le prolongement, on ne fauroit préfumer en eux la même force & la même élafticité dont ils jouiffoient avant d'avoir éprouvé cette altération. Soient donc ces vaiffeaux propagés expofés à l'action de l'air ; leur tiffu encore foible & mou fera inévitablement comprimé, & de plus deffèché, de même que le fuc albumineux que leurs orifices verfent & répandent ; or, ces mêmes vaiffeaux qui, dans leur progreffion, diminuent néceffairement de diametre, attendu qu'à mefure de leur extenfion, l'impulfion du fluide eft toujours plus foible (1), fermés d'une part par l'a-

---

(1) Dans les plaies profondes nous voyons que la végétation a toujours lieu jufques au niveau de la peau, ou à très-peu de chofe près, comme dans les plaies fuperficielles. La raifon en eft fimple. Plus la plaie eft profonde, moins les vaiffeaux coupés font diftans de leurs troncs, & plus ils font par conféquent capables de fournir à l'extenfion : or, cette extenfion proportionnée à leur force, le fera à la diftance qu'ils auront à parcourir depuis l'endroit coupé jufques à la furface de la partie. (*Note de l'auteur.*)

gent qui les frappe, & de l'autre, par l'efpece de ciment glutineux, réfultant du fuc
extravafé & durci qui les lie & qui les colle
les uns aux autres, ne permettront plus
aucun fuintement & ne préfenteront, à la
fuperficie de la cavité de l'ulcere, qu'un
corps moins bien organifé que les autres
parties, plus denfe, moins acceffible à la
circulation, & qui formera ce que nous
nommons *cicatrice*.

C'eft conftamment, au furplus, par les
bords de l'ulcere que la cicatrifation commence, ces bords étant plus en butte aux
effets de l'air que le fond, qui, d'ailleurs,
eft toujours plus humide. Que fi elle laiffe
entrevoir affez fréquemment des rides, on
doit principalement les imputer au gluten
qui, fe collant en premier lieu à la portion
folide du bord, & fucceffivement plus avant
du côté du lieu qui étoit cave, ne peut fe
deffécher & acquérir une compacticité, qu'il
n'occupe bien moins d'étendue, vu le rapprochement intime de fes molécules, &
qu'il ne fufcite par refferrement ces plis
& ces inégalités qui peuvent offenfer l'a-
mour-propre du fexe, mais qui font toujours affez indifférens rélativement à la plupart des hommes & généralement eu égard
aux animaux.

Quoi qu'il en foit, de cette action à laquelle la nature fe porte vraifemblablement plutôt qu'à toute autre, lorfqu'abandonnée à elle-même, elle eft, d'ailleurs, dégagée de tout obftacle, l'art peut l'aider & la rendre plus prompte au moyen des fubftances qui ont le pouvoir de hâter la clôture des folides & la concrétion du fuc, & qui compofent les médicamens que nous appelons, d'après ces effets, du nom général de *deffi-catifs, épulotiques, cicatrifans*.

Le choix que nous en faifons eft dicté par les différens états de l'ulcere.

Le liquide nourricier, eft-il trop fluide, & le tiffu des vaiffeaux prolongés eft - il conféquemment trop mou ? Nous em-ployons les *defficatifs abforbans* qui, imi-tant l'action des fubftances aftringentes, ont le double pouvoir de raffermir les vaif-feaux, &, en s'abreuvant d'une partie de la férofité, d'en épaiffir l'autre portion ref-tante. Ces médicamens dont on fait le plus fouvent ufage fous une forme feche, c'eft-à-dire, en poudre, font ceux dont nous avons parlé (XXXIX), la tutie, la pierre calaminaire, le pompholix, la cérufe, le minium, le fel de Saturne, fon beurre, &c. le plus fouvent dans la pratique les étoupes ou la charpie feche brute ou râpée fuffifent pour remplir ces vues.

O 4

Les fibres cutanées pechent-elles par trop de rigidité, & cette rigidité est-elle prouvée par la peine & par la difficulté que les bords de la cicatrice ont à se rapprocher malgré la bonté du fond de l'ulcere? nous recourons aux *dessicatifs adoucissans*, j'entends parler ici de ceux que nous mêlons à des substances grasses, & d'où résultent des onguens, des pommades dessicatives, l'effet des graisses étant de relâcher insensiblement les solides & d'en modifier la tension, & celui des matieres qui dessechent, d'agir toujours sur le gluten, tels sont l'onguent rosat, de tutie, de pompholix, l'album rhasis, le cérat de diapalme, celui de Galien, le dessicatif rouge, &c.

Enfin, par un évenement diamétralement contraire ces mêmes fibres sont-elles dans le relâchement & dans l'inertie? les bords de l'ulcere sont-ils mous, & les principes de la cicatrice n'ont-ils que très-peu de solidité? cette circonstance exige des substances balsamiques & fortifiantes, telles que le baume dur du Pérou, la myrrhe, l'aloès, leurs teintures, l'alun, l'eau de chaux, l'eau vulnéraire, l'eau de boule, l'eau de Rabel, le baume du commandeur, le baume de Fioraventi, &c.

Dans de simples excoriations, on peut faire valoir sur-le-champ les *dessicatifs ani-*

més, tels que l'eau vulnéraire, pourvu que l'air n'ait point encore produit une crispation & un engorgement des petits canaux ouverts, car alors il donneroit lieu à une tension, à une inflammation, à une suppuration véritable, & les *dessicatifs adoucissans* seroient à préférer; ils garantiront ces mêmes canaux, ainsi que les houppes nerveuses, de toute impression fâcheuse, & ils les maintiendront dans une souplesse qui, favorisant l'écoulement des sucs les plus déliés, leur permettra de former, avec les fibres cutanées qui se prolongeront, une cicatrice superficielle.

Tous les *dessicatifs* nuisent en général si l'emploi en est prématuré : ils retardent l'ouvrage de la nature, ils s'opposent à la végétation des chairs, ils causent une induration dans les bords, à la surface des ulceres ou dans les sinuosités qui peuvent y être, par le desséchement précipité qu'ils occasionnent.

On doit, de plus, en user avec précaution dans les dépôts critiques, il seroit infiniment dangereux de supprimer trop à la hâte un reste de suppuration qui pourroit encore être utile. Ce précepte n'est pas moins essentiel en ce qui concerne les éruptions cutanées, d'où suinte une humeur âcre & corrosive, telle que celle que rendent les

malandres, les folandres, les crevasses, &c.
Chercher à en tarir l'écoulement sans remonter à la source & sans avoir fait le
moindre effort pour corriger les dépravations de la masse, c'est exposer l'animal à
des reflux funestes ; nous voyons fréquemment que des malandres desséchées trop
tôt, sont suivies de crevasses, & les crevasses
de cette maladie formidable qui constitue
ce que nous appelons fic ou crapaud, l'humeur ne refluant pas au-dedans, mais se
portant sur les parties déclives, & se pervertissant toujours de plus en plus.

Par le moyen des injections, nous portons ces remedes dans des lieux où nous
ne pourrions pas les faire pénétrer autrement. A l'égard des collyres secs, très-pro-
pres à cicatriser les ulceres de la cornée,
on ne doit jamais les souffler dans l'œil du
cheval, attendu qu'après un ou deux jours
d'une semblable opération, il redoute l'a-
bord de l'homme & devient plus ou moins
féroce & plus ou moins intraitable ; on les
applique légérement sur la partie avec le
doigt, &c.

9°. *Des Caustiques, vesicatoires, cauteres, &c.*

XLI. Il nous reste à examiner les substances qui, appliquées en maniere de topique sur le corps de l'animal vivant &

fondues par la lymphe dont elles s'imbibent, rongent, brûlent, confument, détruifent les folides & les fluides, & les changent, ainfi que le feu même, en une matiere noirâtre, qui n'eft autre chofe qu'une véritable efcare.

Ces fubftances font appelées en général, parmi nous, *feu mort, rétoire, cauftique, cautere potentiel.*

C'eft par leurs degrés divers d'activité que nous en diftinguons les efpeces.

Les unes agiffent feulement fur la peau ; les autres n'agiffent que fur les chairs dépouillées des tégumens ; il en eft enfin qui operent fur la peau & fur les chairs enfemble.

Les premiers de ces topiques comprennent les médicamens que nous nommons proprement *rétoires,* & qui, dans la chirurgie humaine, font particuliérement défignés par le terme de *véficatoires ;* les feconds renferment les *cathérétiques,* & ceux de la troifieme efpece, les *efcarotiques* ou *ruptoires.*

Le pouvoir des uns & des autres de ces médicamens réfulte uniquement, quand ils font fimples, des fels âcres qu'ils contiennent ; & quand ils font compofés, des particules ignées qui les ont pénétré , ou de ces particules ignées & de leurs particules ſalines en même-tems.

Les ſuites de l'application des *cauſtiques* naturels & non préparés doivent donc ſe rapporter à leur action ſtimulante, c'eſt-à-dire, à l'irritation qu'ils ſuſcitent dans les ſolides, & à la violence des mouvemens oſcillatoires qu'ils provoquent, mouvemens en conſéquence deſquels les fibres agacées, ſollicitent & hâtent elles-mêmes leur propre deſtruction, en heurtant avec force & à coups redoublés contre les angles & les pointes des ſels dont ces mixtes ſont pourvus, & qui ont été diſſous par l'humidité de la partie vivante.

Quant aux *cauſtiques* compoſés, c'eſt-à-dire, à ceux qui, par le moyen des préparations pharmaceutiques ou chymiques, ont ſubi quelque altération, non-ſeulement ils occaſionneront les mêmes dilacérations & les mêmes ruptures enſuite de la diſſolution de leurs ſels, s'il en eſt en eux, mais ils conſumeront le tiſſu des corps ſur leſquels on leur propoſera de s'exercer immédiatement, leurs particules ignées ſuffiſamment développées, & d'ailleurs raréfiées par la chaleur, jouiſſant de toute l'activité du feu & ſe manifeſtant par les mêmes troubles & par les mêmes effets.

Les *véficatoires* de la claffe de ceux que l'on diftingue dans la chirurgie de l'homme par la dénomination de *rubéfians* ou de *phénigmes*, n'excitant qu'une légere inflammation dans les tégumens du corps humain, feroient totalement impuiffans fur le cuir des animaux, mais l'impreffion des *épifpaftiques* ou *rétoires*, auxquels on accorderoit un certain intervalle de tems pour agir, feroit très-fenfible. Les particules âcres & falines de ceux-ci font douées d'une telle fubtilité, qu'elles enfilent fans peine les pores, quelle que foit leur ténuité. Elles s'infinuent dans les vaiffeaux fudoriferes, elles y fermentent avec la férofité qu'ils contiennent, & les tuniques de ces canaux cédant enfin à leurs efforts & à un engorgement qui augmente fans ceffe par la raréfaction & par le nouvel abord des liqueurs, fe rompent & laiffent échapper une humeur lymphatique, qui fouleve l'épiderme & forme un plus ou moins grand nombre de veffies qui fe montrent à la fuperficie de la peau. Les allongemens par lefquels cette membrane déliée fe trouvoit unie aux vaiffeaux qui ont été dilacérés, demeurent flotans & s'oppofent à la fortie de la férofité dans laquelle ils nagent; mais cette humeur triomphe néanmoins de cet obftacle après un certain tems, puisqu'elle se fait jour & qu'elle suinte enfin sous la forme d'une eau rousse & plus ou moins lympide.

A la vue de l'inertie des *cathérétiques*, appliqués sur les tégumens, & de leur activité sur les chairs vives, on ne sauroit douter de la difficulté que leurs principes salins ont à se dégager, dès qu'il ne faut pas moins qu'une humidité aussi considérable que celle dont les chairs sont abreuvées pour les mettre en fonte, pour briser leurs entraves, pour les extraire & pour les faire jouir de cette liberté sans laquelle ils ne pourroient consumer & détruire toutes les fongosités qui leur sont offertes.

Ceux qui composent une partie de la substance des *ruptoires* sont, sans doute, moins enveloppés, plus âcres, plus grossiers, plus divisés & plus susceptibles de dissolution, puisqu'ils corrodent la peau même, & que de concert avec les particules ignées qu'ils renferment, ils privent de la vie la partie sur laquelle leur action est imprimée, ce que nous observons aussi dans les *cathérétiques* qui, de même que les *ruptoires*, ne peuvent jamais être envisagés comme des *caustiques* simples, car ils brûlent plus ou moins vivement toutes celles que les tégumens ne garantissent pas de leurs atteintes.

Les *véficatoires* ou *rétoires* que la chirurgie vétérinaire emploie le plus communément, font les poudres de moutarde, de
poivre long, d'éllébore, d'euphorbe, de
cantharides, de méloé, l'ail, &c. qu'on in-
corpore avec des fubftances capables d'en
feconder l'action & de les maintenir fur la
partie.

On en forme des emplâtres en les mêlant avec la cire, la poix blanche, la térébenthine ; des cataplafmes en les liant avec
du levain & du vinaigre ; des onguens en
les uniffant au miel, au bafilicum, au baume
d'Arcæus, &c.

Solleyfel prefcrit une huile que le méloé (1) rend veſſicante (2). Quelque précieux

____

(1) Cet infecte eft défigné dans le fyftême de
la nature, par ces mots, *antennæ filiformes, ely-
tra dimidiata, alæ nullæ.* Linné, *fauna Suecica,*
l'appelle encore *fcarabæus majalis onctuofus.* Quelques auteurs le nomment, *profcarabæus, cantharus
onctuofus ;* le *fcarabée des maréchaux.* Il eft mou
& d'un noir foncé, il a les pieds, les antennes,
le ventre un peu violet & les fourreaux coriaces.
On le trouve dans les mois d'avril & de mai dans
des terreins humides & labourés, ou dans les blés.
(*Note de l'auteur.*)

(2) *Parfait Maréchal,* édit. citée, chap. LXX,
pages 167, 168 ; il en donne une affez bonne
figure. Cet infecte eft encore appelé par les Latins,
meloe, maü aviculæ ; par les Italiens, *fcarabone, lo*

que lui ait paru ce remede pour diſſiper des
ſuros, des molettes, des veſſigons, &c. je
l'ai trouvé inutile & impuiſſant dans ces
différentes circonſtances. Le méloé ne fait
point, au ſurplus, ſur la veſſie & ſur les conduits urinaires de l'animal & même de l'homme les impreſſions fâcheuſes qu'y produiſent les cantharides, quand leur qualité irritante n'eſt pas modifiée par l'addition de
quelques ſubſtances, comme la poudre de
ſemence d'améos, le camphre, &c.

Quoi qu'il en ſoit, les effets de ces topiques ſont, d'une part, l'ébranlement du
genre nerveux, & de l'autre, l'évacuation
qu'ils procurent. L'un & l'autre ſont quelquefois à deſirer en même-tems, comme
dans un claveau confluent dont l'éruption
eſt difficile, dans le plus grand nombre des
maladies épizootiques, peſtilentielles, malignes, où il s'agit ſouvent d'irriter & où
il n'importe pas moins d'ouvrir une porte à
une portion de l'humeur morbifique & d'en
débarraſſer la maſſe.

ſcarafaggio dei maniſcalchi; par les Anglois, *oily
beetle*, *black may-worm*; par les Allemans, *kœfer,
ein rothkœfer, meywurm*; & par les François, *eſcar-
bot* ou *ſcarabée onctueux*, *proſcarabée, ver de mai,&c.*
On trouvera la maniere de faire cette huile ou cet
onguent dans les formules officinales. (*Note des
éditeurs.*)

Dans

Dans les affections soporeufes & coma-
teufes, dans l'apoplexie, dans la paralysie,
on ne fe propofe que l'agacement des
fibres pour parvenir au rétabliffement de
la fécrétion de la lymphe nerveufe. On follicite particuliérement auffi l'augmentation
de la force fyftaltique des vaiffeaux dans
les tumeurs chroniques, froides, indolen-
tes, qu'on veut déterminer à la fuppuration; dans la circonftance du relâchement
des parties; dans celles où il eft urgent de
fixer l'humeur critique qui forme un dépôt
dont on redoute la fubite difparition, ou
la rentrée dans l'intérieur de la maffe, &c.
(XXXVII).

Enfin, il eft des cas où l'on n'attend de
ces médicamens qu'une évacuation falutaire.
Tel eft celui dans lequel on fe voit contraint à rappeler une fuppuration indue-
ment fupprimée, ce qui arrive quelquefois
eu égard à certaines affections cutanées,
telles que les eaux aux jambes, les crevaffes, le malandres, le farcin, &c. Tels
font, de plus, les fluxions catarrhales, les
maux d'yeux: mais ici le féton eft à préférer aux veffications, & même aux cauteres
que nous pratiquons très-peu, attendu qu'il
nous eft beaucoup plus commode d'entretenir la fuppuration par des meches, que

par les corps étrangers qu'on est dans l'obligation de tenir dans ces mêmes cauteres,
& qui peuvent être très-facilement déran-
gés dans les animaux. J'obferverai, d'ailleurs, que les fétons les plus utiles font
ceux qui font placés près de la partie fur
laquelle l'humeur afflue, car l'expérience
m'a appris qu'il est toujours plus sûr de
compter fur l'évacuation que fur la révulfion, quelqu'idée qu'on en ait.

On doit bannir, au furplus, ces fubftances irritantes dans les cas d'inflammation,
d'éréthifme, de crifpation, foit univerfelle,
foit particuliere : dans le premier, la fièvre
& l'incendie augmenteroient ; dans le fecond, la mortification ou la gangrène feroit à craindre.

Les fubftances que nous confidérons
comme cathérétiques, font les poudres
d'alun brûlé, de verdet ou verd de gris,
d'arfenic blanc, de réalgal, de fublimé
corrofif, d'arfenic cauftique, les précipités
rouge & blanc, l'onguent brun, l'onguent
ægyptiac, les trochifques de minium, d'arfenic, de réalgal, le baume d'acier ou d'aiguilles, l'eau phagédénique, la diffolution
mercurielle, les huiles de tartre par défaillance, l'alcali cauftique, ou la leffive
des favoniers, l'efprit de vitriol, de nitre,

de fel , &c. ; & nous admettons, quant aux véritables ruptoires , le beurre d'antimoine, l'huile de vitriol concentrée, la pierre à cautere , la pierre infernale, &c.

Par le moyen des premiers nous réprimons la reproduction trop hâtée des chairs. L'usage en est d'autant plus fréquent, qu'attendu la force de la circulation dans l'animal, nous avons toujours à combattre, dans le traitement des ulceres, une régénération précipitée & une végétation fréquemment inégale, qui constitue ce que nous nommons des chairs qui surmontent. Ils aident aussi à la destruction des fongosités ; mais si telles en étoient les masses (XXXIX) que les plus actifs de ces topiques fussent insuffisans, ou qu'ils ne pussent agir assez promptement sur elles, nous leur substituerions les escarrotiques , ou le cautere actuel même.

Les bons effets de celui-ci (1) sont si multipliés, son opération est si prompte, & la facilité de l'appliquer sur des animaux, qui ne sont susceptibles ni de l'effroi ni de la foiblesse attachés à l'espèce humaine, est si grande, que les circonstances où

______

(1) *Voyez* dans le Cours pratique d'opérations, manufcrit, l'article *cautérisation.*

les efcarretiques & même certains cathérétiques pourroient être utiles dans la chirurgie vétérinaire, font affez rares.

Cependant après l'extirpation des fics à
bafe etroite par l'inftrument tranchant, ou
par la ligature, ces remedes peuvent feconder les vues que nous avons de cica-
trifer plus fortement les petits vaiffeaux, &
de prévenir toute reproduction. On en
touche légérement avec un pinceau la partie
qui étoit le fiege des fics. On peut encore,
fi l'on ne veut pas faire emploi du feu même
propofer ces fubftances pour détruire les
fics à bafe large ; le beurre d'antimoine,
l'huile de vitriol concentrée, la pierre à
cautere, la pierre infernale produiront l'effet qu'on en attendra.

Cette même pierre infernale n'opérera
pas avec moins de fuccès fur les racines
du fic que nous nommons *crapaud*. Sur
les parties dépouillées de leurs tégumens,
les forts cathérétiques auront quelquefois
autant d'efficacité que les efcarrotiques mêmes. C'eft ainfi que dans des tumeurs fquirreufes d'un volume confidérable, qui étoient
une fuite de l'application peu méthodique
du feu, des étoupes imbibées de diffolution mercurielle, & placées dans des fcarifications que j'avois pratiquées, en ont af-

furé la ruine. Dans la circonftance de loupes confidérables, telles que celles qui étant multipliées fur prefque toutes les parties du corps d'un mulet conduit dans les hôpitaux de l'école vétérinaire de Lyon, ne pouvoient être extirpées fans danger, les éleves ont été témoins du pouvoir des trochifques de réalgal pour en procurer la chute. Ils n'ont pas moins bien jugé de celui de la diffolution mercurielle pour la deftruction des poireaux, &c. &c.

Fin de la Matiere Médicale.

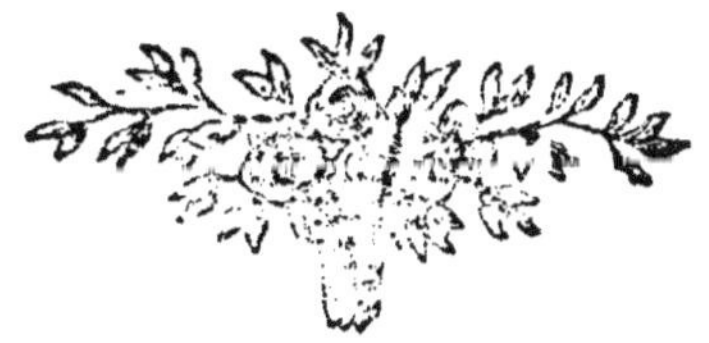

INTRODUCTION

A LA

CONNOISSANCE,

A

L'ADMINISTRATION

ET

A LA PRÉPARATION

DES MÉDICAMENS.

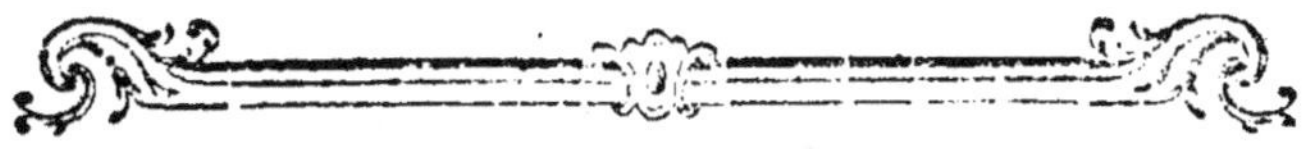

INTRODUCTION

A LA CONNOISSANCE,

A L'ADMINISTRATION

ET

A LA PRÉPARATION DES MÉDICAMENS.

Les Médicamens font adminiftrés intérieurement & extérieurement aux animaux, ainfi qu'aux hommes, d'après différentes combinaifons & fous différentes formes, défignées par des noms particuliers, dont quelques-uns appartiennent exclufivement à l'art vétérinaire, & que nous allons fucceffivement faire connoître.

Baumes.

Ce font des réfines liquides, tirées par incifions ou fans incifions de plufieurs arbres; elles ont la vertu de confolider les plaies, & cette même vertu a fait donner le nom de *baumes* à une multitude de compofitions qui fuppléent effectivement aux baumes naturels.

Les uns ont pour bafe des liqueurs fpi-

ritueufes ; d'autres font de la confiftance
des huiles ; il en eft d'epais comme des
onguens & de folides comme les emplâtres ; ils fe prennent intérieurement &
s'appliquent à l'extérieur.

Billots , Nouets.

Les *nouets* & les *billots* font les moyens
par lefquels nous parvenons, d'une part,
à provoquer dans l'animal une fecrétion
plus abondante de la falive, & à appaifer,
de l'autre, l'irritation des parties intérieu-
res de la bouche, felon les médicamens
que nous mettons en ufage & qui font en
partie proprement des mafticatoires (XXIII,
XXXIII).

Les *billots* font formés d'un morceau de
bois arrondi fans aucun contour, & faifant l'effet d'un mors fans branches. Nous
les fixons dans la bouche en les y foutenant par des montans faits avec une ficelle
qui s'étend jufques fur la tête de l'animal,
& d'où refulte une forte de têtiere, après
les avoir garnis de linges ufés qui renferment les médicamens que nous nous propofons d'employer, ou après avoir trempé ces linges dans ces mêmes médicamens
s'ils font liquides.

Le *nouet* eft un chiffon dans lequel nous

enfermons les médicamens, & que nous
fufpendons au mafligadour, au mors, ou
au canon de la bride ou du filet. Nous
laiffons les uns & les autres dans la bouche
pendant l'intervalle des repas.

Boiffon.

Le terme de *boiffon* exprime en général
le liquide, dont l'animal s'abreuve ordinairement lui-même, fans aucuns fecours
étrangers, & c'eft en cela qu'il diffère de
ce que nous appellons *breuvages.*

Ce liquide n'eft autre chofe que l'eau,
qui eft auffi la boiffon naturelle de l'homme & du plus grand nombre des animaux
qui exiftent ; elle forme la principale partie des liqueurs vitales & du fang.

On ne fauroit fixer d'une maniere certaine & pofitive la proportion des fluides
aux folides du fang, c'eft ce que prouve la
diverfité des opinions des phyficiens qui fe
font livrés d'après maintes expériences à de
femblables calculs. Nous ne ferions, peut-
être, pas plus heureux dans la recherche
de la quantité des fluides en raifon des
folides des corps, lorfque nous tenterions,
par l'abforption de tout humide, de comparer enfuite le poids des folides reftans
avec celui de la machine entiere avant fon

deſſechement; mais il eſt conſtant que la vie dépend abſolument de l'accompliſſement du mouvement circulaire, & que ce mouvement devant s'exécuter dans les vaiſſeaux les plus déliés, comme dans ceux du plus grand diamètre, il faut de toute néceſſité que le liquide l'emporte par ſa quantité ſur le ſolide; s'il en étoit autrement, les liqueurs chemineroient avec peine dans les canaux, elles s'y embarraſſeroient; le ſang s'épaiſſiſſant & acquérant beaucoup de viſcoſité, les obſtrueroit bientôt; les ſucs impurs & excrémenteux, reflueroient inévitablement, les ſécrétions & les excrétions étant ſuſpendues, & l'animal ſuccomberoit dans peu ſans le poids des maux qui ſuivent toujours le grand épaiſſiſſement.

La boiſſon eſt donc une des conditions abſolues de l'exiſtence des animaux, puiſque l'eau, dont ils s'abreuvent, humecte & aſſure la ſoupleſſe des fibres, lave & déterge le ſang, atténue & rend la lymphe plus mobile, en ſépare & en disjoint les particules putreſcibles, noie les ſels & en débilite l'action, pare à l'âcrimonie des humeurs, & répare, en un mot, le liquide qu'ils perdent ſans ceſſe par un infinité de voies; & c'eſt avec raiſon que nous diſons que la ſoif n'eſt autre choſe

en eux, comme en nous, qu'une indication de la nature, ou un avertissement
qu'elle nous donne, non seulement de
l'importance d'aider la diffolution des alimens folides, afin d'en faciliter l'affimilation , mais de celle de prévenir les défordres mortels, dont nous ferions menacés
par la privation ou l'abftinence d'un liquide
fuffifant; ce befoin infoutenable eft fur-
tout manifefté dans l'hydropifie, dans les
diabétès , dans les inflammations des vifcères, dans les amas d'humeurs putrides
au-dedans du ventricule, lorfque la bile
y reflue, & dans toutes les circonftances,
enfin, du deffechement des fibres & du
fang de quelque caufe qu'il provienne.

Nous avons fait une épreuve fur trois
chiens ; nous avons voulu voir fi le défaut de boiffon occafionneroit en eux la
rage, conformément à l'idée affez générale qu'on en a ; l'un d'eux a vécu fix
jours, l'autre huit, & le troifieme neuf,
fans boire ; nous leur préfentions fur
le déclin de leur vie de l'eau, aucun n'a
donné le moindre figne d'hydrophobie,
tous s'approchoient également pour lap-
per une ou deux fois, on leur retiroit
auffitôt le vafe ; nous avons trouvé dans
les uns & dans les autres le ventricule

fort enflammé, la veſſie fortement racor-
nie & reſſerrée ſur elle-même, une bile
très âcre, & dans les vaiſſeaux des concrétions réſultant de la viſcoſité du ſang.
Mais pourquoi nous appéſantirions nous
ici ſur une infinité de phénomènes ſemblables, l'expérience & la raiſon ne con-
courent - elles pas également à la preuve
invincible, que ſans le ſecours de l'eau les
animaux, dont nous nous occupons, ne
ſauroient ſubſiſter ?

Quelle eſt, ou quelle doit être la quantité de la boiſſon reſpectivement à celle des
alimens ſolides ? Sur ce point les auteurs
en médecine ne ſont pas abſolument d'accord : nous penſons qu'il en eſt de la ſoif
comme de l'appétit, ou de la faim; ces
ſenſations diffèrent l'une de l'autre, non
ſeulement dans les genres & dans les eſpèces, mais dans les individus. Il eſt certainement des animaux plus voraces que leurs
pareils, & ceux qui ont prétendu que
l'homme mange la quarantieme partie de
ſon poids, & le bœuf la ſixieme ou la huitieme du ſien, n'ont véritablement pas
penſé que cette obſervation, fauſſe ou
vraie, ne ſeroit jamais ſuſceptible d'aucune
exception. Nous avons vu des chevaux
manger conſidérablement en comparaiſon

de la boisson qu'ils prenoient, d'autres manger très-peu & boire beaucoup. Néanmoins on peut dire en général que celui qui est grand mangeur, boit copieusement, & peche plutôt par obésité que par trop peu d'embonpoint. Nous en avons vu un à l'école qui buvoit six seaux d'eau par jour, ce qui fait environ cent quarante-quatre livres; il jouissoit d'une bonne santé; il étoit gras & dans le meilleur état; il mangeoit beaucoup, & avec une extrême avidité; il étoit sujet tous les quinze jours à de fortes évacuations par l'anus. Ces déjections suspendues lui occasionnoient de vives tranchées; du reste, il n'urinoit pas plus qu'un autre, mais il étoit continuellement dans une sorte de moiteur. D'autres chevaux qui boivent peu, sont assez communément délicats sur les alimens solides; ils sont pour l'ordinaire maigres, efflanqués, ardens & tributaires de maladies inflammatoires; plusieurs périssent par la fortraiture, & un grand nombre par la pousse, ou ce qui est la même chose, par l'asthme sec.

Le chien, proportionnément, boit plus que le cheval, le cheval plus que le bœuf, le bœuf plus que la chèvre, la chèvre plus que le mouton, &c. Ce plus ou moins grand appétit de l'eau, qui tient à la nature & à la conſtitution particuliere de chacune de ces eſpèces, dépend encore d'une infinité de circonſtances, comme de la qualité des alimens ſolides qu'ils prennent, du plus ou moins d'exercice & de travail qu'ils font, de la différence des climats, de la température des ſaiſon., &c. Des animaux nourris au ſec boivent bien davantage que des animaux qui pâturent & qui s'alimentent d'herbes plus ou moins remplies de ſucs & d'eau ; cependant ſi ces plantés étoient dans la claſſe des aromatiques chaudes, des ſudorifiques, des diurétiques, des purgatives, &c. ; ſi elles étoient imbues d'une eau ſalée comme ſur les bords de la mer ; ſi le ſel, qui paroît ſi fort & ſi parfaitement convenir à la nature de l'animal, principalement aux bêtes qui ruminent & qui le mangent avec beaucoup d'avidité, eſt un des mets que nous leur accordons quelquefois, ils feront invités à boire pour le moins autant, par la raiſon que tout ce qui diminue la maſſe des humeurs, ainſi que tout ce qui peut leur faire contracter un certain degré d'acrimonie, eſt une des cauſes principales de la ſoif ; les courſes, l'exercice plus ou moins violent occaſionnent des déperditions, ſollicitent dans l'animal

mal

mal le defir de s'abreuver. Dans des pays marécageux, dans des faifons fort humides & fort pluvieufes, les animaux boivent moins; les porcs, les chevaux à la Jamaïque, attendu l'humidité de l'air, prennent très-peu de boiffon; dans les pays chauds & en été ils boivent plus que dans les pays froids & dans l'hyver; toutes ces différences font bientôt comprifes & s'expliquent aifément, pour peu que le méchanifme de la machine & les impreffions qu'elle peut recevoir du dehors foient connus.

Il faut auffi faire attention à la laxité naturelle des fibres dans certaines brutes. Dans les bêtes à laine, par exemple, non feulement les eftomacs nous préfentent une énorme quantité de filtres, comme dans ceux des autres ruminans qui boivent conféquemment moins que les animaux pourvus d'un feul ventricule, mais la trame des folides, en elles, eft telle qu'elle favorife fans ceffe une ample filtration de férofité qui les met à l'abri de la foif; elle les difpofe facilement auffi aux effets pernicieux qui font les fuites d'une boiffon trop abondante, & dès qu'elles paiffent dans des pâturages garnis d'herbes en qui réfident beaucoup de fucs, la débilité naturelle de leurs fibres s'accroît, & les folides fe relàchent

Q

encore plus ; delà la diftenfion des eftomacs, la perte de l'appétit, la bouffiffure, les tumeurs aqueufes, l'hydropifie , la cachexie aqueufe ou la pourriture, &c. auxquelles ces animaux font fi fujets.

L'idée très - abfurde des anciens , à la tête defquels étoit *Ariflo e* (1), fur la qualité de l'eau dont il convient d'abreuver les animaux , ne peut s'accréditer dans ce fiecle, elle n'a que trop longtems regné. L'eau la plus propre à la boiffon de l'homme eft auffi la plus convenable à la boiffon de l'animal ; quelque peu difficile qu'il fe montre dans le befoin & quand il eft preffé par la foif, il n'en eft pas moins vrai que fa fanté dépend de la falubrité de la liqueur avec laquelle il peut l'étancher. Telles eaux (2) occafionnent des tranchées ; telles autres (3) obftruent les vaiffeaux lactés & jettent les animaux dans l'atrophie ; celles-ci (4) donnent naiffance à des maladies fou-

---

(1) Voyez *Elémens de l'art vétérinaire. Traité de la conformation extérieure du cheval, &c. Paris*, 1785. 2e. partie, page 265 & fuivantes.

(2) Les eaux faturées d'un fel neutre quelconque.

(3) Les eaux qui filtrent à travers des rochers laminés de fchites, de craie & d'argile.

(4) Les eaux fades, défagréables au goût, faturées de

vent très-rebelles ; celles-là (1) crispant les orifices des tuyaux vaporiferes & absorbans répandus dans toute l'étendue de l'œsophage & de la trachée - artere, & donnant lieu à la tuméfaction des glandes lymphatiques placées dans l'auge & aux environs de la gorge, provoquent insensiblement un flux d'humeurs d'une couleur & d'une consistance différentes, qui est le produit de la résolution de ces engorgemens, & qui peut avoir des suites funestes si l'art contrarie la nature au lieu de lui obéir & de l'aider. Enfin, qui est - ce qui ignore tout ce que la rosée (2) offre de redou-

---

terre calcaire gipseuse, telles que celles que les puits pratiqués dans les terreaux fournissent.

(1) Les eaux de sources extrèmement fraîches, & qui ne sont point frappées des rayons du soleil.

(2) Ce liquide qui couvre le matin la surface du globe, est pompé par l'action du soleil pendant la journée : condensé le soir, il forme ce que l'on appelle serein. La rosée est d'autant plus copieuse qu'il a fait plus chaud dans la journée. Celle qui tombe dans l'Amérique méridionale, en Afrique & en général sous la Zone torride, est si abondante qu'elle équivaut à nos pluyes d'Europe. Elle n'est pas toujours pure & homogène, ainsi qu'il paroîtroit qu'elle le devroit être par l'espèce de distillation qu'elle a éprouvée. Les gaz, les mofettes, les alcalis volatils, les vapeurs arsénicales qui se rencontrent dans l'intérieur de la terre,

table en certaines années dans les végétaux,
qui, rouillés par elle, font un poison mor-
tel pour les bêtes qui pâturent avant que
le soleil l'ait dissipée, & sur-tout pour celles
qui sont pleines, qu'elle fait avorter, &
pour les bêtes encore dans un âge tendre,
qu'elle consume par les tranchées & par
les autres maladies qu'elle leur cause ; car
en ce qui concerne celles qui ne sont plus
jeunes, elle les engraisse & les met en état
de servir à notre subsistance.

Mais de toutes les *boissons*, la plus nuisible, la plus fatale aux animaux, ainsi qu'à
l'homme, & la plus capable d'engendrer
des maladies épidémiques & épizootiques
de divers genres, c'est celle des eaux crou-
pissantes & putrides ; leurs exhalaisons mêmes ne sont pas moins perfides ; aussi voit-
on regner dans les pays marécageux, dans
des cantons ordinairement sains, après de
grands débordemens, dans des années plu-
vieuses & fort humides, sur-tout lorsque le
vent de sud a dominé, des fièvres de divers
caractères, malignes, putrides, inflammatoires, accompagnées de bubons, de char-

---

ainsi que les sels primitifs ou secondaires, dont elle se
charge dans l'air, l'altèrent & lui procurent souvent les
qualités délétères auxquelles elle n'est que trop sujette.

bons, telles que celles qu'*Hippocrate* a ob-
fervées dans les hommes. Or, fi des eaux
qui féjournent, & qui, expofées à la chaleur
du foleil, contractent par leur repos & par
cette même chaleur les qualités pernicieufes
qui réfultent d'une nature falée, âcre & volatile ; fi elles participent encore de la
caufticité des fels des infectes dont elles
abondent ; fi le mouvement inteftin qu'elles doivent éprouver, fur-tout fur une
terre limoneufe & fulphureufe, en détruit la
température ; fi, enfin, tout mouvement de
cette efpèce en changeant néceffairement
les fucs tempérés, infipides, fans odeur, &
même les fucs les plus doux en des fucs
âcres, volatils, fulphureux & fétides, produit un pareil changement dans les eaux
qui fervent à la végétation des plantes que
l'on recueille dans les fonds bas, dans les
marais, dans les étangs, & rend ces mêmes
plantes vraiment vénéneufes & mortelles,
que ne doit-on pas appréhender de la
boiffon de ces mêmes eaux putréfiées, &
comment pourroit-on être furpris des maux
affreux & divers qu'elles fufcitent ?

L'eau la plus falutaire eft donc celle qui
eft la plus pure, la plus légère & la plus fubtile ; telle qu'elle convient, en un mot, à
l'homme. Et on doit rejetter celle qui eft

chargée de parties hétérogènes plus ou moins grossieres, fétide & incapable de dissoudre parfaitement le savon.

La premiere s'insinue promptement dans les replis les plus cachés des corps, & plus elle est légere & contient de matiere éthérée, plus elle est propre à la production du suc nerveux, à la dissolution des parties visqueuses, à l'extraction du suc chyleux, &c.

L'inapétence dépend d'une insensibilité morbifique, & il est évident que la faim comme la soif sont l'effet de l'action de causes purement corporelles sur certains organes. Dans une mauvaise disposition des parties solides, & dans presque toutes les maladies graves, les fonctions du ventricule sont dérangées & troublées, tout appétit cesse, & l'on diroit que la prévoyante nature n'éteint alors cette sensation, que parce que les alimens ne pourroient que se corrompre en séjournant dans un viscère qui se trouve dans l'inertie.

L'eau est encore un soulagement dans la faim ; elle modere les douleurs qu'éprouve le ventricule dans un animal affamé, & il faut qu'elle contienne quelques particules nutritives, puisqu'elle peut soutenir la vie pendant un certain espace de tems. C'est ce que nous voyons dans des circons-

tances qui nous obligent à condamner
nos malades à la diete la plus auſtere, &
à leur interdire toute eſpèce de nourriture ſolide ; cependant ces particules ne
ſont point capables de réparer la lymphe ;
la maigreur & le peu de force des animaux
réduits, en quelque ſorte, à l'eau, en eſt
une preuve, & nous en avons une plus
convaincante dans l'abondance de la ſuppuration des plaies des bêtes alimentées de
fourrages ; & dans la difette du pus, lorſque l'eau à laquelle on mêle quelques fa-
rineux, eſt leur unique ſoutien.

Il nous reſte à enviſager la *boiſſon*
comme froide, comme chaude & comme
empreinte & chargée des particules de diverſes ſubſtances médicinales.

Il n'eſt pas douteux que l'eau froide eſt
douée d'une vertu fortifiante ; elle reſſerre
les fibres & les rapproche ; elle en rétablit,
par conſéquent, la tenſion & le reſſort,
& dès-lors elle ne peut qu'appaiſer l'excés
du mouvement inteſtin du ſang, & celui
de la chaleur qui en eſt une ſuite ; or,
dans les ſtaſes, dans les ſtagnations, &
dans toutes les maladies dont la cauſe
peut être la diminution de la force mo-
tice des fibres, la *boiſſon* froide, adminiſtrée prudemment, raffermira & conſervera

le tiſſu du ſang & des liqueurs que la chaleur attaque & détruit ; fortifiera & reſ-ſerra les fibres , dont la réſiſtance aug-mentera de maniere que les matieres viſ-queuſes ſeront miſes en mouvement ; & c'eſt ainſi qu'une telle *boiſſon* peut prévenir & guérir de ſemblables maladies.

Elle peut être encore d'un uſage très-ſalutaire dans des toux convulſives contre leſquelles les béchiques même adouciſſans & incraſſans ſont d'un foible ſecours. Le ſiége de la matiere âcre & déliée qui y donne lieu, n'eſt pas dans la ſubſtance vé-ſiculaire du poumon, mais dans les nerfs pneumoniques que cette même humeur irritante excite, ainſi que les muſcles de la reſpiration , à des ſecouſſes vives, conti-nuelles & déſordonnées ; or, une boiſſon délayante & fortifiante en même tems, peut parer à l'abord & au dépôt qui ſe fait ſans ceſſe de la matiere adhérente à ces nerfs.

Nous penſons qu'elle peut être très-effi-cace encore dans les effuſions produites par des crudités viſqueuſes dans les premieres voyes ; dans la circonſtance d'une bile cor-roſive qui tiraille les membranes nerveuſes du ventricule ; dans l'atonie & le défaut d'action de ce viſcère, & lorſqu'il s'agit de chaſſer les vents qui en ſont la ſuite,

Dans les fouffrances cruelles des inteſtins, c'eſt-à-dire, dans les tranchées, prin-
palement dans celles que l'on appelle dans
l'homme du nom de paſſion iliaque, ſoit
qu'elles ayent pour cauſe des humeurs bilieuſes mordicantes , ſoit que l'arrêt du
ſang dans les membranes des inteſtins les
occaſionne, la *boiſſon* froide délayera les
ſucs bilieux , elle en matera les mouvemens inteſtins ; elle les émouſſera & les
adoucira de maniere qu'elle amortira la
douleur ; elle rendra auſſi le ſang épais arrêté, plus fluide, elle en facilitera le cours ,
& les tourmens ceſſeront avec la preſſion
qui réſultoit de l'engorgement des vaiſſeaux ;
enfin , les fibres ſe reſſerrant & recouvrant
leurs forces, les vents feront expulſés par
l'anus, & tout météoriſme s'évanouira.

Quelquefois auſſi la froideur de la *boiſſon* produit une eſpèce de fièvre artificielle, ou elle redouble & accroît un mouvement fébrile ; mouvement ſalutaire, énergique , capable de diſſiper les embarras
formés dans les vaiſſeaux les plus exigus,
& de ramener dans le torrent les matieres
corrompues fixées & arrêtées quelque part.

Mais les ſubſtances les plus avantageuſes
deviennent nuiſibles quand elles ſont données & preſcrites ſans réflexion & ſans lu-

mieres. L'adminiſtration de ce reméde auſſi
puiſſant qu'il eſt ſimple, exige comme tous
les autres que l'artiſte ait attention à l'habitude, à l'âge, à la diſpoſition des ſolides,
à ſa cauſe & au tems. L'animal eſt-il jeune
& d'un tempérament bilieux? La maladie
a t-elle pour principe l'abondance & l'âc-
creté des humeurs bilieuſes? Les forces ne
ſont-elles point anéanties? Le mal n'eſt-il
point dans le moment de ſon accès & de
ſa violence? La chaleur eſt-elle égale dans
toute l'étendue du corps? Les ſymptômes
n'ont-ils produit aucune corruption de
ſang & des humeurs? La boiſſon froide
n'eſt point à redouter: elle ſera très-ſalutaire. Les ſolides, au contraire, ſont-ils
dans le ſpaſme & dans une roideur extrême? Apperçoit-on des ſignes de quelqu'inflammation interne qui ne peut qu'augmenter & ſe diſpoſer au ſphacele? S'agit-
il d'un animal vieux & dans l'épuiſement
après une indiſpoſition plus ou moins longue? La fièvre eſt-elle dans le point de ſa
chaleur? Eſt-il queſtion de quelques maladies cutanées, &c.? L'eau froide doit être
proſcrite. C'eſt peut-être le plus ſouvent à
la froideur de la boiſſon, que nous devons
attribuer ces engorgemens de la rate & du
foie que nous trouvons dans une grande

partie des animaux morts de maladies inflammatoires; & peut-être ferions nous auffi
plus affurés de triompher de la plupart des
maladies dans lefquelles la nature s'efforce
de pouffer à l extérieur du corps la matiere
moibifique, fi nous tenions les animaux malades à l'ufage d'une eau chaude ou tiede ;
car, puifque la nature du froid eft de donner de la rigidité aux fibres , puifque toutes
les membranes, principalement celles qui
font nerveufes, ont entr'elles une corref-
pondance étroite, intime, & qu'elles participent également de la contraction que
l'une d'elles éprouve : il s'enfuit que la
boiffon froide pénétrant le ventricule doit
affeder le corps, refferrer la peau, en contracter les vaiffeaux excrétoires, rendre la
tranfpiration plus difficile, & par conféquent
interdire à l'humeur morbifique la voie par
laquelle la nature tend de s'en délivrer.

Les funeftes effets d'une *boiffon* froide
après un exercice violent fur un fang
échauffé & rarefié, & dans un animal en
fueur ne font que trop connus, & nous
en avons des exemples trop fréquens,
fur-tout eu égard aux chevaux. Le poifon le plus adif ne renverfe & ne trouble pas plutôt l'économie des mouvemens
vitaux ; l'adion progreffive du fang eft en

quelque sorte arrête sur le champ, ce liquide se coagule, s'epaissit, les liqueurs
en mouvement restent immobiles, le tissu
nerveux du ventricule & des intestins en
est blessé ; il survient des inflammations,
des tranchées, des stagnations & des engorgemens dans les viscères qui ne sont,
pour ainsi dire, formes que de vaisseaux
comme le foie, la rate, les poumons, &c.,
& assez souvent il en résulte une fourbure
incomptable (1). *Morgagni*, dont le génie
observateur s'attachoit à tout, & qui nous
a laissé sur les animaux quelques observations éparses qui peuvent nous éclairer, a
trouvé le mesentère d'un chien absolument
gangrené pour avoir bû d'une eau très-
froide après avoir violemment couru.

La chaleur de l'eau doit produire des
effets absolument contraires ; elle entre-
tient la fluidité & la tenuité des liqueurs ;
elle ramollit & relâche les parties dures &
trop tendues; elle aide merveilleusement à
la circulation du sang, elle provoque les
évacuations salutaires, elle tient tous les
excrétoires ouverts, elle corrige les crudités

---

(1) Voyez la Description & le traitement de cette maladie dans le volume des *Instructions vétérinaires*, année
1791, page 127, nouvelle édition. (*Note des éditeurs*)

des ventricules & des premieres voies après la digeſtion, elle déterge les orifices de la membrane veloutée des inteſtins & de leurs glandes, elle délaie les ſucs mucilagineux, &c. Mais lorſque la chaleur du corps eſt trop violente & que toutes les liqueurs ſont en mouvement, l'eau chaude détruit les forces, donne a teinte à la force ſyſtaltique vitale des ſolides, & peut cauſer un préjudice extrême à la machine.

Il n'eſt point de maladies, ſoit aiguës, ſoit chroniques, qui ne puiſſent être ſubjuguées & vaincues ſans une *boiſſon* ſuffiſante d'une liqueur aqueuſe, legere, & qui, ſouvent, eſt le principal inſtrument de la guériſon. Seroit-il poſſible, en effet, que la chaleur violente de la fiévre, pût s'appaiſer ſans une *boiſſon* plus ou moins abondante; n'eſt-ce pas néceſſaire pour réſoudre les ſtagnations & les obſtructions qui ſont les cauſes des maladies fébriles, & pour faciliter les excrétions & ſur-tout celle qui ſe fait par les pores de la peau? Auſſi étendons-nous diverſes ſubſtances médicinales, ſelon les indications, dans une ſuffiſante quantité de liqueur, & le plus ſouvent eſt-ce en grande partie à ce même liquide que nous devons les heureux effets de ces mêmes ſubſtances.

Avons-nous à combattre des humeurs âcres, nous cherchons à les envelopper, en ajoutant à l'eau commune les gommes arabique, adragant, ou des décoctions de racine d'althéa, de graine de lin, &c. Voulons-nous parer à des mouvemens désordonnés, reprimer des spasmes, des crispations, nous associons le camphre à ces mucilagineux, & si cette *boisson* est insuffisante, nous y ajoutons l'infusion de coquelicot, de têtes de pavot, & quelques gouttes de laudanum liquide. Nous rendons la *boisson* tempérante & calmante, en l'acidulant avec un soixantieme de vinaigre de vin, ou une centieme partie d'un acide minéral quelconque, émoussé par l'esprit de vin.

Sommes-nous dans le cas de suspendre certaines évacuations, nous avons recours à l'eau de Rabel, à l'alun, à la décoction de sumac, de rapure de corne de cerf, de racine de grande consoude, de tormentille, de quinte feuille, d'argentine, des différens plantins, &c.

Les éleves connoissent les effets salutaires d'une décoction de feuilles d'orties, au moyen de laquelle on coupoit l'eau commune qui devoit abreuver les volailles de la ménagerie de l'école, affectées d'une diarrhée fpontanée qui les emportoit quelques jours après.

Ils n'ont pas moins jugé des effets falutaires de la *boiffon* nitrée & acidulée, pour prémunir les animaux contre les maladies contagieufes regnantes : cette *boiffon* fortifie les folides, ouvre les couloirs, hâte les excrétions, s'oppofe à la défunion & à la décompofition du fang & des humeurs, au développement des miafmes vénéneux parvenus dans les premieres & dans les fecondes voies, elle en anéantit les effets, &c.

Si notre intention eft de rendre la *boiffon* apéritive (XV), nous faifons une décôction de fénouil, de petit houx, de fouchet, de véronique, de vulnéraires de Suiffe, & nous en augmentons la vertu par le fel ammoniac, la térebenthine, &c. ; ou nous la modérons par le camphre, les mucilagineux, &c.

L'indication nous dicte-t-elle de retablir l'infenfible tranfpiration, nous lui affocions la terre foliée de tartre, le fel commun, l'infufion de fleurs de fureau, &c.

Voulons-nous rendre cette même *boiffon* plus active pour agir fur les alimens & les forcer à franchir le pilore, ce à quoi nous fommes obligés dans de certaines indigeftions, nous lui ajoutons les infufions

des sommités des différentes sauges, de l'hysope, des camomilles, des chamédris, &c.

Elle sera anti-vermineuse, si nous faisons une infusion de tanesie, d'absinthe,
de petite centaurée, de sarriete, &c.

Nous la rendrons nutritive en la blan-
chissant avec le son de froment, en y ajoutant une forte décoction de foin, de choux,
de pommes de terre, ou de navets. Cette
derniere a été très-efficace pour des maladies de poitrine qui paroissoient ne laisser
aucune ressource. Si nous voulons la rendre plus confortative, nous y délayons celle
des farines que nous jugeons la plus convenable pour remplir l'intention que nous
nous proposons. Si nous avons à restaurer
des animaux carnivores, nous la coupons
avec le bouillon, le lait, les jaunes d'œufs.

Si nous avons des soifs inextinguibles à
appaiser, nous recourons avec succès à la
décoction de mauve, de laitue, de pourpier, de laitron, &c.

Si nous avons des chaleurs à éteindre
ou à calmer, ainsi qu'il arrive dans certaines femelles qui ne retiennent pas par cette
cause, nous unissons à leur boisson des décoctions de nymphéa, de semences de cu-
curbitacées, &c.

Enfin, si nous avons des chevaux à préserver

ferver de la morve, nous avons recours à l'eau de chaux, que nous ajoutons à la *boiſſon*.

Dans le cas ou les animaux ſe refuſent aux *boiſſons* préparées, nous leur donnons en *breuvages*; ſouvent auſſi nous leur donnons en *boiſſon* des liqueurs que nous aurions de la peine à leur faire prendre artificiellement, & pour cet effet nous les laiſſons endurer la ſoif. Enfin, s'ils ne peuvent ſe prêter & ſe ſoumettre à ces différentes manieres de les médicamenter, nous arroſons du liquide indiqué, le ſon ou les autres alimens ſolides que nous leur offrons après les avoir laiſſé endurer la faim; & quand toutes ces reſſources nous ſont interdites, nous pouſſons le liquide dans le fond de la bouche par le moyen d'une ſeringue (Voyez *injection, gargariſme*).

Bols, Pilules, Opiats.

Dans la médecine humaine un médicament, dont la conſiſtance eſt un peu plus épaiſſe que celle du miel, & dont la quantité eſt à peu près égale à celle d'une bouchée, forme ce qu'on appelle un *bol*; & l'on nomme *pilule* un médicament ſec, plus ſolide, qui cede au toucher, qui eſt compoſé d'une matiere conſiſtante, & dont

R

la forme eſt ſphérique. Il ſeroit ſuperflu dans
la médecine des animaux de fonder ſur ces
conſidérations la diſtinction de ces remedes. Le *bol* eſt dans notre pratique moins
ſolide que la *pilule* qui acquiert plus de
conſiſtance par l'addition du ſon, de la
farine, ou de toute autre poudre dans laquelle nous la roulons. L'un & l'autre ſont
ſphériques & ſont également adminiſtrés à
l'animal par le moyen d'un morceau de
bois avec lequel on les pique, & que l'on introduit dans la bouche du malade en ſe ſai-
ſiſſant de ſa langue, ſur la baſe de laquelle
on dépoſe le *bol* ou la *pilule*; alors on lâche
la langue, & l'animal en la retirant eſt
forcé d'avaler le remede.

L'*opiat* a la conſiſtance d'un extrait un
peu ferme ; lorſque les animaux ne le mangent pas ſeuls, nous l'adminiſtrons par le
moyen d'une ſpatule de bois, ſur le bout
de laquelle on en met une partie qu'on
dépoſe ſur la langue, qu'on a tirée pour cet
effet en partie, hors de la bouche, &
qu'on rend a elle-même pour faciliter à
l'animal les moyens d'avaler. Ordinairement on aide à la déglutition de ces différens remedes en donnant ſur le champ
quelques cornées d'un breuvage approprié
aux indications.

Bouillons.

Les *bouillons* ne different des *infusions* & des *décoctions*, que parce que l'on fait entrer des substances animales dans leur composition. Lorsqu'on y ajoute des végétaux, on ne doit les y faire entrer que sur la fin de la cuite, & comme nous le dirons en parlant des *décoctions*, afin de ne pas perdre les parties volatiles des substances qui en contiennent.

Les *bouillons* sont décantés ou passés à froid, afin de pouvoir séparer plus commodément la graisse qui reste sur l'étamine lorsqu'elle est figée.

On donne rarement des *bouillons* ou des *décoctions de viande* au cheval & aux autres animaux herbivores; on en donne plus souvent au chien, & aux autres animaux domestiques carnivores. On fait avec la plus basse boucherie & avec les intestins un *bouillon* qu'on appelle *bouillon de tripe*, dont on se sert comme topique.

Breuvages.

On donne ce nom à des médicamens liquides, dont la saveur n'est pas assez agréable pour inviter les animaux à les boire seuls, & qu'on les contraint à prendre avec

la corne ou par d'autres moyens induf-
trieux, fans violence & fans danger. On
peut les comparer à ce qu'on appelle *potion*
dans la médecine humaine. L'adminiſtration
en eſt d'autant plus importante, que pluſieurs animaux périſſent des ſuites de la
mauvaiſe maniere de les leur faire prendre.

La quantité de liquide que doit contenir chaque *breuvage* ne doit pas être conſidérable, car l'animal eſt alors trop long-
tems à le prendre, il ſe fatigue, s'impa-
tiente, peut touſſer, & ſe refuſer à une
nouvelle adminiſtration; d'ailleurs, le *breuvage* devant toujours produire un effet
marqué, les ſubſtances qui le compoſent,
ne doivent pas être étendues dans un trop
grand véhicule, leurs vertus ſeroient alors
néceſſairement affoiblies.

Le *breuvage* étant deſtiné à être avalé
immédiatement après ſon immerſion dans
la bouche, ne doit contenir aucun corps
dur ni volumineux, capable d'inquiéter l'animal qui en diſtingue l'impreſſion de celle
du liquide; s'il contient des poudres, elles
doivent être aſſez fines pour reſter ſuſpendues dans la liqueur, & ne point s'amaſ-
ſer au fond du vaſe.

La maniere d'adminiſtrer les *breuvages*
doit varier ſuivant les eſpèces d'animaux do-

meſtiques, ſoit par rapport à la maniere de les aſſujettir, ſoit par rapport aux différens moyens à employer pour porter la liqueur dans leur bouche.

On donne généralement les *breuvages* au cheval, en lui tenant la tête élevée, à la faveur d'un bridon ou d'une eſpèce de mors, nommé *pas d'âne*. La longe du bridon ou du pas d'âne, eſt paſſée dans une poulie, ſous laquelle on place l'animal, & qui eſt ſituée à quelques pieds au-deſſus de ſa tête. A la faveur de cette diſpoſition, on peut élever ou laiſſer deſcendre la tête à volonté : on l'éleve de maniere, que l'ouverture des lèvres ſoit au-deſſus du niveau du fond de la bouche.

L'animal ainſi placé, on remplit une corne de bœuf, deſtinée à cet uſage, de la liqueur qu'on veut faire prendre; on l'introduit entre les lèvres juſque ſur la langue, & on la vide dans la bouche. On réitere cette opération lorſque le cheval à avalé la liqueur, & juſqu'à ce que tout le *breuvage* ſoit pris.

Quelquefois, au lieu de corne, on ſe ſert d'une bouteille. On ſent que le col ou le goulot eſt plus difficile à introduire dans la bouche que la corne dont l'entrée eſt taillée en biſeau ; qu'il faut le plus ſouvent pré-

R 3

parer fon paffage en introduifant les doigts dans la bouche, & même en abaiffant la machoire. On conçoit auffi, qu'il feroit très-dangereux de placer cette partie entre les dents puifque l'animal pourroit la caffer & fe bleffer ; auffi n'a-t-on recours à ce moyen qu'autant qu'on ne peut pas faire autrement, & a-t-on le foin alors d'envelopper le goulot de chiffons.

Ces manieres d'adminiftrer les *breuvages* entraînent des inconvéniens, qui ont fait fouvent renoncer à donner des médicamens fous cette forme : en effet, on eft obligé, à chaque gorgée, de retirer & d'introduire la corne ou le col de la bouteille dans la bouche, ce qui incommode l'animal qui s'en inquiéte & s'en défend, fur-tout lorfque la liqueur qu'on lui fait avaler eft de mauvais goût ; les agitations auxquelles ils fe livre, lui font rejetter le fluide, le lui font avaler irrégulierement, ce qui fouvent provoque la toux & même la fuffocation. On en a vu devenir plus ou moins difficiles à aborder pour leur avoir réitéré cette opération défagreable plufieurs fois le jour, pendant le cours d'une maladie.

Ces inconvéniens ont déterminé à employer un moyen plus fimple, & qui les fait difparoître en plus grande partie ; il confiſte en un *pas d'âne*, dont le mors eſt un canal percé dans le milieu de ſa longueur, & dont une extrémité ſe continue en dehors & répond à un entonnoir dans lequel on verſe la liqueur qui ſe répand dans la bouche par le trou pratiqué au milieu (1).

On conçoit qu'avec cet inſtrument la liqueur verſée dans l'entonnoir, arrive dans la bouche, ſans qu'on ſoit obligé de l'ouvrir ſans ceſſe; auſſi eſt-il adopté de tous ceux qui le connoiſſent, & les animaux qui touſſoient, & qui perdoient leurs *breuvages*, avalent avec plus de facilité.

Quel que ſoit celui des moyens qu'on emploie, pour donner des *breuvages* au cheval, à l'âne & au mulet, il ne faut élever la tête qu'autant qu'il eſt néceſſaire pour empêcher la liqueur de tomber au-dehors; en forçant trop cette ſituation, on gêne la déglutition, on expoſe l'animal à touſſer, à diriger la liqueur dans la trachée-artère & à être ſuffoqué, ou à ſe défendre d'avaler.

Il faut auſſi laiſſer repoſer l'animal & lui laiſſer deſcendre ſa tête, par intervalle,

---

(1) On trouvera la deſcription & la figure de ce pas d'âne à entonnoir dans un des volumes des *Inſtructions vétérinaires.* (*Note des éditeurs*)

R 4

fur-tout lorſqu'il eſt longtems à avaler, ou qu'il tire ſur ſa longe.

Il ne faut pas non plus verſer une trop grande quantité de liqueur à la fois, **car** l'animal la rejette en partie, ou il avale plus difficilement & touſſe.

Pour adminiſtrer les *breuvages* aux bœufs, un homme fixe la tête, un autre ouvre la bouche, & y verſe la liqueur qu'on veut faire avaler. Le premier ſe place entre la tête & l'épaule du bœuf & contre ſon col; de la main droite, s'il eſt à droite, & de la main gauche s'il eſt à gauche, il empoigne la corne de ce côté, introduit l'index & le doigt du milieu dans les naſeaux, & les y fixe en appuyant le pouce ſur le muffle. Il faut que les doigts introduits dans les naſeaux, s'y fixent ſans être pliés en crochet, afin de ne pas bleſſer les parties avec les orgles. Les mains ainſi diſpoſées, il appuye ſur la corne pour abaiſſer le ſommet de la tête en même tems qu'il éleve le nez, & pour aſſurer le ſuccès de ſes efforts, il appuie le chignon contre ſon ventre & y maintient la tête ſans peine; le ſecond ſe place du côté oppoſé au précédent & près de la bouche; il introduit la main droite, s'il eſt à gauche, & la gauche, s'il eſt à droite, dans la bouche; il

faifit la langue, la tire un peu en dehors ,
& de l'autre main verfe la liqueur qu'il
veut faire avaler, & lâche la langue auffitôt
afin que la déglutition s'opere. Cette derniere opération n'eft fouvent pas néceffaire,
& le bœuf avale très-facilement fans lui
tenir cette partie.

Le bœuf eft de tous les animaux celui
qui avale le plus aifément & une plus
grande quantité de liquide à la fois ; on
peut en verfer jufqu'à un demi-feptier, &
même plus dans un feul tems, & fouvent
on lui en entonne jufqu'à trois ou quatre
pintes de fuite. La pofition où on le tient
pendant cette opération, ne lui eft nullement pénible.

Pour faire prendre les *breuvages* aux moutons, le berger les place entre fes cuiffes
& fur leur cul, les jambes de devant étant
élevées, & le corps prefque perpendiculaire ;
il tient la tête par les cornes ou par fa partie fupérieure avec les deux mains ; il porte
la bouche en haut ; la perfonne chargée
de donner le *breuvage*, écarte alors une des
commiffures des lèvres avec deux doigts,
& avec un vafe fait en forme de biberon,
ou en forme de broc, dont le bec eft un peu
allongé, elle verfe la liqueur dans la bouche
en proportion de ce que le mouton en

avale. Au lieu de placer cet animal comme nous venons de l'indiquer, on le couche quelquefois à terre, sur une table ou sur un tonneau ; on lui fixe les quatre pattes, & on le tient sur le côté pour le fai e avaler.

Quant aux chiens, on a une espèce de théiere ou de biberon ; on place les petits entre ses genoux, les quatre pattes en l'air ; on tient leur tête sans leur faire violence avec les mains, & on porte le bout du museau en haut ; on acule les gros dans une encoignure ; on les serre entre les jambes, & on fixe la tête comme aux précéden : ces animaux ainsi placés, on prend l'une des lèvres près de la commissure, on la porte en dehors & on forme un espèce d'entonnoir entre la joue & les dents : c'est dans cet entonnoir qu'on verse la liqueur qu'on veut faire avaler ; on en met assez pour faire une gorgée ; le chien remue la machoire ; on a soin d'empêcher qu'il ne baisse la tête ; il finit par avaler la liqueur, & on lui en donne de nouveau.

Il est des chiens qui font extrémement dociles dans cette opération ; mais d'autres se défendent par des mouvemens multi- pliés, violens & quelquefois avec les dents. Ces obstacles font plus faciles à vaincre dans les gros chiens que dans les petits,

& les premiers font auſſi généralement moins violens; on les couche, on les attache, on les muſéle, ayant mis dans leur gueule un bâton d'un demi-pouce de largeur, qui tient cette partie entr'ouverte; ainſi aſſujettis, ces animaux finiſſent par avaler, mais les petits chiens, ordinairement très-colères, violens, ſont difficiles à tenir à raiſon de leur peu de volume, de la preſteſſe & de la briéveté de leurs mouvemens; l'agitation, qui eſt la ſuite de leurs efforts, les oppreſſe, & l'on a pluſieurs exemples de chiens qui ſont morts pour s'être défendus contre ceux qui les tenoient. Les chiens qui ont de l'embonpoint, ſont plus expoſés à cet accident que les autres; lorſqu'on rencontre des animaux qui paroiſſent courir ce danger, il vaut mieux ne leur faire rien prendre que de les y expoſer.

Nous obſerverons, qu'il eſt de ces animaux très-iraſcibles dès qu'ils éprouvent la moindre contrainte, qui ſont au contraire très-doux lorſqu'on les captive par les careſſes, & qu'on ne les aſſujettit que foiblement; on les laiſſe ſur leurs pieds, on les empêche de s'écarter avec les mains placées du côté par où ils veulent s'échapper, on les tient légérement ainſi poſés au moment où on leur fait prendre le *breuvage*, & on revient à cette action à plufieurs reprifes.

On affujettit difficilement les chats & les cochons ; les premiers fur-tout ; la feule maniere praticable pour ceux - ci & très-commode pour les autres, de leur faire prendre quelque liquide, c'eft de l'injecter avec une feringue, en paffant la canule dans la commiffure des levres, & en empêchant, la liqueur étant parvenue dans la bouche, que l'animal ne baiffe la tête, & ne répande cette liqueur au lieu de l'avaler. On a d'autant plus d'avantage dans cette entreprife, que ces animaux font plus abattus par la maladie, qu'on emploie les perfonnes qu'ils connoiffent & qui leur donnent habituellement des foins.

On couche auffi les cochons ; on leur fouleve la tête, & pendant qu'ils crient, on leur verfe la liqueur avec précaution dans la gueule ; lorfqu'ils ne crient pas, on verfe le liquide par l'une des commiffures.

Cataplafmes.

Le *cataplafme* eft un médicament mou d'une confiftance-à-peu-près femblable à celle de la bouillie, fait pour être appliqué à l'extérieur. On peut faire entrer dans fa compofition, des pulpes de plantes, de racines, de fruits, des extraits, des poudres, des farines, des huiles, des onguens, des emplâtres, des teintures, des eaux fpiritueufes fimples & compofées, &c.

Les *cataplafmes* font quelquefois faits avec des plantes récentes, pilées & réduites en pulpe : on les nomme alors *cataplafmes cruds* ; & on nomme *cataplafmes cuits* ceux qui fe font par coction, afin d'attendrir & de mieux mêler enfemble les fubftances qu'on fait entrer dans leur compofition. Les véhicules des *cataplafmes* font l'eau, le lait, le vin, les eaux diftillées, les huiles, &c.

La méthode que l'on emploie pour les préparer eft en général très-défectueufe. Ordinairement on fait bouillir dans beaucoup d'eau, les plantes, jufqu'à ce qu'elles foient bien cuites & qu'elles puiffent fe mettre en pulpe ; on paffe la décoction au travers d'un linge ; on pile les plantes dans un mortier de marbre, avec un pilon de bois, jufqu'à ce qu'elle foient réduites en une efpèce de pâte ; on en tire la pulpe par le moyen d'un tamis : on joint à cette pulpe les autres fubftances qui entrent dans fa compofition ; on fait cuire le mélange jufqu'à ce qu'il paroiffe bien incorporée ; alors

on y ajoute les huiles, les onguens, &c.
si l'on y en fait entrer.

Nous remarquerons que cette méthode de
préparer les *cataplasmes* est fort longue, &
qu'il reste ordinairement une quantité considérable de la décoction des plantes, qui
contient leurs principes les plus efficaces,
qui n'entre point dans le *cataplasme*. D'ailleurs, lorsqu'on fait entrer dans le *cataplasme* des plantes odorantes, telles que le
mélilot, la camomille, &c., on ne les traite
pas avec plus de ménagement; on les fait
bouillir de même, & elles perdent pendant
cette forte & longue ébullition, tout ce
qu'elles ont de parties volatiles. Pour remédier à ces inconvéniens, nous croyons
qu'il vaut mieux employer dans les *cataplasmes*, des plantes sechées & réduites en
poudre fine; on les prépare d'avance, & on
les conserve dans des bouteilles, qu'on
bouche bien. Lorsqu'on veut former un
cataplasme, on met la quantité que l'on
veut de ces poudres avec de l'eau, pour les
réduire en pâte : on fait chauffer ce mélange, afin que les poudres s'imbibent &
s'attendrissent bien; on ne met que sur la
fin celles qui sont aromatiques; au moyen
de cette manipulation, on conserve au
cataplasme toutes les propriétés des plantes.

Cerats.

Ce font des médicamens externes qui ne diffèrent point des *onguens*; ils tirent leur nom de la cire qu'on faifoit entrer dans leur compofition, & qui leur donnoit une confiftance mitoyenne entre l'*onguent* & l'*emplâtre*; mais on a donné le nom de *cerats* a des compofitions auffi molles & même plus molles que les *onguens*, dans lefquelles il n'entre point de cire, ou a des *emplâtres* qu'on ramollit par l'addition d'une certaine quantité d'huile.

Ceroënes ou Ciroënes.

Les *ceroënes* font des efpèces d'*emplâtres* compofés de cire, de poix & de bourre, qu'on applique chauds fur les parties qui ont effuyé l'opération de la cautérifation. Nous fommes loin de faire de ces remédes un emploi auffi abufif que les maréchaux, qui les employoient indiftinctement dans toutes les circonftances de l'application du feu; on en fait auffi ufage dans les efforts des articulations, &c.

Charges.

Les *charges* tiennent le milieu entre les *cataplafmes* & les *onguens*, ce font des mélanges de substances poixeuses, résineuses, méleuses, spiritueuses, &c., qu'on applique à l'extérieur, & qui se maintiennent seules sur la partie : elles ont presque toutes une vertu fortifiante & résolutive.

Dans cette classe de remedes se trouvent placés ceux que les maréchaux appellent *emmiellure* & *remolade*, qui font particuliers aux affections des pieds, sous lesquels on les maintient avec des éclisses & des étoupes.

Clysteres. Voyez *Lavemens*.

Collyres.

Nous appellons de ce nom tout médicament propre & destiné à la cure des maladies des yeux. Il en est de secs, de liquides, d'emplastiques & d'autres qui ont une consistance de cataplasme ; les *collyres secs* sont des poudres très-déliées, que l'on place légerement, avec le doigt, sur la cornée, car on ne doit jamais les soufler dans l'œil des animaux, & sur-tout des chevaux, dans la crainte de les rendre inabordables & vicieux ; les *collyres liquides* sont composés d'eaux distillées, d'infusions, de liqueurs spiritueuses, dans lesquelles on dissout quelques autres substances médicamenteuses, telles que le camphre, les mucilages, la
pierre

pierre admirable, &c. ; on s'en fert en lotions, en fomentations, & on en introduit quelques gouttes dans l'œil par le petit
angle. C'eft auffi par cette route que l'on y
fait parvenir les onguens ophtalmiques ; à
l'égard des cataplafmes ou des emplâtres,
on les maintient fur la partie par le moyen
d'un bandage.

Confections, Conferves, Electuaires, Tablettes.

Ce font des médicamens compofées de
poudres de plantes, de pulpes de fruits,
de miel ou de fucre, & qui ne different
que par leur plus ou moins de confiftance ;
les *conferves* font les moins folides & le
terme de *tablettes* indique affez la confiftance des préparations qui portent ce nom.
On les emploie toutes à l'intérieur.

Les anciens entendoient par *electuaires*
& par *confections* des compofitions parfai-
tes, dans lefquelles on ne faifoit entrer
que des drogues choifies ; ils donnoient le
nom d'*opiats* aux *electuaires* dans lefquels
il entroit de l'opium, & c'eft de cette fubftance dont ils tiroient leur nom ; mais aujourd'hui on nomme plus généralement
opiats des compofitions magiftrales, dans
lefquelles il n'entre point d'opium.

S

Les thériaques, l'orviétan, le diascordium, les catholicum, font des *électuaires*. Les maréchaux faisoient un grand usage de la confection d'hiacinthe. On emploie peu les *conserves* & les *tablettes* pour les animaux.

Décoctions. Voyez *Infusions.*

Douches.

Les *douches* consistent à faire tomber, d'une certaine hauteur, sur une partie quelconque du corps de l'animal, de l'eau froide, chaude, ou chargée de particules médicamenteuses; on se sert, pour cet effet, d'un tuyau dont on dirige l'extrémité sur la partie malade. On emploie les *douches* assez fréquemment dans le vertige essentiel, sur la tête, à la suite de coups violens sur cette partie, dans les efforts de reins, &c. Le diamètre du tuyau & de la colonne d'eau qui forme la *douche*, doit être en raison des effets qu'on en attend.

Eaux, Esprits.

Ce sont des médicamens liquides dont l'eau, l'eau-de-vie, ou l'esprit-de-vin sont ordinairement la base.

Les uns & les autres sont simples ou composés, distillés ou non distillés, & pres-

que toujours aromatiques ; telles font l'eau
d'Arbour, de lavande, vulnéraire ; l'esprit
carminatif de Sylvius, de cochlearia, &c.

Electuaires. Voyez *Confections.*

Elixirs, Essences, Quintessences, Teintures.

Les *teintures*, les *essences*, les *elixirs*, les
quintessences & les *baumes* spiritueux ne font
qu'une feule & même chofe, malgré la
différence de leurs dénominations. Ces préparations font toujours des infufions de
fubftances végétales, animales ou minérales, faites par le moyen de l'eau-de-vie ou
de l'efprit-de-vin ; elles font auffi fimples ou
compofées ; telles que la teinture d'aloès,
l'élixir de propriété, le baume du commandeur, celui de Fioraventi, &c. On a
donné à quelques-unes de ces préparations
le nom de *teintures*, parce qu'elles confervent la couleur des fubftances dont elles
portent le nom.

Embrocations, Onctions, Linimens &
Frictions.

Les *embrocations* & les *onctions* font des
médicamens liquides, applicables à l'extérieur comme les *fomentations* ; elles n'en
diffèrent que parce qu'on y fait entrer des

huiles, des graisses, des onguens, &c.; quelquefois elles ont pour base des infusions, des décoctions de plantes; souvent ce ne sont que des mélanges d'huiles, d'onguens, & de liqueurs spiritueuses. Elles sont alors & en cela semblables aux *linimens*, qui sont des médicamens gras & huileux, ayant une consistance moyenne entre celle des huiles grasses & celles de la graisse de porc préparée.

Les *embrocations* & les *linimens* ont différentes vertus. On les approprie à l'état de la partie malade, & aux indications qui se présentent; souvent on applique & on fixe sur le lieu l'éponge ou les étoupes qui ont servi à l'application du remede.

L'*onction* est l'action d'étendre & de frotter légerement sur une partie malade un médicament gras ou huileux quelconque; elle doit être renouvellée souvent.

La *friction* est l'action de frotter, plus ou moins fort, le corps ou quelques-unes de ses parties malades. Il est des *frictions* humides, il est des *frictions* seches. La premiere se fait avec des huiles, des onguens, des linimens, des décoctions, ou des liqueurs spiritueuses; le but des *frictions* est d'échauffer la partie & de faire pénétrer le remede; c'est ainsi que nous employons l'onguent ou la pommade mercurielle. La *friction seche* se fait avec les mains, avec une éponge, avec des époussettes ou d'autres étoffes de laine, quelquefois avec des plantes ; lorsqu'on emploie l'ortie à cet usage, on donne à l'opération le nom d'*urtication* ; le plus souvent on la fait avec le foin ou la paille ; elle est très-fréquente dans les animaux, elle ouvre les pores, elle ranime la circulation dans les vaisseaux cutanés, elle facilite la transpiration, elle délasse, elle fortifie, &c. &c. L'action de bouchonner est une véritable *friction seche* ; souvent la *friction seche* précede la *friction humide*, & prépare l'action des médicamens qu'on emploie ordinairement pour celle-ci.

Emmiellures. Voyez *Charges.*

Emplâtres.

Les *emplâtres* sont de tous les médicamens externes ceux qui ont le plus de consistance & de solidité ; c'est la seule différence qui existe entre eux & les *onguens* ; ils sont composés comme eux d'huile, de cire, de suif, de poudres de plantes & de différentes substances minérales.

La médecine & la chirurgie vétérinaire ne font pas des *emplâtres* un usage aussi fréquent que la mélecine & la chirurgie humaine ; nous sommes souvent obligés, pour nous en faciliter l'emploi, de les ramollir & de les réduire à la consistance d'*onguent*, au moyen de l'addition d'une plus ou moins grande quantité d'huile.

Emulsions.

Les *émulsions* sont des médicamens liquides, laiteux, qui doivent cette qualité a de l'huile qui est divisée & suspendue par le moyen d'un mucilage dans le véhicule qui leur sert de base. On peut préparer les *émulsions* avec toutes les semences qui fournissent de l'huile par expression, & qu'on nomme pour cette raison *semences émulsives*; telles que les amandes douces & amères, les semences froides, &c.

Les véhicules des *émulsions* sont ordinairement l'eau pure, les eaux distillées, les infusions ou les décoctions des plantes ; elles sont comparables au lait des animaux, & sont essentiellement composées des mêmes substances. L'huile dans l'*émulsion*, fait fonction de beurre ; elle est divisée par le mucilage de la semence, comme le beurre l'est par le fromage ; c'est l'extrême division de cette huile qui occasionne l'opacité de la couleur blanche & laiteuse du lait & des *émulfions*. L'eau dans l'*émuifion* tient lieu de la férofité du lait ; elle eft de même fufceptible de fe féparer par le repos, & de laiffer nager à fa furface la matiere huileufe, en forme de crème, comme celle qui fe forme par le repos à la furface du lait.

L'*émuifion* eft fufcept ble auffi de s'aigrir & de fe caillcboter comme le lait, & comme lui elle eft coagulable par les acites ; auffi ne doit on pas en faire entrer dans fa compofition.

Comme elles ne peuvent fe garder long-tems, on ne doit les préparer qu'à mefure qu'on en a befoin, & employer toujours des femences qui n'aient aucun caractere de rancidité.

Epithémes , Fomentations.

On donne le nom général d'*épithème* à tout médicament externe de différente confiftance qui ne tient ni de l'onguent ni de l'emplâtre, & qu'on applique fur la furface du corps dans différentes vues.

L'*epithême liquide* eft ce que nous nommons proprement *fomentaion*, & la *fomentation* n'eft autre chofe qu'une efpèce de bain local, réfultant d'une liqueur médicinale fimple ou compofée, qui, appliquée chaude ou froide au moyen d'un véhicule convenable, a la vertu d'apporter dans la partie sur laquelle elle est mise, ou dans celles qui sont situées au-dessous & plus profondément, le changement que le maréchal doit desirer.

Il est des *épithêmes secs*, assez mal à propos appellés *fomentations seches*; nous n'en ferons pas cependant une classe particuliere d'*épithêmes*, nous adopterons cette dénomination de *fomentation seche*; telle est l'avoine bouillie dans le vin ou dans le vinaigre, qu'on enferme dans un sac & qu'on applique sur les reins dans quelques circonstances maladives. Il est aussi des *épithêmes mous* & en forme de bouillie, qui ne sont véritablement que des *cataplasmes*, & que nous placerons dans ce rang. Ce que nous appellons *charges* sont des *épithêmes* moins solides. Du reste, il est aisé de concevoir que la différence entre les *lotions* & les *fomentations* ne naît que de l'emploi que nous en faisons, les *lotions* n'étant ordinairement mises en usage que pour étuver simplement, & les *fomentations* n'opérant qu'autant qu'elles demeurent fixées sur la partie par un moyen quelconque. On peut au surplus faire des *fomentations* avec les differentes liqueurs propres aux *lotions*.

comme on peut employer les *lotions* en *fomentations* dans certains cas que le raisonnement & la pratique indiquent.

Especes.

On nomme *especes*, la réunion ou l'assemblage de plusieurs plantes, coupées ou hachées menu, & qu'on emploie ainsi en infusion. On peut en faire de plusieurs sortes, & qui soient capables de remplir les indications les plus ordinaires. La collection d'herbes connue sous le nom de vulneraires de Suisse, est un exemple d'*especes*. On peut encore ranger sous cette même dénomination tous les rassemblemens qui se font dans la pharmacie ; telles que les herbes émollientes, aromatiques, les quatre farines résolutives, les quatre semences froides ou chaudes, majeures ou mineures, les cinq racines apéritives, les capillaires, les fleurs cordiales, &c.

Esprits. Voyez *Eaux.*

Essences. Voyez *Elixirs.*

Extraits.

On nomme *extraits* les substances qu'on a séparées des corps par un menstrue ou un véhicule convenable, & qu'on a ras-

semblées sous un petit volume par l'évaporation d'une partie ou de la totalité du
véhicule.

Le but des *extraits* est de conserver plus
facilement les parties utiles des substances,
soit végétales, soit animales qui en contiennent ; le regne minéral n'en fournis-
sant aucune d'usage en médecine.

Les *extraits* se font ordinairement ou par
infusion, ou par décoction, dans l'eau, le
vin ou d'autres liqueurs spiritueuses, ce
qui constitue différentes especes d'*extraits*
selon la nature du véhicule qu'on emploie ;
quelquefois aussi ce n'est que le suc de-
puré des plantes, des racines, ou des fruits
qu'on fait évaporer. Les robs, les gelées,
l'opium, l'aloès, le suc de regliffe, font
des *extraits*.

Fomentations. Voyez *Epithêmes.*

Frictions. Voyez *Embrocations.*

Fumigations, Parfums.

Les *fumigations* & les *parfums* font des
vapeurs qui s'exhalent des substances médicamenteuses qu'on fait bouillir, chauffer
ou brûler ; elles se répandent dans les lieux
que l'on se propose d'assainir en en puri-

fiant l'air, ou fur les parties affectées de quelques maladies. Ces vapeurs feches quand elles s'exhalent d'un médicament fec, ou humide quand elles font l'effet de l'évaporation de fubftances médicinales liquides, forment ce que nous nommons dans ce dernier cas *fumigations feches* ou *humides* ; nous les faifons recevoir & humer par l'animal felon l'exigence des cas, en plaçant le vafe qui contient la liqueur, ou la fubftance à évaporer ou à brûler, fous la partie que l'on veut qui en reçoive l'impreffion, & en couvrant & entourant cette même partie d'une couverture, ainfi que le vafe, afin de concentrer les vapeurs fur la partie, & en empêcher la perte, ainfi que le contact de l'air qui pourroit en contrarier les effets.

Gargarifmes. Voyez *Injections.*

Herbes , Plantes.

On comprend fous cette dénomination générale différentes plantes entieres, tiges, feuilles & fleurs, qui ont les mêmes vertus & qu'on réunit pour les emploier enfemble ; telles font les herbes aromatiques, vulnéraires, émollientes, &c. foit fraîches, foit fechées. Elles ne different des *efpeces* qu'en ce que celles-ci font coupées ou hachées, & toujours feches.

Huiles.

Les *huiles*, dont nous parlons ici, font des médicamens externes compofés de plantes ou d'animaux infufés ou bouillis dans l'huile ordinaire, qui fe charge plus ou moins des vertus de ces fubftances. Elles ranciffent d'autant plus vîte qu'elles ont été faites à chaud, & contractent alors des vertus fouvent oppofées à celles qu'elles devroient avoir.

Quelques-unes de ces préparations portent très-improprement le nom de *baumes*; tel eft le baume tranquille.

Infufions ; Décoctions.

Les *infufions* & les *decoctions* font des médicamens liquides, qu'on prépare à mefure qu'on en a befoin, & dont le but eft d'extraire les parties les plus diffolubles, les plus actives & les plus volatiles des fubftances qu'on y foumet.

Les *infufions* fe préparent à froid, & alors on les appelle *macerations*, ou à l'aide d'une douce chaleur, & jamais par ébullition; on y foumet les plantes aromatiques, les fleurs, & toutes les fubftances délicates qui contienent des parties volatiles & fugaces que la *decoction* laisseroit évaporer.

Les *decoctions* ne différent des *infusions* qu'en ce qu'elles font plus chargées de principes extractifs, qu'elles subissent l'é-bullition, & qu'on n'y soumet que des substances solides, inodores, ou privées de particules volatiles. Elles se font ordinairement aussi à l'air libre, dans des vaisseaux ouverts, tandis que les *infusions* se pratiquent dans des vaisseaux fermés ou couverts.

Souvent les *infusions* précédent les *décoctions*, dont elles ne font véritablement que le premier degré.

Les principaux véhicules des *infusions* & des *décoctions* font l'eau, le vin, le vinaigre, l'eau-de-vie, l'esprit-de-vin, l'huile, &c. les liqueurs spiritueuses ne peuvent être employées que pour les premieres, elles portent le nom de *teintures*, *élixirs*, &c. l'huile ne fert que pour ceux de ces médicamens qui font employés à l'extérieur.

Lorsqu'un de ces médicamens réunit en même tems des substances qui ne doivent qu'infuser & d'autres qui doivent bouillir, comme des fleurs, des bois, & des racines, on commence par faire bouillir les racines & les bois qu'on a coupé par petits morceaux, & lorsque cette opération est finie,

on verfe la liqueur bouillante fur les fleurs ;
on nomme alors ces médicamens *infufions-
décoctions.*

Les *infufions,* les *décoctions,* dans la médecine vétérinaire répondent aux médicamens que la médecine humaine connoît
fous les noms de *bouillon, tifanes, apoze-
mes, potions,* &c. qui ne font tous véritablement que des *infufions* ou des *décoctions.*
On les ajoute à la *boiffon* des animaux, ou
on les leur donne en *breuvages* (1).

Injections, Gargarifmes.

Nous appellons *injections,* non feulement
l'action par laquelle nous introduifons, par
le moyen d'une feringue, d'après différentes
vues, & felon diverfes indications, dans les
cavités du corps, naturelles ou accidentelles, une liqueur médicinale quelconque,
mais encore cette liqueur médicinale elle-
même. Les points lachrymaux, le canal
nafal, les oreilles, les nafeaux, la bouche,
la veffie, l'urethre, l'anus, le vagin, &c. ;

____

(1) Les éleves trouveront dans les *Démonftrations élémentaires de Botanique,* à *l'ufage des écoles vétérinaires,* des
détails plus étendus fur les infufions, les décoctions, les
macérations, ainfi que fur la récolte & la deffication des
plantes.

les plaies, les abfcès, les finus, les fiftules, font autant de cavités dans lefquelles nous portons nos *injections*. Celles que l'on poufle dans les inteftins portent le nom de *clyfteres* ou *lavemens*.

Il eft des cas où ces mêmes *injections* nous tiennent lieu de *gargarifmes*, tels font ceux où il s'agit d'humecter les parties de la bouche & de l'arriere-bouche de l'animal. Leur efficacité ne fauroit être rapportée ni à une collufion réelle, car nous ne connoiffons aucun moyen d'engager l'animal à agiter la liqueur dans fa bouche, de maniere que toutes les parties en foient imbibées, détergées & pénétrées, ni au féjour que le remede y fait, puifqu'il nous eft impoffible de le contraindre à l'y retenir longtems; ces *gargarifmes* ne peuvent donc être falutaires que par l'attention que l'on a d'en renouveller fouvent l'ufage. L'impuiffance où nous fommes encore de déterminer l'animal à prendre le fluide que nous lui préfenterions, ne nous laiffe que la voie des *injections*. Nous pouffons le *gargarifme* avec une feringue, dont l'extrémité de la canule & du fiphon, qui préfente une forme ovalaire & légerement arrondie, eft percée de plufieurs trous femblables à ceux dont font percés les arrofoirs, & pour l'adreffer plus furement aux lieux qu'il importe de baigner, nous faifons ouvrir la bouche par le moyen d'un pas d'âne ou autrement, s'il s'agit d'humecter les parties qu'elle renferme. Lorfqu'il eft queftion de diriger la liqueur dans l'arriere-bouche au-delà de la cloifon du palais, nous adreffons notre *injection* dans les nafeaux à l'aide d'un fiphon percé d'une feule ouverture, & cette route l'y conduit directement, parce qu'elle enfile les arrieres-narines.

Lavemens, Clyfteres.

Le mot *lavement* fignifioit anciennement une injection quelconque ; mais on appelle particulierement aujourd'hui de ce nom, ainfi que de celui de *clyftere* ou de *remede* proprement dit, dans la médecine des animaux comme dans la médecine humaine, un liquide deftiné à être introduit par l'anus, dans l'inteftin rectum, foit qu'on l'y verfe, foit qu'on l'y injecte.

Nous adminiftrons ces remedes ou avec une feringue, & alors la liqueur eft lancée dans l'inteftin ; ou avec une marmite à long bec, & alors elle eft fimplement verfée dans le canal. Au défaut de cette marmite, on peut faire ufage d'une veffie à laquelle

on

on a adopté une canule : on peut, dans un preffant befoin, fuppléer à l'une & à l'autre par une corne percée à fon extrémité la plus mince qu'on introduit dans l'anus ; on verfe le liquide par l'extrémité la plus large à fur & mefure qu'il pénètre dans le canal ; cette méthode eft très-fimple & très-avantageufe pour ne pas fatiguer l'animal par des introductions répétées.

Les remedes ne font pas moins efficaces dans la pratique de la médecine vétérinaire que dans la pratique de la médecine du corp humain. L'utilité en eft évidente dans le traitement des maladies des animaux, & heureufement une fauffe répugnance ne fauroit s'oppofer ici aux vues que nous nous propofons en les adminiftrant. Ils font falutaires dans prefque toutes les maladies, & il eft très-peu de circonftances dans lefquelles ils ne doivent être employés. Non feulement, ils forment une efpece de bain intérieur, qui agit immédiatement fur les inteftins, & au moyen duquel nous lavons & nous nettoyons ces vifcères, mais nous ramolliffons encore les excrémens endurcis, nous tempérons les recrémens de mauvaife qualité, nous évacuons les matieres contenues, nous fortifions les fibres inteftinales, nous en rétabliffons le mouvement périftal-

T

tique, nous en calmons les spasmes, nous en diminuons la tension & la roideur, nous sollicitons quelquefois dans ces mêmes fibres une heureuse irritation, nous en appaisons les douleurs, ainsi que celles des reins, de la vessie, de l'uterus, nous consolidons celles qui ont pu souffrir des érosions; nous suppléons au danger & à l'impossibilité d'évacuer, par des breuvages purgatifs, des tempéramens trop sensibles & trop foibles; les *lavemens* rendent l'effet de ces remedes, qu'ils doivent toujours précéder, beaucoup plus prompt, beaucoup plus sûr & plus facile; on peut les rendre purgatifs eux-mêmes; nous aidons encore par leur moyen les excrétions, nous augmentons évidemment celles de la transpiration & de l'urine; nous modérons les maux des parties éloignées, nous les en détournons; nous fortifions le genre nerveux, nous appaisons les douleurs, la fièvre, les maladies graves de la tête, de la poitrine, &c.; nous parons à l'impureté des humeurs, à la mauvaise disposition des viscères, à leur engorgement; c'est ce qui est prouvé par l'effet des *lavemens* amers dans la cachexie, &c.; nous dissipons les vents & les flatuosités; nous détergeons les petits ulceres qui accompagnent la dysenterie; enfin, les *lave-*

mens tuent & détruisent les vers, peuvent
foutenir les forces débilitantes de l'animal,
& suppléer au défaut des alimens qu'il ne
peut prendre, &c. &c.

Tous ces effets, au furplus, dépendent
des fubftances dont nous faifons choix pour
la préparation de ces remedes. Nous les
donnons auffi avec circonfpection; dans le
nombre des animaux que nous avons trai-
tés, nous en avons trouvé quelques-uns
d'une nature fi irritable que leurs inteftins
ne pouvoient fupporter ni le jet, ni le poids
du liquide verfé peu-à-peu & lentement
dans le canal; dans d'autres attaqués de
tranchées, les douleurs en devenoient plus
vives, & elles ne cédoient qu'à un fimple
laxatif approprié & donné en breuvage.
Nous avons encore été témoins des effets
pernicieux produits par des *lavemens* âcres,
adminiftrés dans l'efpérance de vuider, plus
furement, des chevaux qui n'avoient fienté
de long-tems. Des gens inftruits auroient
débuté par ceux qui font capables de relâcher & de lubréfier les inteftins, & qui
n'auroient pas, en y attirant plus d'excrémens, augmenté une obftruction qui a
coûté la vie aux animaux. Enfin, nous
avons l'attention d'attendre un certain tems
après que l'animal a mangé pour adminif-

trer ces *remedes*, qui, donnés plutôt follicitent une évacuation trop prompte des alimens, en empêchent la coction & la digeftion, & s'oppofent à la formation & à l'extraction du chyle, &c.

Nous nous fervons de la feringue lorfque nous ne craignons pas d'irriter, d'agacer, &c., & de la marmite a long bec dans prefque toutes les autres circonftances ; ce fecond inftrument a cet avantage, que nous verfons & que nous recevons, fans aucune perte, ce que l'animal renvoie du liquide qu'il reçoit lui-même ; que nous verfons encore de nouveau, ce que la marmite en a reçu, & que nous pouvons avoir plus aifément égard aux épreintes & aux douleurs que l'animal éprouve.

Linimens. Voyez *Embrocations.*

Lotions.

On appelle *lotions* tout ce qui eft propre à laver & à nétoyer, foit tout le corps, foit quelques-unes de fes parties ; ainfi les *lotions* font générales ou particulieres. Les bains de riviere forment une *lotion* générale ; on emploie les *lotions* particulieres & médecinales pour les environs des ulcères ; pour prévenir les effets des coups,

des contufions, pour empêcher l'extravafa-
tion du fang ; pour détruire la vermine, la
gale, &c. Les *lotions* font différemment préparées felon le but que l'on fe propofe ;
elles tiennent le milieu entre les *lotions* générales & les *fomentations*.

Miels, Sirops.

Les *miels* & les *firops* font des infufions,
des decoctions, ou des fucs de plantes, cuits
& épaiffis par l'évaporation, pour être con-
fervés par l'addition du miel ou du fucre ;
ils différent des conferves liquides, en ce
que ces dernieres contiennent les fubftances
même réduites en poudre, ou en pulpe, &
qu'elles ont, d'ailleurs encore, beaucoup
plus de confiftance.

Ces médicamens font fimples ou compofés ; les premiers font ceux dans lefquels
il n'entre qu'une feule fubftance comme
l'oximel, le miel mercurial, le firop de guimauve ; les feconds font compofés de plufieurs ; nous préférons pour l'ufage des animaux les *miels* aux *firops*, non feulement
parce qu'ils font plus à la portée des facul-
tés des habitans des campagnes, ou le miel
eft en général plus commun ; mais encore
parce qu'ils font plus faciles à préparer, &
que nous ne fommes nullement aftreints,

pour nos malades, à rechercher les convenances du goût & du coup d'œil dans l'administration des remedes.

Les *miels* & les *srops* doivent être conservés dans des lieux frais, & dans des bouteilles bien bouchées.

Nouets. Voyez *Billots.*

Onctions. Voyez *Embrocations.*

Onguens.

Les *onguens* font des médicamens externes qui ont pour excipiens des corps graisseux ; on les fait ordinairement plus folides que les *pommades*, mais toujours plus mous que les *emplâtres*. Ils font d'un usage d'autant plus frequent dans la chirurgie vétérinaire, qu'ils se maintiennent feuls fur la partie malade.

On doit assujétir l'animal de maniere qu'il ne puisse porter la langue ou les dents fur le lieu de l'application des *onguens*, des *emplâtres*, des *pommades* & des autres remedes externes.

Opiats. Voyez *Bols.*

Parfums. Voyez *Fumigations.*

Pédiluves, Bains.

On entend par *pédiluve* le bain du pied

ou de la jambe d'un animal quelconque, dans une suffisante quantité de liquide, simple ou composé, pendant un espace de tems plus ou moins long.

On emploie le *pédiluve* froid, tiede, ou chaud, suivant l'état de la partie malade, & d'après, encore, les intentions diverses que l'on se propose.

Le *pédiluve* chaud anime, accélere la circulation, opere une dérivation sur la partie baignée : le fluide sanguin se divise, se porte à la peau avec plus de célérité ; un tel bain délaie la masse, les particules de l'eau, les plus fluides & les plus subtiles, étant admises avec succès dans le torrent par les vaisseaux absorbans, il établit & facilite la secrétion & l'excrétion de la transpiration & de l'urine ; c'est ce qui nous est prouvé par la moiteur de l'animal qui prend le *pédiluve*, par la plus grande quantité de crasse que l'étrille & la brosse enlevent, par l'é-vacuation plus copieuse d'urine, &c. &c.

On fait usage du *pédiluve* froid dans le cas d'une entorse récente, lors de la dis-tension des ligamens, des tendons & des capsules ligamenteuses des articulations ; on l'emploie pour remédier à la fatigue outrée des jambes, à leur engorgement, à leur œdé-matie, & dans la circonstance de molettes,

de veffigons, &c. Il eft encore très-utile
q and il s'agit de défendre les pieds de
l'abord de l'humeur de la fourbure, & alors
nous avons la précaution d'envelopper
les parties menacées, à la fortie du *pedi-*
luve, d'un cataplafme défenfif dans tous
ces cas nous augmentons la fraîcheur de
l'eau par une addition fuffifante de fel
ammoniac, ou d'acides minéraux ou végétaux. Lorfque la faifon & les circonftances nous le permettent, nous fubfti-
tuons à ce fel ou à ces acides la glace ou
la neige; fouvent auffi, les *pédiluves* pris
fimplement dans une riviere, dont l'eau
eft fraîche, nette & courante, fuffifent pour
remplir nos vues.

On a recours au *pediluve* d'eau tiede dans
le cas de formes, de molettes & de nerf-
ferrures anciennes & endurcies; dans celui
de la rigidité des tendons, des peignes fecs,
des éryfipeles, des enchevêtrures, des bleimes, des feimes, de la brûlure de la fole
de corne, de la piqûre de l'aponévrofe du
mufcle profond, de l'application violente
& trop longue du cautere actuel, enfin,
dans toutes les occafions où il eft indifpenfable de prévenir ou de remédier à la rigidité, à la tenfion & à l'inflammation de
l'ongle & des tégumens. Souvent on fait

bouillir dans l'eau dont on *se sert*, des plantes émollientes, mucilagineuses, &c.

À l'égard des *pédiluves* chauds, telle est leur efficacité qu'ils détournent les humeurs qui excitent l'inflammation de la masse cérébrale, de la conjonctive, de la membrane pituitaire, de la plevre, des poumons, &c. Dans tous ces cas, on retire le membre de l'eau une demi-heure après son immersion, on ouvre l'ars, ou la veine du pâturon, ou les vaisseaux de la pince ; on ajoute de la nouvelle eau chaude, on replace le membre & on l'y laisse séjourner autant que le besoin l'exige, ayant attention d'entretenir le liquide dans le même degré de chaleur par de nouvelles additions d'eau chauffée. Si ce *pédiluve* & si cette saignée ne suffisent pas, on en fait autant à l'autre ou aux autres membres. Nous en avons vu d'excellens résultats dans les engorgemens durs, profonds, & qui tiennent de la nature du virus farcineux, dans les jambes affectées d'eaux, de poireaux, de crapaux, de peignes humides, de mulles traversines, & de cet ulcère appellé *mal d'âne*. Ces bains déterminent de l'intérieur à l'extérieur la suppuration qui s'établit dans le pied ; ils arrêtent les progrès des javarts encornés & tendineux ; ils remédient aux atteintes sourdes, aux heurts appelles étonnement de sabot, &c. &c.

Le sang d'un animal que l'on égorge, forme encore un *pédiluve* très confortatif & très-propre à rétablir le ton des ligamens affoiblis, à la suite d'une entorse, d'une luxation, &c.; & d'ailleurs, en pareille circonstance, nous pouvons fortifier l'eau que nous employons, plutôt froide que tiède & chaude, par une infusion de plantes odoriférantes & corroborantes; telles que les feuilles de laurier, l'origan, le serpolet, le thim, le romarin, les cendres gravelées, &c.

Outre ces *bains* particuliers & locaux, il en est de généraux & d'universels, dont l'utilité ne seroit ni moins certaine, ni moins reconnue, s'ils étoient d'un usage plus fréquent dans la médecine vétérinaire. Ce remède précieux fut employé dès les commencemens de la médecine humaine, & son efficacité a été suffisamment constatée & justement admirée de siecle en siecle. Personne n'ignore, parmi nous, celle des *bains de riviere* pour les chevaux qu'on y fait séjourner pendant un certain tems; mais il est des occurrences ou les *bains* d'eau tiede ou chaude, naturelle ou artificielle, simple ou composée, ainsi que les *bains de vapeurs*, seches ou humides, seroient d'une reſſource infinie. Nous en avons eu des preuves tirées des *bains de fumier* chaud, ſur des animaux d'une tiſſure flaſque & molle, en qui il importoit de diminuer la maſſe des fluides, & qui étoient affectés depuis longtems, les uns de la morve, ceux-ci du farcin, ceux-là de poireaux d'un volume énorme, & multipliés de maniere à occuper tout le bas des extrémités poſtérieures. Ces maladies avoient réſiſté à tous les efforts de l'art, nous en avons triomphé auſſitôt que les effets de nos remédes ont été ſecondés par l'action de ces *bains* généraux.

Ceux d'eau chaude, qu'il ne nous a pas encore été poſſible d'employer, eu égard aux grands animaux, ont opéré avec efficacité ſur le mouton; ils ont facilité l'éruption du claveau dans ceux des ces animaux en qui la peau dure & compacte ne permettoit aucune iſſue au virus varioleux, & réſiſtoit à la force impulſive du cœur & des artères; ils ont mis fin aux gales rebelles & malignes de ces animaux & des chiens; ils ont favoriſé les ſuccès de l'amputation des tumeurs cancéreuſes des chiens; ils ont calmé des coliques affreuſes; ils ont remédié, en partie, à des conſtipations décidées, à des chaleurs d'entrailles, à ces mouvemens convulsifs & désordonnés, qui décèlent la maladie qu'on nomme rage mue, &c. Mais il faut remarquer que tous ces effets n'ont eu véritablement lieu, que sur des sujets en qui la fibre péchoit par rigidité, & dont le principal symptôme à combattre étoit la sécheresse & la tension des solides.

Nous ne doutons point de la réalité de ces mêmes résultats dans les animaux d'un volume plus considérable, & dans ceux qui sont attaqués de vertige, ou de cette sorte de stupeur que les maréchaux désignent par le terme d'immobilité, ou affectés de la pierre ou calcul des reins & de la vessie, de la rétention d'urine & de différentes maladies cutanées qui naissent, presque toujours, d'une extrême acrimonie des liqueurs, & qui deviendroient moins rebelles, si l'usage raisonné des *bains chauds* étoit adopté & praticable dans la médecine des animaux; ils favoriseroient, non seulement les succès des premiers remedes, tels que la saignée, les laxatifs & les adoucissans; mais aussi ceux des substances capables de purifier la masse & qui n'occasionnent que trop souvent, des désordres & des spasmes funestes dans des mains ignorantes. Ils ne feroient pas moins avantageux dans le part aborieux & difficile à raison de la rigidité des fibres de l'uterus, & relativement aux jeunes productions qui tombent dans une forte d'atrophie, & qui ne profitent point ; ils aideroient à la libre diſtribution du ſuc nourricier qu'ils rendroient plus fluide, & qui ſe porteroit alors également dans toutes les parties. Il ſeroit bon encore, de compoſer des *bains martiaux*, qui pourroient équivaloir & ſuppléer à ceux de ces ſources naturelles, qui contiennent un ſafran ſulphureux de mars trés-délié. On en feroit uſage dans la circonſtance de la laxité de la fibre, dans celle de l'épaiſſiſſement des liqueurs à raiſon de la lenteur de la circulation, & toutes les fois qu'il s'agiroit d'animaux ſujets à des douleurs, à la fourbure, à des œdématies, à des foibleſſes de membres, &c.; en obſervant, néanmoins, que ces mêmes *bains* n'euſſent qu'une chaleur tempérée, pour éviter la trop grande ſecouſſe que le ſang pourroit en recevoir.

De même que nous pouvons préparer des *pédiluves* fortifians, nous pourrions artificiellement auſſi donner plus d'énergie aux *bains univerſels* par les mêmes moyens; ils conviendroient dans les cas de paralyſie, d'impuiſſance ou de difficulté de mouvoir les membres ; dans la cachexie, dans le part prématuré, à raison de la foiblesse des fibres de la matrice, &c.

Il ne seroit pas difficile encore d'exposer le corps des animaux à la vapeur seche & chaude que l'esprit de vin enflammé exhale, ou à la vapeur humide & chaude de certains mixtes appropriés, & qui auroient subi une ébullition plus ou moins forte dans l'eau commune ; on ouvriroit, par ce moyen, puissamment les pores ; on obvieroit à la tension des parties & à une rigidité fatale ; on dissolveroit des humeurs visqueuses, gluantes & tenaces, &c. (Voyez *Fumigations.*)

Mais on doit être certain que les *bains* universels, employés avec peu de circonspection & mal administrés, deviendroient un remede extrêmement dangereux. 1°. Ils ne conviendroient point dans la pléthore, & il seroit bon, si on la redoutoit, de les faire précéder de la saignée & des lavemens, autrement il en pourroit résulter de fâcheuses congestions du sang & des humeurs dans la tête & dans la poitrine. 2°. Pris trop chauds, ils épuiseroient plutôt l'animal qu'ils ne lui seroient profitables. 3°. Celui qu'on y soumettroit devroit être à jeûn, ou tout au moins, la digestion, en lui, devroit être en plus grande partie finie & achevée. 4°. Si l'on avoit des fudorifiques à administrer, ce ne devroit être que dans le moment où la transpiration sensible commenceroit à se montrer ; encore, ces substances devroient elles être étendues dans une grande quantité de parties aqueuses. 5°. La durée du tems où on laisseroit l'animal dans le *bain*, seroit fixée par les circonstances qui engageroient à le prescrire : s'il s'agit de maladies graves & opiniâtres, de contraction des parties nerveuses, &c. ce tems devroit être beaucoup plus long. 6°. Il ne faudroit pas les ordonner à des chevaux morfondus, poussifs, ni à des chevaux desséchés par une chaleur lente & continuelle. 7°. Les *bains de vapeurs* seches & chaudes seroient funestes à des animaux pléthoriques, comme à des animaux cacochymes, &c.

En général il faut abattre l'eau aux chevaux quand ils sortent du *bain*, les bouchonner ensuite, & secher le plus qu'il est possible les autres brutes, en les couvrant d'une couverture capable de les défendre de l'impression & du contact de l'air ; cette attention étant d'une importance extrême pour empêcher les effets qui suivent toujours la résorbtion de l'humeur de la transpiration.

Pierres.

On donne ce nom a des médicamens préparés, qui conservent à peu de chose près, la consistance ordinaire des *pierres*. Telles sont la *pierre* admirable ou ophtalmique, la *pierre* médicamenteuse de Crollius, la *pierre* infernale, la boule de mars, &c.

On emploie ces médicamens, ou après les avoir fait dissoudre dans des liqueurs appropriées, comme la *pierre* admirable, ou en nature, comme la *pierre* à cautere & la *pierre* infernale ; alors elles sont dissoutes par l'humidité de la partie vivante, sur laquelle on les applique, & elles la brûlent & la détruisent comme le feu même.

Pillules. Voyez *Bols.*

Plantes. Voyez *Especes*, *Herbes.*

Pommades.

Les *pommades* sont des espèces d'onguens, dont la consistance plus solide que celle des linimens est semblable à celle de la graisse de porc ; elles tirent leur nom des pommes qu'on fait entrer dans la composition de quelques-unes ; elles s'appliquent indifféremment sur toutes les parties
du

du corps, mais particulierement fur les parties délicates, comme autour des yeux, des levres, &c. Il eft quelques *pommades* auxquelles on a confervé ce nom, malgré leur confiftance plus folide ; telle eft la *pommade mercurielle.*

Potions. Voyez *Breuvages , Infufions.*

Poudres.

Nous appellons *poudre* un médicament fec, compofé d'un ou de plufieurs ingrédiens, pulvérifés enfemble ou féparément, puis mêlés exactement. La *poudre* très-fine eft appellée *alkool*; la plus goffiere, *groffum* ou *tragea*; la moyenne, *poudre* ou *efpèces.* On donne affez ordinairement ce dernier nom aux *poudres compofées ,* qui contiennent tous les ingrédiens d'une préparation officinale.

La plupart des fubftances végétales qu'on veut pulvérifer, exigent une divifion préliminaire, qui a lieu au moyen des rapes, des couteaux, des cifeaux, &c.

On réduit en *poudre* les drogues fimples. 1°. Pour qu'étant plus divifées, elles produifent plus furement leurs effets. 2°. Pour qu'il foit plus facile de les mêler avec d'autres fubftances & d'en faire ainfi des médicamens compofés.

V

Les fubftances minérales ou terreufes, exigent une pulvérifation d'autant plus exacte qu'elles font moins diffolubles, on la nomme *porphyrifation.*

Les *poudres* deftinées à entrer dans les médicamens ophtalmiques doivent être très-fines, pour ne pas caufer des irritations ou des picotemens, abfolument contraires à l'effet qu'on en attend.

La *poudre* des femences des plantes graminées & légumineufes fe nomme *'arine,* on l'obtient au moyen du moulin.

On doit éviter de faire entrer dans les *poudres* qu'on fe propofe de conferver, des fubftances qui attirent l'humidité de l'air, comme les fels alcalis, parce qu'ils les feroient bientôt gâter.

Nous faifons prendre les *poudres* avec le miel fous la forme de pilule, de bol, d'opiat, ou en breuvage ; nous les mêlons dans le fon que nous humectons legerement, pour que les animaux, par leur foufle, n'en perdent pas une grande partie ; nous ne donnons le *tragea* que dans l'avoine.

Plus les *poudres* que nous employons intérieurement font fines, plus elles ont d'efficacité. Le crocus metallorum & les autres préparations d'antimoine produifent peu d'effet, données comme on les adminiftre

ordinairement, tandis qu'étant extrêmement pulvérifées elles produifent le double
& le triple de l'effet qu'on en attend.

Pulpes.

On nomme *pulpe* la fubftance tendre ou
charnue des végétaux qu'on réduit en une
efpece de bouillie par l'ebullition ; telle eft
la chair de la plupart des fruits, des racines
des plantes légumineufes, & la fubftance
même de beaucoup de plantes fraîches.

On emploie les *pulpes* à l'intérieur & à
l'extérieur ; nous en faifons un plus grand
ufage de cette derniere maniere, en forme
de cataplafmes.

Quinteffences. Voyez *Teintures.*

Racines.

On donne ce nom collectif comme celui
d'herbes, de *plantes,* &c. à différentes *ra-*
cines qui ont les mêmes vertus, qu'on
réunit après les avoir fait fecher, & que
l'on conferve pour les employer enfemble ;
telles font les *cinq racines apéritives.*

Remedes.

Ce mot eft fynonime & générique comme
celui de *médicamens,* pour exprimer toutes
les fubftances qu'on emploie contre les ma-

ladies ; mais on entend plus particulierement fous cette dénomination des *remedes*
particuliers , donnés comme fpécifiques
contre telle ou telle maladie , & dont la
préparation eft le plus ordinairement un
fecret; tels font les *remedes* vantés contre la
morve, le farcin , les tranchées , &c.

Remedes. Voyez *Lavemens.*

Rémolades. Voyez *Charges.*

Robs. Voyez *Extraits.*

Semences.

On appelle *femences* la réunion de différentes graines de plantes qu'on emploie
collectivement & fous la même dénomination ; telles font les *quatre femences chaudes , froides , carminatives ,* &c.

Sirops. Voyez *Miels.*

Sucs.

On entend par *fucs* les liqueurs qu'on
extrait des végétaux & des animaux , &
qu'on emploie en médecine.

Ils font en général de trois efpeces ,
aqueux, huileux & laiteux.

On les tire des végétaux par incifion ,
par expreffion, après les avoir pilés ; & des
femelles des animaux en les trayant.

Les *sucs aqueux* sont ceux dont l'eau est le principe dominant ; ils renferment les mucilages & les gommes, qui ne sont que des mucilages épaissis.

Les *sucs huileux* comprennent les huiles proprement dites, & les graisses des animaux ; les huiles essentielles ; les baumes naturels, & les résines pures, qui ne sont que des baumes naturels épaissis.

Enfin, les *sucs laiteux* sont des émulsions naturelles qui contiennent les deux premiers ; ils fournissent les *sucs gommo-résineux*.

Ceux de ces *sucs* qui se dessechent & perdent leur fluidité sont nommés *sucs-concrets*. La gomme arabique, l'aloès, la scammonée sont des *sucs-concrets*.

Suppositoires.

Les *suppositoires* sont des médicamens d'une consistance à-peu-près semblable à celle des emplâtres ; la forme en est conique & appropriée à l'usage que nous en faisons ; la longueur doit être proportionnée à la grandeur de l'animal pour lequel on les destine ; ils auront six à huit pouces pour le cheval, & seront de la longueur du doigt pour le mouton & le chien ordinaire. Nous les introduisons dans l'anus à différentes intentions , soit pour relacher, soit pour irriter, ou purger; nous les composons avec le miel & le sel, le miel étant suffisamment cuit ; souvent nous nous servons de savon, quelquefois ces especes de tentes sont un mélange de miel ou de savon, de coloquinte, de scammonée ou d'autres purgatifs âcres, par le moyen desquels nous sollicitons l'irritation du sphincter de l'anus, & l'évacuation des matieres contenues dans le rectum.

Tablettes. Voyez *Confections.*

Teintures. Voyez *Elixirs.*

Tisanes. Voyez *Infusions.*

Trochisques.

Les *trochisques* sont des médicamens secs, auxquels on donne ordinairement une forme triangulaire, quarrée ou pyramidale ; ils sont composés d'une ou de plusieurs substances ; nous ne faisons usage de ces remedes qu'à l'extérieur & en forme de cauteres ; nous les introduisons entre cuir & chair. Quant à ceux que la médecine humaine emploie intérieurement, nous les substituons facilement par les bols, les pilules & les opiats.

Vins, Vinaigres.

Les *vins* & les *vinaigres* médicinaux, ne

font que des infufions ou des décoctions de différentes fubftances, dans le *vin* ou le *vinaigre*, & qu'on emploie à l'intérieur ou à l'extérieur. Ils font fimples, ou compofés.

On doit avoir la précaution de ne pas préparer ces médicamens dans des vaiffeaux de cuivre, fur-tout ceux qui font deftinés à être pris intérieurement.

On fait infufer les fubftances dans le *vin*, & on peut les faire bouillir dans le *vinaigre*; mais le premier perdroit toute fa partie fpiritueufe par l'ébullition ; encore ces infufions doivent elle fe faire dans des vaiffeaux couverts.

NOTA. Les Éleves trouveront dans l'ouvrage intitulé : Elémens de l'art vétérinaire. Effai fur les appareils & fur les bandages propres aux quadrupedes, *une expofition générale & raifonnée de toutes les chofes convenables dans le traitement des maladies chirurgicales ou extérieures, telles que* charpie, étoupe, bourdonnets, tentes, meches, plumaceaux, étoupades, compreffes, bandes, bandages, liens, ferremens, attelles, écliffes, *&c. Cette expofition eft indifpenfable pour l'étude de la matiere médicale externe, & nous les invitons à ne pas la négliger.*

V 4

DU CHOIX

OU

DE L'ÉLECTION DES MÉDICAMENS.

L'ÉLECTION eſt cette partie de la matiere médicale, qui enſeigne à diſtinguer & à choiſir les médicamens ſimples ou compoſés, bons & ſains, d'avec ceux qui ſont mauvais ou ſophiſtiqués; qui indique la maniere & le tems de ſe les procurer, ce qu'il faut obſerver dans leur récolte & pour leur conſervation.

Le choix des drogues ſimples eſt un objet eſſentiel dans le traitement des maladies; il ne l'eſt pas moins dans la pharmacie, & il fait la baſe de la perfection des médicamens officinaux. On trouvera dans le Droguier tous les détails néceſſaires à la connoiſſance & au choix des drogues en particulier; nous ne nous occuperons ici que des objets généraux.

Les plantes & les animaux nous ſont offerts par la nature dans des âges différens, & leurs vertus varient en raiſon de ces différens âges. Certaines plantes contiennent dans leur jeuneſſe des principes qu'on ne retrouve plus lorfqu'elles font dans leur maturité ; les animaux perdent de leur force & de leur vigueur en vieilliſſant, & les produits qu'ils fourniſſent alors ne font plus auſſi efficaces.

La nature nous offre ſes richeſſes dans toutes les ſaiſons ; mais en général on ne doit cueillir les plantes, & employer les animaux, que lorſqu'ils font dans leur maturité, & dans leur plus grande vigueur. Cette regle, néanmoins, ne peut s'appliquer qu'aux plantes & aux animaux, ou à celles de leurs parties qu'on veut conſerver, aprés les avoir fait ſecher, ou à celles qu'on fait entrer dans les compoſitions officinales ; elle ne peut avoir lieu pour ces ſubſtances lorſqu'on les emploie fraîches & à meſure des beſoins qu'on en a, ou pour des préparations magiſtrales ; alors on eſt forcé de les prendre dans l'état où elles ſe trouvent.

On doit toujours faire choix des ſimples qui ont le plus d'odeur, de ſaveur, de couleur, lorſqu'ils doivent avoir ces qualités.

Il faut éviter d'employer des plantes mal formées, & qui aient été altérées par des maladies ou par des jeux de la nature ; ce qui peut changer leurs propriétés ou leur en donner de nouvelles.

Elles doivent être choifies dans les lieux qui leur font naturels ; les aquatiques, par exemple, ne doivent pas être cueillies dans les lieux fecs, & *vice versâ*.

Les plantes non cultivées, qui font dans leur pays natal, ont plus de vertus que celles qui font cultivées, ou tranfplantées feulement. Il faut excepter néanmoins de cette loi, les plantes émollientes, charnues, aqueufes, telles que les joubarbes, la violette, la mauve, la laitue, la poirée, & plufieurs plantes aromatiques, qui gagnent par les foins de la culture.

Il faut cueillir les plantes, pour les conferver, par un beau tems, fec & ferein, après le lever du foleil, lorfque toute humidité eft diffipée, & que les fleurs commencent à s'épanouir.

Celles qu'on récolte dans les années feches font toujours plus belles, meilleures, fe confervent mieux & beaucoup plus longtems que celles qui ont été recueillies dans des années pluvieufes.

Les bouraches doivent être récoltées lorfqu'elles ont pouffé la fleur ; il en eft de même des cruciferes & des aromatiques ; il y en a qui ne font falutaires que lorfqu'elles font jeunes, & qui en devenant ligneufes, par l'âge, perdent prefque toutes leurs vertus ou en acquierent d'autres oppofées ; telles font les feuilles de mauve, de guimauve, de violette, d'épinard, &c. qui ceffent d'être émollientes & deviennent aftringentes.

Les plantes cruciferes ou antifcorbutiques, comme les creffons, le cochlearia, &c. ne doivent jamais être employées feches, elles perdent toutes leurs vertus qui réfident dans les principes volatils que contiennent leurs fucs.

Le tems de cueillir les fleurs, eft le même que celui des plantes, c'eft lorfqu'elles commencent à s'épanouir ; elles ont moins de vertus lorfqu'elles tombent.

Il eft des fleurs dont le principe odorant réfide dans le calice & non dans les pétales, telles font, fur-tout, les fleurs des plantes labiées, comme la lavande, le romarin, la fauge, &c. ; il faut donc laiffer le calice à ces fleurs ; dans les liliacées, c'eft dans les pétales que réfide l'odeur : ces dernieres fleurs ne doivent être employées que lorfqu'elles font fraîches, parce qu'elles perdent entierement leur odeur lors de l'exficcation ; il en eft de même des rofes pâles ; les rofes rouges ou de Provins, au contraire, n'ont que peu d'odeur étant fraîches, & en acquierent beaucoup en fe defféchant ;

elles peuvent fe garder plufieurs années en bon état.

Les fleurs trop petites pour être confer-vées feules fe cueillent avec la plante ou la tige, on les nomme *fommités fleuries* ; tels font l'abfynthe, l'hyfope, la marjo-laine, l'origan, la fauge, les centaurées, le thym, l'hypericum, &c.

Il faut attendre que les femences foient mures pour les cueillir ; on choifit dans chaque efpèce celles qui font groffes, bien nourries, pleines, entieres, bien odoran-tes, & de faveur forte, lorfqu'elles doivent avoir de l'odeur & de la faveur.

Toutes les femences demandent à être confervées dans leurs capfules ; elles per-dent beaucoup en vieilliffant; les vers, les calandres & les autres infectes, les atta-quent ; on s'apperçoit qu'elles font vieilles, lorfqu'elles jettent de la pouffiere en les fecouant. Les femences huileufes ou émul-fives comme celles d'amandes douces, ne fe confervent pas longtems fans rancir, & ne peuvent, par conféquent, être gardé pour l'ufage de la médecine, fur-tout pour l'ufage intérieur ; il faut les conferver dans un lieu fec & frais, à l'abri de la chaleur du foleil.

Les fruits charnus ne fe confervent également pas longtems, & pourriſſent ; ils doivent être employés frais ; il en eſt d'ailleurs qui n'ont de vertus que dans cet état de fraîcheur ou de nouveauté, comme les melons, les citrouilles, les potirons, les concombres, &c. ; on en ſépare les ſemences lorſqu'on veut les garder, ſans quoi elles pourriroient avec eux. Les fruits qu'on veut faire ſecher pour les conſerver, comme les prunes, les figues, &c. doivent être cueillis lorſqu'ils ſont près de leur parfaite maturité ; plus tard, ils auroient beaucoup de peine à ſe ſecher & à ſe conſerver. Cette deſſication qui, au ſurplus, n'eſt jamais complette, ſe fait au four, à l'étuve, ou à la chaleur du ſoleil.

La récolte des racines peut ſe faire en automne, ou au printems, mais ſur-tout en automne, lorſqu'elles ſont ſans tiges : c'eſt dans cet état qu'on doit ſe les procurer ; dans l'une & l'autre de ces ſaiſons, elle ne végétent que dans l'intérieur de la terre.

Les racines charnues & bulbeuſes, & celles des plantes annuelles comme, par exemple, les raves, les navets, ſont bonnes dans toutes les ſaiſons, mais plus particulierement encore lorſqu'elles ſont jeunes & tendres, parce que ſur l'arriere-ſaiſon, elle deviennent ligneuſes ; il en eſt de même de quelques autres racines vivaces, comme les carottes, les betteraves, les panais, &c.

On doit choisir, autant qu'on le peut, les racines entieres, & bien nourries, sans être trop succulentes, sur-tout lorsqu'elles sont destinées à être gardées, parce qu'elles perdroient trop lors de leur dessication.

Lorsque les vers se mettent aux racines seches, ils n'attaquent & ne détruisent que la partie ligneuse, sans endommager la substance résineuse, dans laquelle réside principalement leurs vertus.

En général les racines qui sont entierement ligneuses sont de peu d'usage en médecine, à l'exception de quelques-unes qui nous sont envoyées des pays étrangers, comme le paréira-brava, le salsafras, &c.

Les bois résineux comme ceux d'aloès, de gayac, doivent être choisis pesans, sans aubier, allant au fond de l'eau, au lieu de la surnager, comme font les autres bois ; il doivent être pris du tronc des arbres de moyen âge ; le bois des branches est toujours de moindre qualité.

Les autres bois moins résineux sont moins pesans ; on doit choisir néanmoins ceux qui le sont davantage, en ayant toujours égard à leurs autres qualités, comme l'odeur, la couleur, la saveur, &c.

Les écorces des jeunes arbres méritent la préférence dans le choix. Le tems le plus convenable pour fe procurer celles non réfineufes eft l'automne ; mais pour celles qui le font, il convient de les ramaſſer au printems, lorfque la feve eft prête à fe mettre en mouvement.

Les bois, les écorces & les racines doivent être fechés d'autant plus promptement qu'ils contiennent davantage d'humidité. Beaucoup de racines, peu de tems après avoir été fechées, fe ramoliſſent & attirent puiſſamment l'humidité de l'air, ce qui les fait gâter & moifir ; il faut les conferver dans des lieux fecs ; les racines bulbeufes, comme les oignons, font les plus difficiles à conferver.

La plupart des plantes, des fleurs & des racines ont befoin d'être renouvellées tous les ans ; cette regle eft néceſſaire fur-tout pour celles qui ont perdu leur faveur & leur odeur.

La matiere médicale tire moins de fecours du regne animal que du regne végétal. Lorſqu'on veut fe procurer les animaux, ou celles de leurs parties qui font en ufage, on doit attendre ou choifir ceux qui font dans leur vigueur, dans un âge moyen, & qui ne foient pas en rut ; il

faut auffi choifir ceux qui ont été tués, &
rejetter ceux qui font morts de maladie
ou de vieilleffe.

En général les parties des animaux,
comme les graiffes, le lait, le petit-lait, &c.
doivent être employées fraîches ; celles qui
nous viennent de l'étranger, comme le
blanc de baleine & le caftoreum doivent
être bien conservées.

Le choix des fubftances minérales n'eft
affujeti à aucunes regles, on peut les ra-
maffer en tout tems & dans toutes les faifons ; il fuffit de choifir les meilleures. Il n'y
a que les eaux minérales dont les principes
& les effets peuvent varier, fuivant la quantité de pluie qui a tombé ; en général, les
animaux doivent les boire à leurs fources.

Quant au choix des préparations officinales, chacune a des qualités particulieres
qui lui font propres, & qui en font les caracteres diftinctifs ; ce n'eft qu'en les voyant
& en les préparant qu'on parvient à juger
fi elles ont ces qualités, & c'eft en offrant
aux éleves la manipulation de celles qui
font le plus en ufage dans la médecine vétérinaire, que nous les mettrons à portée
d'en juger.

DES

DES FORMULES,

O U

DE L'ART DE FORMULER,

O U

DE PRESCRIRE LES MÉDICAMENS.

LA *formule* eſt la maniere de preſcrire ou d'ordonner les médicamens à préparer & à adminiſtrer aux animaux ; c'eſt cette partie de la matiere médicale, ou de la thérapeutique qui enſeigne le choix des remedes appropriés au ſexe, au tempérament, à l'âge & à l'état de l'animal malade.

Il eſt dans la maniere de preſcrire les médicamens, quelques regles générales & préparatoires que les éleves ne doivent pas ignorer.

Un vétérinaire prudent ne doit preſcrire aucun remede qu'il ne puiſſe rendre raiſon d'une maniere ſatisfaiſante des motifs qui ont déterminé ſon choix ; il doit toujours ſe conduire d'après une indication clairement & ſoigneuſement déterminée.

Il doit choiſir les médicamens les plus efficaces & les plus appropriés, & s'abſtenir

X

de remedes violens, fi de plus doux peuvent également remplir fes vues.

Il importe encore, dans la pratique de l'art vétérinaire, de s'abftenir de l'ufage de médicamens rares & chers, qu'on peut prefque toujours remplacer complettement & avec les mêmes avantages par d'autres qu'on a fous la main, ou qu'on peut fe procurer à un prix très-modique.

Il faut préférer les médicamens indigènes aux exotiques, s'ils fuffifent, parce qu'ils font moins chers, moins expofés à être fophiftiqués, & à perdre leurs vertus par le tranfport.

On doit fingulierement s'étudier à compofer des remedes fimples, à la portée de ceux qui font chargés de les préparer & de les adminiftrer, & à ne mettre dans les *formules* que ce qui y eft vraiment efficace.

Les fubftances fimples qui ont les propriété qu'on defire, doivent être préférées aux compofitions qui ont pour objet de les réunir.

Il importe encore de connoître non feulement les dofes, mais auffi les noms divers d'un médicament, afin de ne pas être expofé à le prefcrire deux fois dans une même *formule.*

Les plantes doivent être employées fèches

ou vertes; la dofe eft différente dans l'un & l'autre état; l'artifte aura l'attention de ne point prefcrire ces dernieres dans la faifon où il feroit difficile ou impoffible de fe les procurer.

Il ne faut pas raffembler dans la même *formule* des chofes qui ne fe lient pas entre elles, comme les huiles, les baumes liquides, les graiffes, avec des liqueurs aqueufes; ou des fubftances dont les propriétés fe détruifent mutuellement comme les acides minéraux avec les fels neutres, les terres abforbantes, &c.

Tous les médicamens ne s'accommodent pas de toutes les formes; la forme liquide convient mieux aux fudorifiques, la forme feche aux abforbans; les apéritifs, les fondans, les amers, feront adminiftrés de préférence en nature, & fous forme folide.

On a encore égard à la forme des médicamens par rapport au tempérament des animaux; à ceux d'une conftitution feche, on donne des médicamens liquides, & réciproquement.

La *formule* eft compofée d'un feul ingrédient, ou bien elle eft compofée de plufieurs; la premiere eft dite *fimple*, la feconde eft dite *compofée*.

Une *formule* qui n'eft compofée que

d'une feule fubftance, n'offre à déterminer que la quantité qu'on doit en donner.

Cette quantité fe confidere fous deux rapports : eu égard à ce que l'animal malade en prendra dans un tems donné, comme par exemple dans le jour ; & eu égard à ce qu'il en prendra chaque fois. La premiere quantité eft la *dofe generale*, la feconde eft la *dofe particuliere*.

La quantité d'un remede doit être telle, que choifi convenablement, il ne nuife pas, ou qu'il ne foit pas fans effet. Cette quantité doit être relative à la nature, au fiege, à l'etat, à la force, aux caufes & aux fymptômes de la maladie ; aux forces de la vie, à l'âge, au volume du corps, au tempérament, au fexe, aux difpofitions particulieres, à l'habitude, au genre de vie de l'animal malade ; au pays, **au tems** de l'année, &c.

Le nombre des dofes eft fimple ou compofé ; fi une feule fuffit il eft inutile d'en donner plufieurs. Un remede, dont l'effet eft lent & difficile, doit être employé à petites dofes.

Les caufes qui déterminent les *formules* compofées, font l'infuffifance des remedes fimples ; la vertu trop foible d'un remede, qui dès-lors eft impuiffant pour combattre

feul la maladie, la violence d'un médicament, la diverfité des indications à remplir en même tems, & la poffibilité d'y
parvenir par cette voie.

Les *formules* font *magiftrales*, ou *officinales*.

Les *formules magiftrales* font celles qui
contiennent les remedes que l'artifte vétérinaire preferit & qui font préparés à mefure qu'ils font néceffaires.

Les *formules officinales* font celles qui
indiquent la maniere de préparer les médicamens compofés, & qu'on trouve tous
faits dans les boutiques.

Dans toutes les *formules* il y a quatre
chofes à confidérer : 1°. la *bafe* ; 2°. l'ad-
juvant, ou *auxiliaire*, ou *excitant* ; 3°. le
correctif ; 4°. l'*excipient*.

La *bafe* eft la partie la plus effentielle
de la *formule* ; elle doit toujours être placée à la tête & prédominer fur tous les
autres médicamens, non en mefure, ni en
poids, mais eu égard à fes propriétés actives.

Elle peut être fimple ou compofée. Par
exemple, dans la *formule* d'un purgatif,
dans lequel on fait entrer l'aloès, c'eft lui
qui forme la *bafe*, alors elle eft fimple,
parce que les autres médicamens avec lefquels on peut l'affocier n'ont pas une vertu

purgative aussi marquée que celle de l'aloès. Cette *base* devient composée, lorsqu'en place d'aloès on réunit plusieurs substances purgatives qui sont à-peu-près de force égale, comme le jalap, l'agaric, la scammonée, le senné, &c.

On doit éviter, autant qu'il est possible, de compliquer la *base*, la *formule* en est plus simple, plus facile à préparer, & les effets du remede souvent plus certains.

L'*adjuvant* ou *excitant* est la substance qui aiguise, qui favorise, qui rend plus active l'action de la *base*, lorsque cette *base* ne porte pas avec elle la force nécessaire pour produire l'effet desiré, on le nomme encore alors *stimulant* : il doit avoir la même vertu qu'elle; sa présence n'est pas toujours nécessaire dans toute sorte de composition; souvent on ne l'y ajoute que pour diminuer le volume de la *base*.

On appelle *correctif* la substance qui enleve ou qui diminue la qualité nuisible ou désagréable de la *base*, sans nuire cependant à sa vertu; c'est ainsi qu'on ajoute du savon, des huiles, des jaunes d'œufs, de l'opium, aux purgatifs résineux pour en adoucir l'effet.

Il importe peu, sans doute, que les médicamens soient d'un goût agréable pour les animaux, & le *correctif* n'eft jamais employé dans la médecine vétérinaire pour mafquer la faveur ou l'odeur défagréable de certains ; cependant lorfqu'on peut faire difparoitre l'une & l'autre, ils les prennent d'eux-mêmes, ce qui eft en même tems & plus commode & plus avantageux. D'ailleurs ils n'en perdent pas en les prenant, & on s'évite l'embarras de les leur adminiftrer.

On appelle *excipient* ou *conftituant* la fubftance qui donne la forme ou la confiftance au médicament ; il doit être approprié à la bafe, à la maladie, à l'animal, &c.

Il peut porter encore le nom de *menftrue*, de *véhicule*, d'*intermede*, fuivant les circonftances.

Les *excipiens* font l'eau, le vin, l'eau-de-vie, le vinaigre, l'efprit-de-vin, le miel, les firops, &c. ; les *excipiens d'intermedes* font le jaune d'œuf, les mucilages, par lefquels on parvient à unir l'huile & les réfines à l'eau.

L'*excitant* & le *correctif* peuvent être de nature à en tenir lieu ; c'eft ainfi qu'un firop, qu'un extrait, employés comme *correctifs*, tiennent lieu de miel qu'on emploieroit comme *excipient*.

Quelquefois auffi l'*excipient* eft compofé

de deux fubftances ; c'eft ainfi qu'on mêle du miel avec de l'eau pour faire la décoction de certains végétaux , & mieux en extraire ce qu'ils ont d'actif.

Le choix des fubftances médicamenteufes , qui doivent entrer dans la compofition d'une *formule* , étant déterminé , il faut régler la proportion qu'il doit y avoir entre chacune d'elles.

Nous avons déjà dit à l'égard de la *bafe* , qu'elle doit furpaffer par fon effet celui de toutes les autres fubftances qui entrent dans la *formule*.

L'*auxiliaire* doit être en proportion de la *bafe* , & fon effet doit être au-deffous de celui de cette même *bafe* ; c'eft ainfi , par exemple qu'en ajoutant un fel laxatif à l'aloès , pour former un purgatif , l'objet eft de favorifer l'action de l'aloès ; s'il en étoit autrement , l'*auxiliaire* deviendroit lui-même la *bafe* , ou changeroit l'effet de celle dont on feroit ufage.

A l'égard des *correctifs* il faut toujours les employer à petite dofe.

Quant au *véhicule* ou *conftituant* , la dofe en varie , felon qu'il n'eft employé que fous ce point de vue , ou que quelques - unes des fubftances qui entrent dans la *formule* en font partie ; il doit dans l'un & dans l'autre cas être dans une pro, ortion fuffifante pour fa deftination ; mais il ne doit pas la furpaffer. Ainfi, lorfqu'on fait un opiat, compofé de poudres feules, on met la quantité de miel néceffaire feulement pour les lier; s'il entre dans la compofition de cet opiat quelqu'extrait, quelque firop, comme *excitant*, on met feulement alors affez de miel pour fuffire à l'amalgame, & à la confection en opiat.

Le mélange des médicamens peut en changer la vertu ou la détruire, & c'eft une confidération bien importante à avoir dans la compofition des *formules*.

Les acides & les alcalis combinés, détruifent réciproquement leurs vertus particulieres, & forment un compofé neutre qui a de nouvelles propriétés.

Les terres bolaires médicamenteufes, jointes aux acides, acquierent une force aftringente plus confidérable.

Les acides & les fpiritueux nuifent à la vertu purgative de certains médicamens; ils rendent celle de la fcammonée fans effet; ils s'oppofent à la vertu foporifère des nartiques; rendent les préparations antimoniales émétiques ou purgatives; les **alcalis**, au contraire, favorifent l'action des purgatifs réfineux.

Des regles générales qu'on doit observer pour formuler exactement.

On doit écrire lifiblement, bien correctement & fans abréviations, les noms de chaque drogue, les uns au-deffous des autres, & dans une ligne particuliere ; ainfi que tout ce qui concerne la préparation & l'adminiftration de la *formule*.

Les fubftances qu'on donne à des dofes différentes, & qui font entre elles de la même efpece, fe placent de maniere que celles à petites dofes font les premieres, & celles dont les dofes font plus fortes, les dernieres.

La bafe de la *formule* doit toujours être placée en tête, & après le titre ou l'énoncé qui indique fa nature & fes effets. Au-deffous on place l'adjuvant ou auxiliaire ; enfuite le correctif, s'il y en a un, & enfin l'excipient, dont il faut prefcrire la quantité qui doit être employée & celle qui doit refter, fi c'eft une décoction. Au bout de chaque ligne ou phrafe on met le poids, la quantité, ou la mefure de la fubftance indiquée. La maniere de préparer le médicament doit faire un alinea à part, & la façon de l'adminiftrer doit en faire un autre; l'un & l'autre doivent être placés au bas de la *formule*, qui, en un mot, doit toujours être méthodique pour éviter les qui-pro-quo.

Il est essentiel aussi de donner aux substances, dont on veut faire usage, les noms les plus connus de ceux qui préparent & qui employent les *formules* ; si, par exemple, on prescrit la décoction de quelques plantes, & que le propriétaire la fasse lui-même, on indiquera les noms par lesquels ces plantes sont connues dans le pays; si, au contraire, c'est l'apothicaire qui prépare le remede, il faut toujours se servir des noms des drogues qui sont dans les dispensaires.

Enfin, il est prudent de dater & de signer les *formules* ; le vétérinaire ne devant pas craindre d'avouer ce qu'il prescrit, & sa réputation, comme l'honneur de l'art, exigeant qu'il prenne des précautions pour qu'on ne lui impute point ce qu'il n'auroit pas ordonné.

Quelques exemples de *formules* mettront, au surplus, les éleves beaucoup plus à portée d'exécuter les principes que nous venons d'exposer, que tout ce que nous pourrions ajouter à cet effet.

Exemple d'une formule qui réunit toutes les parties que nous avons indiquées.

Titre.   *Breuvage purgatif pour le cheval.*

Exposé
des
medica-
mens.

Prenez   Aloès en poudre, deux onces .... *base.*
Sel de potaffe ... quatre gros .... *auxiliaire.*
Opium .... dix grains .... *correctif.*
Eau commune... une livre & demie. *excipient.*

Maniere
de
faire.

Faites bouillir l'eau, jettez-y l'aloès & le fel de potaffe, retirez du feu, ajoutez l'opium, couvrez, laiffez infufer fur les cendres chaudes, du foir au lendemain matin.

Maniere
d'admi-
niftrer.

Remuez, faites avaler le matin, à l'animal à jeun, en une dofe, avec la corne.

Autre formule plus fimple.

Bol béchique incifif pour le cheval.

Prenez   Poudre de regliffe.. quatre onces .... *base.*
Kermès minéral ... un gros .... *auxiliaire.*
Miel .... fuffifante quantité .. *excipient.*

Mêlez les poudres dans le miel jufqu'à confiftance de bol.

Faites prendre à l'animal, dans la matinée, en quatre dofes, avec une fpatule.

DES MÉLANGES de quelques Médica-
mens simples qu'on emploie collectivement
sous une seule & même dénomination.

Les cinq racines apéritives sont

Celles
{
de petit Houx.
d'Asperge.
de Fenouil.
de Persil.
d'Ache.

Les cinq Capillaires

Sont
{
l'Adiantum noir.
l'Adiantum blanc ou Capillaire de Montpellier.
le Polytric.
le Ceterac *ou* la Scolopendre.
le Ruta muraria *ou* Rue de muraille.

Les Fleurs cordiales sont

Celles
{
de Buglose.
de Bourrache.
de Violette.

Ces Fleurs ne sont nullement cordiales, on
pourroit y substituer bien plus avantageusement

Celles
{
de Sauge.
de Lavande.
de Romarin.
d'Hysope.

Les quatre fleurs carminatives sont

Celles {
de Camomille romaine.
de Melilot.
de Matricaire.
d'Aneth.

Les herbes émollientes ordinaires sont

Les feuilles {
de Mauve.
de Guimauve.
de Branc-ursine.
de Violier.
de Mercuriale.
de Pariétaire.
d'Atriplex.
de Seneçon.

Les oignons de Lys , &c.

Les quatre grandes semences froides sont

Celles {
de Courge.
de Citrouille.
de Melon.
de Concombre.

Ces semences n'ont cependant pas plus de vertu que les amandes douces.

Les quatre petites semences froides sont

Celles {
de Laitue.
de Pourpier.
d'Endive.
de Chicorée.

(335)

Les quatre grandes femences chaudes font

Celles $\left\{\begin{array}{l}\text{d'Anis.}\\\text{de Fenouil.}\\\text{de Cumin.}\\\text{de Carvi.}\end{array}\right.$

On les nomme auffi femences carminatives.

Les quatre petites femences chaudes font

Celles $\left\{\begin{array}{l}\text{d'Ache.}\\\text{de Perfil.}\\\text{d'Ammi.}\\\text{de Daucus.}\end{array}\right.$

Les quatre eaux cordiales font

Celles $\left\{\begin{array}{l}\text{d'Endive.}\\\text{de Chicorée.}\\\text{de Buglofe.}\\\text{de Scabieufe.}\end{array}\right.$

Ces eaux ne font nullement cordiales ; on ne doit regarder comme telles que les eaux diftillées des plantes aromatiques.

Les trois onguens chauds font

Les onguens $\left\{\begin{array}{l}\text{d'Agrippa.}\\\text{d'Althæa.}\\\text{Nerval.}\end{array}\right.$

Les quatre onguens froids font

Les onguens $\left\{\begin{array}{l}\text{d'Album Rhafis.}\\\text{de Populeum.}\\\text{le Cérat de Galien.}\\\text{Rofat.}\end{array}\right.$

Les quatre farines réfolutives font

Celles { d'Orge.
de Feve.
d'Orobe.
de Lupin. }

On y joint fouvent

Celles { de Froment.
de Lentille.
de Lin.
de Fenugrec. }

Les efpèces vulnéraires

Sont { la Véronique.
la Sanicle.
la Bugle.
l'Hypericum.
la Pervenche.
le Lierre terreftre.
le Chardon-béni.
le Scordium.
l'Aigremoine.
la Bétoine.
la Mille-feuille.
la Scolopendre.
les fleurs de Tuffilage.
— de pied-de-Chat. }

Du refte on ne s'aftreint plus dans la médecine humaine à prefcrire les médicamens fous ces dénominations, & nous en ufons de même à quelques exceptions près.

VOCABULAIRE

VOCABULAIRE

PHARMACEUTIQUE,

CHYMIQUE,

ET

DE MATIERE MÉDICALE,

OU

EXPLICATION de plusieurs termes usités, tant dans la Pharmacie que dans la Chymie & la matiere Médicale, & dont la connoissance est nécessaire aux Eleves.

A.

$\overline{\text{A}}$, ou $\overline{\text{AA}}$. On emploie cette lettre simple, ou réunie, dans les formules, pour abréger, & elle signifie *parties égales* de chacune des substances qu'on prescrit. *Ana* signifie la même chose.

AAA. On abrege ainsi le mot *amalgame*, en chymie.

ABLUANTS. Remedes propres à laver, à nétoyer, purifier, soit intérieurement, soit extérieurement.

Y

ABLUTION. C'est l'action de laver, de nétoyer, de purifier; la premiere se fait en séparant d'un médicament, par le lavage avec l'eau, les matieres qui lui sont étrangeres, on l'appelle *lotion*. La seconde consiste à enlever à un corps ses sels surabondans, en repandant de l'eau dessus à différentes reprises; elle se nomme *édulcoration*. La troisieme s'emploie pour augmenter les vertus d'un médicament; on verse dessus du vin, ou quelqu'autre liqueur, &c.

ABRÉVIATION. Ecriture abrégée qui se fait avec des marques & des caracteres particuliers qui suppléent les lettres qu'on retranche; c'est ainsi que dans les formules le caractere ℞, signifie *Prenez*, celui ℔, signifie *livre*, celui ℥, *once*, &c. Les artistes vétérinaires ne doivent pas se servir de ces caracteres abréviatifs lorsqu'ils prescrivent des médicamens qui doivent être préparés par les propriétaires des animaux qui n'y entendroient rien. On trouvera une explication détaillée de tous ces caracteres en tête du second volume.

ABSORBANTS. Médicamens terrestres ou porreux qui ont la propriété de s'imbiber ou de se charger des humeurs surabondantes, soit qu'ils soient appliqués à l'extérieur, ou pris intérieurement.

ABSTERGENTS , ABSTERSIFS. Remedes d'une nature favonneuse qui peuvent diffoudre les concrétions réfineufes , & celles qui font fournies d'huile & de terre ; effets que les fimples abluants , ou les menſtrues aqueux ne produifent point.

ACCESSOIRE. On appelle ainfi le changement qui arrive au médicament par l'addition de chofes extérieures , qui augmentent ou diminuent fa vertu.

ACERBE. Saveur qui occafionne une aftriction à la langue & aux levres & les refferre, comme lorfqu'on mâche des fruits qui ne font pas encore murs , tels que les prunelles, les nefles, les coings, &c.

ACESCENTS, ACETEUX. On donne cette épithete aux alimens, aux liqueurs, & aux médicamens qui ont une faveur approchante de l'acide, ou du vinaigre ; & qui à un degré de chaleur modéré peuvent le devenir.

ACIDES. On donne ce nom aux fels & à toutes les liqueurs , dont la faveur eft piquante comme celle du vinaigre. Il y a autant d'efpèces différentes d'*acides* qu'il y a de fubftances qui les fourniffent.

Les *acides animaux* font ceux qu'on retire par l'analyfe des animaux, comme les fourmis, les abeilles, &c.

Les *acides minéraux* font en général l'acide vitriolique, l'acide marin & l'acide nitreux. Ils font les plus forts de tous.

Les *acides végétaux* font le vinaigre & tous les fucs acides que fourniffent les plantes.

ACIDULE. Qui eft un peu acide.

ACIDULER. Mettre un acide dans quelque liqueur ; on dit une boiffon *acidulée*.

ACRE, ACRETÉ, ACRIMONIE. On appelle ainfi tout ce qui pique fortement la langue, telle eft l'impreffion qu'y produifent les alcalis, les acides concentrés, &c.

ACTUEL. Ce terme s'applique aux fubftances, dont l'action eft immédiate & préfente, comme celle du feu, du fer chaud, qu'on nomme *cautère actuel*, pour le diftinguer de celle dont la même action ne fe produit que lentement & fucceffivement, & qu'on nomme pour cette raifon, *cautère potentiel*.

ADAPTER. On fe fert de ce terme en chymie en parlant des diftillations ; on dit adapter un récipient au chapiteau.

ADOUCISSANTS. Remedes qui appaifent les douleurs, & calment les maladies.

ADULTÉRATION. C'eft l'altération, la falfification, le mauvais mélange ou la frelaterie des médicamens ; de maniere que

ceux ainfi falfifiés, reffemblent aux médicamens vrais & naturels, mais n'en ont pas
les propriétés. On trouvera dans le Droguier les inftructions néceffaires pour diftinguer les drogues naturelles, de celles
qui font altérées.

AFFINITÉ. On appelle ainfi les rapports
que deux ou plufieurs fubftances ont l'une
avec l'autre.

AFFUSION. C'eft l'action de verfer une
liqueur fur une autre fubftance.

AGACEMENT. C'eft l'action que produit
fur la langue & fur les dents, la faveur des
fruits verds & acres.

AGGLUTINANS, AGGLUTINATIFS. Remedes qui procurent la réunion des parties féparées ou divifées.

AGRESTE, AIGRE. C'eft la même chofe
qu'*acerbe*. On dit encore que les métaux
font *aigres* lorfqu'ils font caffans, c'eft
l'oppofé de *ductile*.

ALAMBIC. Vaiffeau fervant aux diftillations: on en a de verre, de grès, de terre
cuite ou de métal.

L'*alambic* eft compofé de la *cucurbite*,
du *bain marie*, du *chapiteau*, du *ferpentin*
ou de l'*allonge*. Lorfqu'on diftille à feu nud,
on met ce qu'on veut diftiller dans la cucurbite; on la couvre avec le chapiteau,

& l'on adapte au tuyau de celui-ci, le ſerpentin ou l'allonge. Lorſqu'on diſtille au bain marie, on met le bain marie dans la cucurbite, qu'on remplit d'eau, & ce bain marie contient les ſubſtances à diſtiller. Les *alambics* de métal ſont les ſeuls compoſés ainſi ; ceux de terre cuite, de grès, de verre n'ont que la cucurbite & le chapiteau ; lorſqu'on veut diſtiller au bain marie, on place la cucurbite dans un vaſe plein d'eau. Voyez Distillation.

ALBATION, ALBIFICATION. C'eſt l'action de blanchir quelques médicamens, ſoit par la décoction, ſoit par tout autre moyen quelconque.

ALBUGINEUX. Qui tient de la nature du blanc de l'œuf.

ALCALIS. Sels qui ont un grand nombre de propriétés communes avec le ſel qu'on retire de la plante appellée parmi nous, *kali, ſoude.*

Les *alcalis fixes* réſiſtent à l'action du feu ; on les obtient par le lavage des cendres des végétaux.

Les *alcalis volatils* s'élevent & ſe diſſipent par l'action du feu, dans des vaiſſeaux ouverts ; on les obtient par l'analyſe des matieres animales & végétales qu'on a fait putréfier.

ALCALIN. Qui eſt de la nature des ſels alcalis.

ALCALISATION. C'eſt l'action d'imprégner quelques ſubſtances, comme l'eſprit-de-vin, d'un ſel alcali.

ALCOOL. On donne ce nom à la poudre réduite à la derniere fineſſe, ainſi qu'à l'eſprit-de-vin rectifié au plus haut degré.

ALCOOLISER. Réduire en alcool.

ALEXIPHARMAQUES. Remedes propres à expulſer par la ſueur l'humeur qui trouble les fonctions dans les maladies aiguës. C'eſt la même choſe que *ſudorifiques*.

ALEXIPYRETIQUES. Remedes qui chaſſent la fièvre.

ALEXITERES. Remedes contre la morſure des animaux vénimeux. Il ne différent point des *alexipharmaques*.

ALIPTIQUE. C'eſt cette partie de la matiere médicale, qui enſeigne la maniere de frotter & d'oindre le corps pour conſerver la ſanté & les forces ; c'eſt dans la médecine vétérinaire le panſement de la main.

ALOÉTIQUES. Médicamens dans leſquels il entre de l'aloès.

ALTÉRANTS. Remedes qui apportent un changement avantageux dans l'état maladif, ſans aucune évacuation apparente.

ALUDELS. Vaiſſeaux, ou eſpeces de

tuyaux de terre ſans fond , qui entrent les uns dans les autres & qui ſervent aux ſublimations.

ALUMINEUX. Qui tient de la nature de l'alun.

AMALGAMER. Mélanger du mercure avec quelque métal ; le fer eſt le ſeul de tous les métaux qui ne s'amalgame point , ou qui ne s'unit point au mercure.

AMANDÉ. C'eſt la même choſe qu'*émulſion*. On lui donne ce nom parce qu'elle eſt compoſée d'amandes.

AMER. Epithete que l'on donne aux ſubſtances qui ont une ſaveur rude & déſagréable , comme le fiel des animaux , l'aloès, l'abſynthe, &c.

AMULETTES. Remedes qu'on ſuſpend à quelques parties du corps des animaux , comme préſervatifs contre les maladies & les enchantemens. Ce ſont de véritables amuſettes qui retardent ſouvent l'emploi des remedes vraiment efficaces, & dont la principale vertu eſt d'enrichir le vendeur. (1)

ANA. Voyez A.

---

(1) On trouve dans le volume des *Inſtructions vétérinaires* pour l'année 1793, page 181 & ſuivantes, un mémoire ſur les *Amulettes*, que nous invitons les éleves à lire. (*Note des éditeurs*)

ANACATHARTIQUES. Remedes *expecto-rans* ou *béchiques.*

ANACOLLEMATES. Médicamens de la même nature que les *agglutinans.*

ANALEPTIQUES. Médicamens deftinés à relever ou à rétablir les forces abbatues ou diminuées.

ANALYSE. C'eft la féparation & la réfolution des mixtes dans leurs principes ou leurs parties fimples, pour les confidérer à part & connoître plus exactement leur compofition. (1)

ANAPLÉROTIQUES. C'eft la même chofe qu'*incarnatifs* ou *farcotiques.*

ANASTALTIQUES. Médicamens *ftiptiques* ou *aftringens.*

ANASTOMOTIQUES. Ce font des remedes *apéritifs*, auxquels on accorde la vertu d'ouvrir les vaiffeaux & d'en faire fortir le fang.

ANODYN, ANTALGIQUES. Remedes qui calment les douleurs.

ANTAPHRODISIAQUES, ANTAPHRODITIQUES. Remedes qui éteignent les defirs amoureux.

---

(1) Les éleves trouveront dans les *Elemens de botanique* un tableau de l'*Analyfe végétale*, qui leur donnera une idée précife de cette opération, & de la maniere d'y procéder. (*Note des éditeurs*)

ANTÉMÉTIQUES. Remedes qui calment le vomissement.

ANTÉPILEPTIQUES. Remedes contre l'épilepsie & les maladies convulsives.

ANTHELMINTIQUES. Remedes contre les vers & les maladies vermineuses.

ANTHYPNOTIQUES. Remedes contre les maladies soporeuses.

ANTIAPOPLECTIQUES. Remedes contre l'apoplexie & les autres maladies de ce genre.

ANTIASTHMATIQUES. Remedes contre la pousse ou l'asthme.

ANTICACHECTIQUES, ANTICACOCHIMIQUES. Remedes contre la pourriture ou la cachexie.

ANTICANCEREUX. Remedes contre le cancer.

ANTICAUSOTIQUES. Remedes contre la fievre ardente.

ANTICOLIQUES. Remedes contre les tranchées ou coliques.

ANTIDINIQUES. Remedes contre les affections vertigineuses.

ANTIDARTREUX. Remedes contre les dartres.

ANTIDOTAIRE. Recueil de remedes contre les maladies.

ANTIDOTES. Ces remedes font les mêmes que les *alexiteres* & les *alexipharma-*

ques. On appelle plus particulierement *an-tidotes* les *contre-poisons*.

ANTIDYSENTÉRIQUES. Remedes contre la dysenterie.

ANTIFÉBRILES. Remedes contre la fievre ; ce font les mêmes que les *alexipy-retiques*.

ANTIFARCINEUX. Remedes contre le farcin.

ANTIGALEUX. Remedes contre la gale.

ANTIHECTIQUES. Remedes contre la phtisie ; ce font des *béchiques*.

ANTIHYDROPHOBIQUES. Remedes contre la rage.

ANTIHYDROPIQUES. Remedes contre l'hydropisie.

ANTIHYSTÉRIQUES. Remedes contre les maladies de la matrice.

ANTILAITEUX. Remedes propres à faire diffiper le lait après le part.

ANTILOIMIQUES. Remedes propres à préferver de la pefte ; ce font les mêmes que les *antipeftilentiels*.

ANTIMORVEUX. Remedes propres à guérir la morve.

ANTIMONIAUX. Médicamens dans lefquels il entre de l'antimoine, ou quelques-unes de fes préparations.

ANTINÉPHRETIQUES. Remedes contre

les maladies des reins, des uréteres & de la veffie.

ANTIORGASTIQUES. Remedes contre l'effervefcence ou l'orgafme des humeurs.

ANTIPARALYTIQUES. Remedes contre la paralyfie.

ANTIPESTILENTIELS. Voyez ANTILOIMIQUES.

ANTIPHLOGISTIQUES. Remedes contre l'inflammation.

ANTIPHTYSIQUES. V. ANTIHECTIQUES.

ANTIPHYSIQUES. Voyez CARMINATIFS.

ANTIPLEURÉTIQUES. Remedes contre la pleuréfie.

ANTIPOUSSIFS. Ce font les mêmes que les *antiafthmatiques*.

ANTIPSORIQUES. Remedes propres à combattre les maladies de la peau.

ANTIPUTRIDES. Remedes contre la putridité.

ANTIPYIQUES. Médicamens qui diminuent ou qui fuppriment la fuppuration.

ANTIPYRÉTIQUES. C'eft la même chofe qu'*alexipyrétiques*.

ANTIPYROTIQUES. Remedes contre la brûlure; ce font les mêmes que les *antiphlogiftiques* & les *rafraîchiffans*.

ANTISCORBUTIQUES. Remedes contre le fcorbut.

ANTISEPTIQUES. Ce font les mêmes que les *antiputrides*.

ANTISPASMODIQUES. Remedes contre les convulfions.

ANTISPASTIQUES. Remedes qui opérent par révulfion.

ANTIVÉNÉRIENS. Remedes contre la vérole, & les maladies vénériennes.

ANTIVERMINEUX. Voyez ANTHELMINTHIQUES.

APÉRITIFS. Médicamens qui rendent le cours des liqueurs plus libre, en détruifant & diffipant les obftacles qui s'y oppofent.

APHRODISIAQUES. Remedes qui excitent aux plaifirs vénériens.

APOCROUSTIQUES. C'eft la même chofe que *répercuffifs*.

APOPLECTIQUES. Voyez ANTIAPOPLECTIQUES.

APRE. C'eft la même chofe qu'*acerbe*.

AQUEUX. Remedes qui tiennent de la nature de l'eau, ou dans lefquels elle abonde.

ARDENT. Les efprits ardens font ceux qui étant tirés par la diftillation d'un végétal fermenté, peuvent prendre feu & brûler ; tels font l'eau-de-vie, l'efprit-de-vin, &c.

ARÉFACTION. Voyez DESSICATION.

ARÉOTIQUES. Remedes qui échauffent & raréfient les humeurs.

AROMAT, AROMATIQUE. On appelle ainsi toute fubftance qui eft odorante & forte, comme les épices, le thim, le romarin, &c.

ASPERSION. C'eft l'application de quelque liquide ou de quelque poudre médicinale d'une maniere legere & par petites portions.

ASSATION. Coction des médicamens, dans leur propre fuc, fans addition d'aucune liqueur étrangere ; tels font les oignons, les navets qu'on fait cuire fous la cendre ; les concombres, les citrouilles qu'on peut faire cuire fans addition de fuc étranger.

ASSOUPISSANS. Voyez NARCOTIQUES.

ASTRINGENS. Rémedes qui ont la vertu de refferrer, de froncer les fibres & de rendre les pores plus petits.

ATHANOR. Efpece de fourneau qui conferve une chaleur modérée pendant longtems, pourvu qu'on ait foin d'y mettre de loin en loin une quantité convenable de charbon. On s'en fert dans les opérations qui ne demandent qu'un feu égal & modéré, comme les digeftions.

ATTENUANTS. Voyez APÉRITIFS.

ATTRACTIFS. Remedes auxquels on attribue la faculté d'attirer & de provoquer la fuppuration.

AUSTERE. C'eft la même chofe qu'*acerbe*.

B.

BAIN. Voyez FEU.

BALLON. Matras, ou bouteille ronde, de verre, qui fert de récipient dans plu-fieurs opérations ou diftillations.

BALSAMIQUES. Remedes propres à adou-cir les humeurs, à incarner & à confolider les plaies.

BASSINER. C'eft laver, étuver, nétoyer une plaie avec de l'eau ou toute autre li-queur quelconque.

BÉCHIQUES. Remedes qui calment la toux, facilitent l'expectoration, &c. On les nomme auffi *pectoraux*.

BÉZOARDIQUES. Médicamens qui ont les vertus qu'on attribue au bézoard, ou dans lefquels on en fait entrer.

BISTORTIER. Efpece de pilon de bois à long manche, & de forme à-peu-près py-ramidale, avec lequel on ne pile que par le bout le plus gros; il fert à mêler les drogues dans différentes préparations.

BLANCHET. Groffe étoffe de laine, plus ou moins ferrée, ordinairement quarrée, qu'on attache par les quatre coins fur un

carrelet, pour y faire paſſer ou filtrer différentes liqueurs.

BOLAIRES. Qui tient de la nature des
bols ; les terres bolaires.

BRONCHIQUES. Ces remedes ſont les
mêmes que les *béchiques.*

BUTYREUX. Médicament qui tient de la
nature du beurre , ou dans lequel on en
fait entrer.

C.

CALCINATION. C'eſt l'action de réduire
les corps ſolides en chaux ou en cendres,
par l'action du feu. On lui donne différens
noms ſelon les différentes manieres dont
on la fait, & les réſultats qu'elle produit ;
c'eſt ainſi qu'on la nomme *combuſtion, incinération, torréfaction, réverbération, décrépitation, corroſion,* &c. Voyez ces mots.

CALCULIFRAGES. Remedes qu'on croit
capables de briſer le calcul ou la pierre des
reins, de la veſſie, &c.

CALÉFACTION. Action de chauffer ou
de rechauffer ; elle differe de la *coction* en
ce qu'on fait ſeulement chauffer les ſubſtances ſans les cuire.

CALMANTS. Remedes qui calment les
douleurs ; ce ſont les mêmes que les *anodyns.*

CARDIAQUES.

CARDIAQUES. Remedes qui fortifient le cœur; ce sont les mêmes que les *cordiaux*, les *analeptiques*, les *fortifians*.

CARMINATIFS. Remedes qui dissipent les vents; ce sont des *stomachiques*.

CAROTIQUES. Remedes qui assoupissent, qui endorment; ce sont des *narcotiques*.

CARRELET. Chassis quarré, de bois, avec une pointe de clou à chaque coin, pour y attacher un blanchet, ou un linge, afin de passer commodément les sirops & autres liqueurs.

CASÉATION. C'est l'opération par laquelle on fait cailler le lait.

CASEUX. Qui tient de la nature du fromage.

CATAGMATIQUES. Remedes propres pour la guérison des fractures. Ces médicamens ne produisent de bons effets qu'en éloignant les obstacles qui pourroient s'opposer à la formation du cal.

CATHARTIQUES. Remedes *purgatifs*.

CATHÉRÉTIQUES. Ce sont des caustiques doux qu'on emploie pour consumer les chairs baveuses, les carnosités, &c.

CATHOLIQUES. Remedes universels auxquels on attribue la vertu de guérir toutes les maladies.

CATOTÉRIQUES. Voyez PURGATIFS.

CATULOTIQUES. Voyez EPULOTIQUES.

CAUSTIQUES, CAUTERES, CAUTÉRÉTIQUES. Médicamens âcres, corrofifs & brûlans.

CÉPHALIQUES. Remedes dont on fait ufage dans les maladies de la tête.

CÉRUMINEUX. Qui tient de la nature de la cire.

CHALASTIQUES. Voyez EMOLLIENS.

CHALYBÉ. On donne ce nom aux compofitions dans lefquelles il entre du fer ou de l'acier.

CHAPITEAU. C'eft le deffus de l'alambic.

CHAUSSE. Sac de figure conique, ouvert à fa bafe & fermé exactement dans le refte de fon étendue. Il eft fait de drap, de flanelle, de toile. L'ouverture de la *chauffe* eft maintenue au degré d'étendue qui lui eft propre par un cercle de bois, fur lequel on la fixe. On la fufpend par ce cercle pour s'en fervir; alors elle préfente un entonnoir fermé par en bas, & la liqueur dont on la remplit, paffe par les mailles du drap. *Voyez* FILTRER.

CHAUX. On donne ce nom, en général, à toutes les fubftances qui ont éprouvé la *calcination*.

CHOLAGOGUES. Remedes qui purgent la bile.

CHYMIE. C'eſt l'art qui enſeigne à ſéparer les différentes ſubſtances dont les mixtes ſont compoſés, à les purifier, les raſſembler, pour les rendre plus efficaces & plus prompts dans leurs effets. C'eſt proprement l'anatomie des corps naturels par le moyen de l'analyſe.

CICATRISANS. Remedes qui hâtent & facilitent la formation des cicatrices.

CINÉRATION. Voyez INCINÉRATION.

CIRCULATION. Ce terme en chymie & en pharmacie eſt le même que *digeſtion*.

CLARIFICATION. Opération par laquelle on rend une liqueur quelconque claire & limpide. Elle devient ſouvent telle par le repos ſeul : ſouvent auſſi on emploie à cet effet le blanc d'œuf ; d'autres fois on y parvient par l'ébullition, la deſpumation, la colature ou la filtration.

COAGULANS. Médicamens ou poiſons qui coagulent le ſang & les humeurs.

COAGULATION. Epaiſſiſſement d'une matiere liquide, ſoit par la privation de la chaleur, ſoit par la conſomption ou l'évaporation de l'humidité ſur le feu même, ſoit par l'addition ou le mélange de certaines ſubſtances.

COCTION. C'eſt en pharmacie l'action de faire cuire ou de préparer des médicamens par la chaleur du feu. La coction se fait par infusion, décoction, digestion, &c.

COHOBATION. Action par laquelle on remet la même liqueur distillée sur la matiere restée dans le vaisseau. Cette opération est répétée plus ou moins de fois selon la diversité des substances & le but qu'on se propose. On l'emploie plus communément dans la distillation des plantes aromatiques; son effet est de charger la liqueur distillée d'une plus grande quantité des vertus de la matiere qu'on distille, &c.

COLATURE. C'est la liqueur passée par le tamis, ou au travers de la toile, de l'étamine, de la chauffe, ou du sac. La *colature* a pour objet des matieres liquides, dont les féces ont été disposées à être séparées, ou par le repos, ou par la digestion, ou par la circulation, ou par la fermentation. On coule aussi pour séparer les ordures & les impuretés qui peuvent être mêlées dans les liqueurs.

COLLÉTIQUES. Ce sont des médicamens *agglutinatifs*.

COMBUSTION. L'action de brûler; c'est une espece de *calcination*.

CONCASSER. Réduire en petits morceaux, ou en poudre très-grossiere.

CONCENTRATION. C'est une opération

par laquelle on réunit les parties les plus actives d'une liqueur par l'évaporation.

CONCRÉTION. Endurciſſement ou épaiſſiſſement de quelque matiere fluide ou liquide, comme d'un ſel qui diſſous dans une leſſive, s'y fige & s'y cryſtalliſe. C'eſt la même choſe que *coagulation*.

CONFORTATIFS. Ce ſont des remedes *fortifians, analeptiques, cordiaux*.

CONFRICATION. C'eſt l'action de réduire en poudre les ſubſtances friables, en les froiſſant avec les doigts; ou de preſſer quelques plantes ſucculentes avec les mains pour en extraire le ſuc.

CONGÉLATION. Eſpece de coagulation qui a lieu par le froid, relativement à des matieres miſes en fuſion & qu'on laiſſe figer, c'eſt-à-dire, acquérir une certaine conſiſtance; la graiſſe, la cire, les métaux fondus ſe figent à l'air, ou ſe congelent.

CONGLUTINANS. Remedes *agglutinatifs*.

CONSOLIDANS. Remedes qui procurent la cicatriſation des plaies.

CONSOMMÉ. Bouillon cuit aſſez longuement pour ſe réduire en gelée, en refroidiſſant.

CONSOMPTIFS. Remedes qui ont la vertu de conſumer les chairs. Ce ſont des *cathéretiques*.

CONTRACTIFS. Remedes qui ont la vertu de faire contracter les fibres & de les fortifier en les refferrant. Ce font des *aftringens*.

CONTREPOISONS. Voyez ANTIDOTE.

COPROCRITIQUES. Remedes *purgatifs*.

CORDIAUX. Voyez CARDIAQUES.

CORRECTIFS. Medicamens qui corrigent, qui adouciffent l'action des autres. Voyez la maniere de formuler, ci-devant, page 326.

CORROBORANS. Remedes *fortifians*.

CORRODANS, CORROSIFS. Remedes *cathérétiques, cauftiques*.

COSMÉTIQUES. Remedes employés pour adoucir la peau.

COUCHES. Se dit en chymie des fubftances qu'on met alternativement les unes fur les autres par couches, pour qu'elles fe fondent, fe pénetrent, ou s'imbibent refpectivement. C'eft la même chofe que *ftratification*.

COUPELLE. Vaiffeau chymique qui fert à l'examen des métaux.

CRÉPITATION. C'eft le bruit ou petillement que fait le fel & quelques autres fubftances lorfqu'on les met fur le feu. On dit auffi *décrepitation*.

CREUSETS. Vaiffeaux de terre de différentes formes & grandeurs, capables de foutenir le degré de feu le plus violent, dont on fe fert dans toutes les opérations de chymie, pour fondre ou calciner les métaux & les minéraux, & où il s'agit d'expofer à l'action d'une chaleur affez forte des matieres fixes, pour remplir d'autres vues.

CRIBATION. Séparation des parties les plus ténues des médicamens, tant fecs qu'humides ou oléagineux, d'avec les particules les plus groffieres; elle fe fait par le moyen du tamis ou des cribles.

CRYSTALLISATION. Sorte de *concrétion* & même de *congélation* qui arrive aux fels, foit effentiels, foit fixes & volatils, & même à ceux qui font mêlés avec des acides. Délivrés de la plus forte partie de leur humidité, on les place & on les dépofe dans un lieu frais où ils fe cryftallifent.

CUCURBITE. C'eft le vaiffeau qui fert de bafe à l'alambic, dans lequel on met le bain marie, ou les fubftances mêmes, lorfqu'on diftille à feu nud, & fur lequel on adapte le chapiteau. Voyez ALAMBIC.

CUIRE, CUISSON. C'eft l'action de la chaleur fur les alimens & les médicamens, qui les rend plus faciles à préparer à employer ou à digérer. Voyez COCTION.

CUTANÉS. Remedes qu'on emploie pour les maladies de la peau.

D.

DÉALBATION. Voyez ALBATION.

DÉCANTATION, DÉCANTER. C'est verser peu-à-peu & par inclinaison, à l'effet de séparer une liqueur quelconque du dépôt qu'elle a formé.

DÉCORTICATION. C'est l'action d'oter l'écorce ou la peau des racines, des fruits, &c.

DÉCRÉPITATION, DÉCRÉPITER. C'est la même chose que *crépitation*.

DÉFAILLANCE. C'est la résolution d'un sel, ou de toute autre substance en liqueur par l'humidité de l'air. C'est la même chose que *déliquium*. C'est ainsi qu'on fait l'huile de tartre, en exposant l'alcali fixe du tartre à la cave, ou dans un lieu humide.

DÉFENSIFS. Remede qu'on applique pour empêcher le dépôt des humeurs. Ce sont des *astringens*.

DÉFÉQUER. Oter les féces ou la lie d'une liqueur.

DÉFLAGRATION. Inflammation d'un minéral avec un corps sulphureux, dans un creuset, pour le purifier, ou pour quelqu'autre opération. C'est une *calcination*.

DEGRÉ. On se sert de ce mot en chymie pour exprimer l'action plus ou moins forte du feu. Voyez FEU.

DÉLAYANS. Ce font les remedes aqueux, ou dans lefquels l'eau domine.

DÉLIQUIUM. Voyez DÉFAILLANCE.

DÉLUTER. C'eft oter le lut d'autour des jointures des vaiffeaux.

DENTIFRICES. Remedes dont on fe fert pour les dents.

DÉPHLEGMATION, DÉPHLEGMER. C'eft oter le phlegme ou la partie aqueufe d'une liqueur quelconque, foit par la diftillation, foit de toute autre maniere.

DÉPILATOIRES. Remedes qui font tomber les poils; ce font des *cathérétiques*.

DÉPURATION. Clarification ou purification des liqueurs troubles, foit par le repos, foit artificiellement.

DÉPURATOIRES. Remedes qui dépurent la maffe. Ce font des *diaphorétiques*.

DÉPURÉ. Se dit des fucs exprimés, clarifiés, & dont les féces ou la lie font féparés & tombés au fond du vafe.

DÉRIVATIFS. Remedes ou moyens employés pour détourner les humeurs de deffus une partie, en les attirant vers une autre. Les véficatoires font *dérivatifs*.

DÉSOBSTRUCTIFS, DÉSOPILATIFS. Remedes qui détruifent les obftructions; ce font des *apéritifs*.

DESPUMATION. C'eft l'action d'oter l'é-

cume. Elle eſt toujours précédée de l'ébullition, qui ſépare, éleve & porte à la ſuperficie de la liqueur bouillante ou clarifiée
les ſuperfluités groſſieres, terreſtres & viſqueuſes, ſous forme d'écume ; c'eſt ce qui
s'appelle *deſpumer*.

DESQUAMATION. C'eſt la ſéparation des
écailles, des ſubſtances qui en ſont revètues.

DESSICATIFS. Remedes qui ont la vertu
de deſſecher & de conſumer l'humidité ſuperflue des plaies & des ulceres. Ce ſont
des *aſtringens* ou des *abſorbans*.

DESSICATION. C'eſt l'action de diſſiper
l'humidité ſuperflue des plantes & des autres
médicamens qu'on veut conſerver.

DÉTERGENS, DÉTERSIFS. Remedes qui
mondifient ou nétoyent les plaies, en diſ-
ſolvant & attenuant les humeurs épaiſſes
qui ſe collent à leurs parois. Il ſe dit auſſi
des remedes internes qui poſſedent la même
qualité. Ce ſont des *apéritifs délayans*.

DÉTONNATION. C'eſt le bruit ou l'ex-
ploſion que font les minéraux, lorſque par
leur mélange avec quelque ſubſtance, l'air
qu'ils contiennent ſe raréfie & ſe dégage
avec impétuoſité par l'action du feu ; tel
eſt le bruit de la poudre à canon. C'eſt une
eſpece de *calcination*.

DIAPHORÉTIQUES, DIAPNOTIQUES. Mé-

dicamens qui excitent la tranfpiration infenfible.

DIÉRÉTIQUES. C'eft la même chofe que
corrofifs.

DIÉTÉTIQUE. Partie de la matiere médicale qui prefcrit le régime de vivre.

DIÉTÉTIQUES. C'eft la même chofe que
fudorifiques.

DIGÉRER, DIGESTION. Se dit d'une fubftance qu'on met dans un matras, à une chaleur douce, avec une liqueur appropriée,
pour en extraire quelque principe.

DIGESTEUR. Vafe ou efpece de marmite
deftiné à faire cuire les os, ou autres fubftances dures, en peu de tems.

DIGESTIFS. Remedes internes qui facilitent la digeftion ; ce font des *ftomachiques* ; & remedes externes qui favorifent la
fuppuration.

DIPSÉTIQUES. Remedes qui alterent, ou
qui provoquent la foif.

DISCUSSIFS. Ce font des remedes *réfolutifs*.

DISPENSAIRE. Livre qui traite de la compofition des remedes. C'eft la même chofe
que *pharmacopée*.

DISPENSATION, DISPENSER. C'eft ar-
ranger dans leur ordre, pefer chacune felon
leur dofe requife, après avoir été bien choi-

fies & préparées, toutes les drogues qui doivent former une compofition.

DISSOLVANT. On appelle ainfi en chymie tout ce qui divife les corps durs ou épais, & les réduit en forme liquide. C'eft la même chofe que *menftrue*.

DISSOLVANTS. Remedes qui réfolvent les obftructions. C'eft la même chofe que *defobftruans*.

DISSOLUTION. C'eft la réduction d'un corps dur, compact, en forme liquide, par le moyen de quelque liqueur. Ce mot s'emploie auffi pour défigner la liqueur même qui contient la fubftance diffoute.

DISTENDRE. Relâcher, ramollir. Ce font les remedes émolliens, relâchans, qui produifent cet effet.

DISTILLATION. C'eft l'extraction des parties aqueufes, fpiritueufes, huileufes ou falines des mixtes, féparées des plus groffieres, fous forme de vapeurs, par le moyen d'une chaleur convenable, & condenfées par le froid. Il y en a de trois fortes:

La diftillation per afcenfum porte les vapeurs au haut du vaiffeau; elles fe convertiffent en liqueur, & diftillent par le bec du vaiffeau fupérieur dans un autre vaiffeau placé fous ce même bec, & que l'on nomme *récipient*, parce qu'il reçoit cette liqueur.

La distillation per descensum, se fait en mettant le feu au-dessus du vaisseau qui contient les matieres qu'il s'agit de distiller; alors l'humidité éprouvant une raréfaction, & la vapeur ne pouvant point suivre la pente qu'elle a à s'élever, se précipite & distille dans un vaisseau placé au-dessous du premier, avec lequel il est luté.

La distillation per latus, autrement dite la distillation oblique, se fait dans des retortes ou cornues, qui sont des vaisseaux cou bes auxquels on a adapté des récipiens.

DISTILLATOIRES. Vaisseaux & vases qui servent aux distillations.

DISTRACTION. Désunion de deux substances avec difficulté, soit par séparation méchanique, soit par la calcination.

DIURÉTIQUES. Remedes qui provoquent les urines.

DOCIMASTIQUE. L'art d'examiner les fossiles, & de connoître les métaux & minéraux qu'ils contiennent.

DOMESTIQUES. Les animaux & les plantes *domestiques* sont ceux qu'on éleve & qu'on cultive chez soi : on les appelle encore *apprivoisés* pour les premiers, & *cultivées* pour les secondes.

Les *remedes domestiques* sont ceux qu'on a chez soi, & qu'on prépare soi-même.

Dose. Quantité d'un remede qu'il eſt a propos de faire prendre en une ſeule fois. Il ſe dit auſſi du poids ou de la meſure des drogues.

Doser. Fixer la doſe des médicamens.

Douceatre. Qui eſt doux ſans être agréable. C'eſt la même choſe que *fade*.

Doux. Remedes dont les effets ſont inſenſibles. On donne encore ce nom aux *anodyns*.

Drachme, Dragme. C'eſt la huitieme partie d'une once. On l'appelle auſſi *gros*.

Drastiques. Purgatifs violens, & qui agiſſent avec force.

Drogues. *Remedes, médicamens* qu'on emploie dans le traitement des maladies.

Droguer. Faire prendre beaucoup de médicamens.

Droguier. Armoire dans laquelle on conſerve les drogues ; ou traité de la connoiſſance des drogues.

Droguiste. Marchand qui s'attache particulierement à la vente des drogues.

Ductile, Ductilité. On dit que les métaux ſont ductiles lorſqu'ils peuvent s'étendre, s'alonger, ſe forger aiſément, & qu'ils ſont doux à l'emploi. Ce terme eſt oppoſé à *aigre* ou *caſſant*.

Dulcification. L'action d'adoucir. Ce nom eſt affecté plus ordinairement à l'union

des acides minéraux avec l'esprit-de-vin;
l'eau de Rabel n'est autre chose que l'acide
vitriolique, dulcifié avec l'esprit-de-vin.

DULCIFIER. C'est rendre un médicament
plus doux par l'addition de quelques substances.

E.

EBULLITION. Bouillonnement qui se
fait dans les liqueurs par l'action du feu,
lorsqu'elles y sont exposées & qu'il est assez
fort pour le produire, ce qui varie, suivant les especes de liquides.

ECBOLIQUES. Remedes qui hâtent l'ac-
couchement, ou l'avortement.

ECCOPROTIQUES. Purgatifs doux, *laxatifs*
ou *minoratifs*.

ECPHRACTIQUES. C'est la même chose
qu'*apéritifs*.

ECTROTIQUES. Ce sont les mêmes que
les *ecboliques*.

ECTYLOTIQUES. C'est la même chose
que *cathérétiques*.

EDULCORATION, EDULCORER. Adoucir
quelque remede liquide, par l'addition du
sucre, ou du miel, de la mélasse, de quelque sirop, &c.

Edulcorer se dit aussi, lorsqu'on lave, par
des lotions répétées, différentes matieres

pour diſſoudre & enlever la portion de ſel qu'elles contiennent.

EFFERVESCENCE. C'eſt l'action de deux ſubſtances l'une ſur l'autre, qui excite un bouillonnement & un gonflement : quelquefois il eſt accompagné de chaleur ; quelquefois il excite du froid, & quelquefois il n'excite ni l'un ni l'autre.

EFFET. C'eſt le réſultat de l'action des remedes.

EFFICACE. Remede qui produit l'effet qu'on en attend.

EGRUGER. Ecraſer groſſierement, réduire en poudre des corps ſolides.

ELAMBICATION. Méthode d'analyſer les eaux minérales, & d'en connoître les propriétés.

ELECTION. Choix qu'on fait des médicamens.

ELIXATION. Coction du médicament dans quelque liqueur étrangere, différente ſuivant l'intention qu'on ſe propoſe ; on ſe ſert ordinairement de l'eau de riviere, de l'eau de fontaine dans les élixations, quelquefois des eaux minérales, des eaux lixivielles, des eaux de pluie, de neige ; on emploie auſſi du lait, du vin, du vinaigre, des huiles, des graiſſes, &c.

ELIXIVATION. Voyez LIXIVIATION.

ELUTRIATION.

ELUTRIATION. C'est la même chose que *décantation*.

EMÉTIQUES. Remedes qui font vomir.

EMÉTOCATHARTIQUES. Remedes qui font vomir & qui purgent en même tems.

EMMÉNAGOGUES. Remedes qui provoquent les lochies supprimées.

EMOLLIENTS. Remedes qui ramollissent & relâchent.

EMPHRACTIQUES, EMPLASTIQUES. Médicamens externes qui bouchent les pores, comme les graisses, la cire, les emplâtres.

EMPYREUME. C'est l'odeur de brûlé que contractent les matieres végétales & animales, lorsqu'elles éprouvent l'action d'une chaleur vive, sur-tout dans les vaisseaux clos.

ENUCLÉATION. L'action d'ôter les amandes ou les noyaux des fruits.

EPICES. Drogues aromatiques & exotiques qui ont des qualités chaudes & piquantes comme le poivre, la muscade, &c.

EPICÉRASTIQUES. Ce sont des remedes *adoucissans*.

EPISPASTIQUES. Voyez VÉSICATOIRES.

EPISTER. Se dit d'une substance qu'on pile dans un mortier & qui se réduit en pâte, comme les fruits, quelques plantes fraîches, &c.

EPIZOOTIQUES. Remedes *alexipharma-*

ques qu'on emploie dans les maladies épizootique .

EPULOTIQUES. Remedes *cicatrifans.*

ERRHINES, ERRHINS. Remedes qu'on
introduit dans les nafeaux , foit pour faire
éternuer , foit pour arrêter l'hémorrhagie ,
ou autres caufes ; on nomme encore les premiers *fternutatoires* ou *ptarmiques.*

ESCHAROTIQUES. Remedes *caufliques.*

ESPATULE. Voyez SPATULE.

ESPRIT. Partie volatile , & le plus ordinairement odorante , qui s'échappe des
corps par la chaleur , ou par la diftillation.

ESPRIT ARDENT. Voyez ARDENT.

ESPRIT RECTEUR. Principe huileux ,
très-atténué , très-fubtil , très-volatil , dans
lequel réfide particulierement l'odeur & le
goût particulier à chaque plante.

ESSENTIEL. On appelle ainfi la partie la
plus pure , la plus fubtile , & la plus efficace
des médicamens , féparée des parties groffieres ; telles font les *huiles effentielles ,* les
fels effentie's.

ETAMINE. Morceau d'étoffe qui fert à
paffer les liqueurs , firops , &c. comme le
blanchet.

ETUVE. Lieu où l'on fait fécher les plantes. On peut choifir pour cet effet le deffus
du four d'un boulanger.

ETUVER. Laver une plaie, ou une partie malade, la nétoyer avec de l'eau, ou quelqu'autre liqueur.

EVACUANTS, EVACUATIFS. Remedes propres à évacuer les humeurs, par les voies convenables ; tels font les *purgatifs*, les *émétiques*, les *diurétiques*, &c.

EVAPORATION. Élévation, diffipation de l'humidité fuperflue qui fe trouve dans quelque médicament, par le moyen du feu, par la chaleur du foleil, par l'air, &c.

EXHALATION. Diffipation des parties les plus volatiles d'une matiere feche quelconque par une chaleur plus ou moins grande.

EXALTATION, EXALTER. Opération par laquelle on change les propriétés d'une fubftance, & on lui communique plus de vertus. Elle eft le refultat d'autres opérations chymiques ; telles que la *digeftion*, la *fermentation*, la *circulation*, &c.

EXFOLIATIFS. Remedes propres à faire exfolier les os cariés.

EXOTIQUFS. Ce font les plantes & les drogues qu'on nous apporte des pays étrangers.

EXPANSION. L'action de s'étendre, de fe gonfler, comme il arrive aux liqueurs en ébullition qui fe répandent par deffus les bords du vafe qui les contient.

EXPECTORANTS. Remedes qui évacuent

les humeurs qui nuifent aux poumons & à la trachée artere. Ce font des *béchiques*.

EXPLOSION. Voyez DÉTONNATION.

EXPRESSION. Action de preffer ou de comprimer quelque matiere pour en tirer le fuc, ou quelqu'autre liqueur dont elle peut être empreinte.

EXSICCATION. Voyez DESSICATION.

EXTEMPORANÉS. Médicamens qui s'ordonnent & fe préparent fur le champ. C'eft la même chofe que *magiftral*.

EXTINCTION. C'eft l'action d'éteindre du mercure dans la térébenthine ou la graiffe, de maniere à le rendre imperceptible.

EXTRACTION. Séparation des parties les plus pures & les plus effentielles du médicament d'avec celles qui font groffieres & terreftres par le moyen de quelque menftrue convenable.

EXTRAVERSION. C'eft rendre palpable, ou développer les parties falines des mixtes. C'eft l'oppofé de *concentration*.

F.

FALSIFICATION. Altération des drogues. Voyez ADULTÉRATION.

FÉBRIFUGES. Remedes propres à guérir la fièvre.

FÉCES, LIE. Matieres dépofées, par certaines liqueurs fermentées, telles que le vin, le cidre, &c.; ou par les huiles, pendant le repos.

FÉCULE. Subſtance farineuſe qui ſe dépoſe au fond des vaſes qui contiennent les ſucs exprimés de quelques racines charnues, comme celles de pommes de terres, d'arum, d'iris, &c.

FERMENT. C'eſt la même choſe que *levain*.

FERMENTATION. Mouvement inteſtin qui s'excite naturellement, ou par le ſecours de l'art, dans certains corps liquides, ou humides; les principes de ces corps agiſſent les uns ſur les autres, & ſe combinent tellement enſemble qu'il en réſulte des odeurs, des ſaveurs ſingulieres, & des produits tous différens de la matiere dont ils tirent leur origine.

FERRUGINEUX. Médicament qui tient de la nature du fer, ou dans la compoſition duquel il en entre.

FÉTIDE. Qui eſt de mauvaiſe odeur.

FEU. S'emploie dans preſque toutes les opérations de chymie & de pharmacie; on lui donne ſouvent le nom de *bain*.

Feu. Ses degrés. 1er. *degré*. Deux ou trois charbons allumés le produiſent. 2e. *degré*. Quatre ou cinq charbons qui donnent une chaleur capable d'échauffer ſenſible-

ment le vaiffeau , la main pouvant la fupporter quelque tems, donneront le degré
dont il s'agit. 3ᵉ. *degré*. Il naîtra d'un grand
feu de charbon. 4ᵉ. *degré*. Ne peut être produit que par le charbon & le bois brûlans
avec la derniere violence.

Feu de chaux. C'eſt la chaleur de la chaux
vive qui étant humectée peut fervir à quelques opérations , en plongeant dedans le
vaiffeau.

Feu de lampe. C'eſt celui où la matiere eſt
renfermée dans un vaiffeau de verre toujours échauffe par la chaleur égale d'une
lampe allumée.

Feu de la chaleur de l'eau , ou bain marie.
Il conſiſte à plonger le vaiffeau qui contient
les matieres dans de l'eau chaude comme
dans un bain , afin que cette même eau
échauffe ces mêmes matieres.

*Feu de la vapeur de l'eau , ou bain de va-
peur*. C'eſt celui où le vaiffeau qui contient la fubſtance eſt feulement échauffé
par la vapeur de l'eau chaude.

Feu de reverbere. Il a lieu dans un fourneau couvert, enforte que la chaleur ou la
flamme ne pouvant fortir par le haut , réverbere & frappe immédiatement le vaiffeau , eſt réfléchie fans ceſſe , & le frappe
de nouveau.

Feu de réverbere ouvert. Il se fait dans un fourneau sans dôme & découvert.

Feu de roue. Il a lieu lorsqu'on environne le vaisseau de charbons allumés.

Feu de suppression. On échauffe le vaisseau peu à-peu en l'environnant & le couvrant ensuite entierement de charbons allumés.

Feu nud. C'est celui dans lequel il n'y à aucun intermède entre le feu & le vaisseau qui en reçoit immédiatement l'action.

Feu ou bain de cendres. Le vaisseau dans lequel est contenu la substance, qui doit éprouver l'action du feu, est entouré de cendres.

Feu ou bain de fumier, ou de ventre de cheval. C'est lorsqu'un vaisseau rempli de matieres qu'on veut mettre en distillation ou en digestion, est placé dans un gros tas de fumier chaud.

Feu ou bain de limaille de fer. Le vaisseau est entouré de limaille de fer échauffée.

Feu ou bain de marc de raisin. Consiste à mettre dans un tas de marc de raisin après la vendange un vaisseau contenant quelque substance à digérer.

Feu ou bain de sable. Se fait en entourant le vaisseau qui contient la matiere, d'une certaine quantité de sable, qu'on échauffe.

Feu ou chaleur de soleil, Insolation. C'est

l'exposition aux rayons du soleil d'une matiere qu'on veut mettre en digestion, en fermentation, ou dessécher.

FIGER. Se dit des liqueurs qui s'épaississent & prennent de la consistance en se refroidissant. C'est la même chose que *congeler*.

FILTRATION, FILTRER. Clarification d'une liqueur qu'on fait passer peu-à-peu & insensiblement par des meches ou de la filasse, par des morceaux de drap, par du papier gris, à travers un tas de sable, une certaine quantité de verre pilé, &c. ; c'est une maniere de purifier les liqueurs pour les éclaircir, & les débarrasser de leurs parties grossieres.

FILTRE. C'est le vase ou la matiere qui sert à faire les *filtrations*.

FIXATION. C'est l'action d'arrêter, de rendre fixe une substance volatile en sorte qu'elle puisse être exposée à un violent degré de chaleur sans s'évaporer. C'est opposé à *volatilisation*.

FLATUEUX. Qui cause des vents, des flatuosités.

FLEURS. C'est en chymie les parties les plus volatiles des mixtes, séparées des parties grossieres, & sublimées par le moyen du feu ; telles sont les fleurs de benjoin, de soufre, & zinc, &c.

FLUOR. Sels qui se tiennent toujours fluides, comme les acides minéraux.

FLUX. Mélange de substances salines ou vitrifiables, à l'aide desquelles on met en fusion les mines pour en tirer le métal qu'elles contiennent.

FONDANS. Ce font des remedes *apéritifs* & *résolutifs*.

FORMULE, FORMULER. Maniere de prescrire les médicamens.

FORTIFIANTS. Remedes qui ont la vertu de fortifier & d'augmenter les forces.

FOSSILES. Ce font toutes les substances qu'on tire des entrailles de la terre, comme les métaux, les eaux minérales, les minéraux, les pierres, les terres, les sels, &c.

FOURNEAU. Vaisseau plus ou moins resserré & dans lequel le pharmacien ou le chymiste allume, gouverne & proportionne le feu relativement aux opérations à faire & aux matieres à traiter: Il est des fourneaux de toutes formes, de toutes structures & de toutes sortes de matieres.

FOYER. C'est le lieu du fourneau où l'on met le feu.

FRÉLATERIE. C'est la même chose qu'*adultération*.

FRIABLE. Qui est facile à écraser, à mettre en poudre, à émiéter.

FRICTION. Coction dans la poêle avec addition de graisse ou d'huile. La friction des médicamens se fait sur un feu lent & moléré.

FRIGORIFIQUES. Remedes *rafraîchissans*.

FRONTAL, FRONTAUX. Remedes qu'on applique sur le front.

FRUMENTACÉ. Qui tient du froment.

FUGACE. Qui est d'une odeur passagere, & qui dure peu.

FULIGINEUX. Qui tient de la nature de la suie.

FULMINATION. Voyez DÉTONNATION.

FUMIGATION. Fumiger, c'est exposer un corps quelconque à la fumée d'un autre.

FURFURACÉ. Qui tient de la nature du son.

FUSION. La fusion est l'état d'un corps solide rendu fluide immédiatement par l'action du feu. C'est le fondre, le liquifier, le vitrifier, comme on fait les métaux, les minéraux, les sels, &c.

G.

GALACTOPHORES. Médicamens qui produisent beaucoup de lait.

GALÉNIQUE. Voyez PHARMACIE.

GAS, ou GAZ. Vapeurs invisibles & incoërcibles, qui s'élevent des corps en fermentation & en putréfaction, de la braife ou du charbon embrâfé, du foufre en combuftion, des latrines, du fond des marais, de la diffolution des métaux, des fouterains profonds, des mines, de quelques eaux minérales, &c. Toutes ces vapeurs font plus ou moins nuifibles, détruifent l'élafticité ou le reffort de l'air, éteignent la flamme, alterent la refpiration des animaux qui y font expofés, & finiffent par les fuffoquer; quelques-unes ont une odeur plus ou moins fétide, d'autres font inflammables; telles font celles qui s'échappent des eftomacs par la canule dans la ponction de ces vifceres, lors d'indigeftion & de météorifation.

GÉLATINEUX. Qui reffemble à de la gelée.

GELÉE. Décoction de fubftances animales ou végétales, concentrée & qui par le repos & le froid fe condenfe & acquiert la confiftance de la gelée.

GÉNÉREUX. On dit des remedes qu'ils font *généreux*, lorfqu'ils agiffent d'une maniere efficace & vigoureufe.

GLUANTS, GLUTEN, GLUTINEUX. Ce qui eft vifqueux & tenace, comme la glu, la térébenthine.

GLUTINANTS, GLUTINATIFS. Ce font les même remedes que les *agglutinatifs*.

GOMMEUX. Qui tient de la nature de la gomme.

GOMMO-RÉSINEUX. Qui participe en même tems de la gomme & de la réfine.

GRABEAU. Se dit en pharmacie des morceaux rompus des drogues.

GRANULATION. Réduction en grains d'un métal en fufion ; elle s'opere en verfant ce métal goutte à goutte dans de l'eau froide.

GRAS. Remede qui tient de la nature de la graiffe, ou dans lequel il en entre ; c'eft la même chofe qu'*onctueux*.

GYPSEUX. Qui eft de la nature du plâtre.

H.

HELMINTAGOGUES, HELMINTIQUES. Ce font les mêmes remedes que les *anthelmintiques* ou *vermifuges*.

HÉMAGOGUES. Ç'eft la même chofe qu'*anaftomotiques*.

HÉMOSTATIQUES. Remedes qui arrêtent les hémorrhagies.

HÉPATIQUES. Remedes qui conviennent dans les maladies du foie.

HERBES. Terme générique qu'on emploie en pharmacie pour exprimer les plantes ufuelles.

HERBIER. Lieu où l'on conferve les plantes feches.

HERBORISATION. Recherches des plantes, pour apprendre à les connoître, ou pour les recueillir.

HIDROTIQUES. Ce font des remedes *sudorifiques*.

HUMECTANTS. Remedes qui humectent & ramolliffent.

HUMECTATION. Action d'humecter un médicament, ou pour le ramollir quand il eft trop fec, ou pour le monder, ou pour en extraire la pulpe, ou pour empêcher qu'il ne s'exhale quand on le pile, ou pour le colorer, ou pour prévenir la diffipation de fes parties les plus fubtiles, ou pour en modérer l'acrimonie, ou pour aider à la pénétration de fa vertu, ou pour lui communiquer quelque qualité, &c. L'*humectation* fe fait en faifant recevoir au médicament quelque vapeur, en l'expofant à l'humidité de quelque lieu bas, par irroration, par infperfion, par imbibition, &c.

HUMIDE. Qui contient des parties aqueufes ou fluides ; c'eft l'oppofé de *fec*.

HYDRAGOGUES. Remedes contre l'hydropifie.

HYDROGALE. Mélange d'eau & de lait.

HYDROMEL. Mélange d'eau & de miel.

HYDROPIQUES, HYDROTIQUES. C'eft la même chofe qu'*hydragogues*.

HYPNOTIQUES. Remedes qui affoupif-
fent. Ce font des *narcotiques* doux.

HYSTÉRIQUES. Remedes qui conviennent dans les maladies de la matrice.

I.

ICTÉRIQUES. Remedes propres à l'ictere
ou jauniffe.

IGNÉ. Qui tient de la nature du feu.

IGNITION. C'eft la même chofe que *calcination*.

ILLITION. L'action de frotter ou d'oindre
une partie avec quelque liqueur onctueufe.

ILLUTATION. L'action d'enduire quelque partie, foit avec la boue des eaux minérales, foit avec la terre cimolée, &c.

IMBIBITION. Sorte de fuccion, infinua-
tion, imprégnation de l'humidité dans un
corps. Elle fe fait par la *cohobation*, la *macération*, l'*infufion*, &c.

IMMERSION. C'eft l'action de plonger une
fubftance dans un fluide pour la calciner,
la corroder, la corriger, ou l'améliorer.

IMPALPABLE. Poudre tellement fubtile
& dont les molécules font tellement divifées
qu'elles font inappercevables au tact. C'eft
la même chofe qu'*a'cool*.

IMPASTATION. C'eft la réduction d'une
poudre, ou d'une autre fubftance fous forme

de pâte, au moyen d'un fluide approprié, ou par son propre suc.

IMPRÉGNATION. C'est la même chose qu'*imbibition*.

INCARNATIFS. Remedes qui font revenir les chairs dans les plaies & les ulceres.

INCÉRATION. C'est ramollir une substance seche, au moyen de quelque liquide, & la réduire à l'état de cire molle.

INCINÉRATION. Réduction d'un corps en cendres par le feu. On se sert principalement de ce terme pour les végétaux, & de celui de *calcination*, qui signifie la même chose, pour les métaux & les minéraux.

INCISIFS. Ce font les remedes *apéritifs*.

INCLINATION, INCLINAISON. Voyez DÉCANTER.

INCORPORATION, INCORPORER. Se dit des substances réduites en poudre, dont on ne forme qu'un seul corps en les mélangeant au moyen d'un véhicule, tel qu'un sirop, du miel, de la mélasse, de l'extrait de genièvre, &c.

INCRASSANTS. Remedes qui épaississent le sang; ils font opposés aux *apéritifs* & aux *délayans*.

INCUBATION. L'action de couver. La chaleur égale de cette opération sert à la préparation de quelques médicamens.

INDIGÈNE. Remede qu'on recueille dans le pays. Ils font prefque toujours préférables aux *exotiques*.

INDUCTION. L'action d'appliquer un médicament, fur quelque partie du corps.

INFLAMMABILITÉ, INFLAMMABLE. Qualité que les corps ont à s'enflammer ou à prendre feu, comme les efprits aidens.

INFLAMMATION. C'eft l'action d'enflammer ou de mettre le feu à quelque fubftance, pour remplir le but qu'on fe propofe.

INFLAMMATOIRES. Remedes qui excitent l'inflammation.

INGRÉDIENS. On donne ce nom aux médicamens fimples ou compofés qui entrent dans d'autres compofitions.

INHUMATION. C'eft en chymie une digeftion faite dans le fumier de cheval, ou dans la terre même.

INSIPIDE. Qui eft fans goût & fans faveur, qui ne produit aucun effet fur les organes du goût.

INSOLATION. Voyez *Feu ou chaleur du foleil*.

INSPERSION. Action par laquelle on arrofe ou on jette de l'eau, ou quelqu'autre liqueur en gouttes éparfes fur un médicament.

INSTILLER. C'eft laiffer tomber goutte-à-goutte quelque liqueur fur la partie malade.

INSUFLATION.

INSUFLATION. C'est l'action de soufler dans quelque cavité du corps, pour transmettre de cette maniere à la partie affectée le remede qui lui convient.

IRRORATION. Voyez INSPERSION.

ISCHURÉTIQUES. Remedes qui guérissent la rétention d'urine.

JUS. Liqueur ou suc qu'on retire de quelque substance, par la décoction, l'infusion, l'expression, &c.

L.

LABORATOIRE. Lieu ou se font les opérations de chymie & de pharmacie.

LACTIFERES. C'est la même chose que *galactophores*.

LAITEUX. Qui est de la nature, ou qui ressemble au lait.

LAPIDIFICATION. Opération de chymie, par laquelle on convertit quelque substance en pierre, au moyen de la calcination.

LAXATIFS. Purgatifs doux.

LÉNIFIER. Calmer les douleurs en relâchant, humectant, &c.

LÉNTIFS. Remedes *adoucissans, tempérans, calmans.*

LESSIVE. Liqueur imprégnée des sels des végétaux ou des minéraux brûlés ou calcinés.

LÉTIFICANTS. On nomme ainsi quelques compofitions pharmaceutiques, dont la propriété eft de reveiller les efprits ; ce font des *cordiaux*.

LÉTHIFÈRES. On appelle ainfi les poifons qui tuent.

LÉVIGATION. Réduction d'un corps dur en poudre impalpable fur le porphyre.

LIE. C'eft la même chofe que *féces*.

LIQUÉFACTION. Converfion en liqueur de toutes les fubftances qui peuvent être coagulées par le froid & rendues fluides par la chaleur. On fe fert du terme de *fufion* pour les métaux.

LIT. C'eft la même chofe que *couches*.

LITHAGOGUES, LITHONTRIPTIQUES. C'eft la même chofe que *calculifrages*.

LIXIVIATION. L'action de leffiver, de tirer les fels des fubftances en les faifant infufer ou bouillir dans quelque fluide.

LIXIVIELS. On donne ce nom à tous les fels qu'on peut retirer par la leffive, des corps qui les contiennent.

LOTION. Voyez ABLUTION.

LUT. Enduit ou ciment dont on garnit & dont on entoure les vaiffeaux qu'on veut fermer exactement, & qui doivent réfifter à la violence du feu. On lutte auffi les chapitaux avec les cucurbites, les récipiens, &c.

L'ufage des *lu*s eft d'empêcher l'évaporation des fubftances contenues dans les vaiffeaux diftillatoires , d'où l'on voit qu'ils
doivent différer felon la nature de la fubftance qu'on diftille.

M.

MACÉRATION, MACÉRER. C'eft une opération par laquelle on met tremper à froid
un médicament dans une liqueur convenable, pour le ramollir, ou en extraire les
principes. Elle ne differe de la *digeftion*
qu'en ce que cette derniere fe fait à chaud.

MADÉFACTION. C'eft la même chofe
qu'*humectation.*

MAGDALÉONS. Se dit des emplâtres mis
fous forme de cylindres ou de rouleaux.

MAGISTERE. Nom que les anciens chy-
miftes ont donné à certains précipités blancs
& très-légers, pour annoncer une préparation exquife & très-fubtile.

MAGISTRAL. C'eft la même chofe qu'*ex-
temporané.*

MAGMA. Se dit d'une liqueur qui acquiert une confiftance épaiffe, comme une
bouillie, ou comme une gelée.

MAGNÉTIQUES. Remedes dans lefquels
il entre de l'aimant, ou qui en ont la vertu.

MALACTIQUES. C'eſt la même choſe qu'*émolliens*.

MALAGME. Ce terme eſt ſynonyme à *cataplaſme*.

MALAXER. Preſſer entre ſes doigts ou dans ſes mains un emplâtre ou une maſſe de pillules à l'effet de les ramollir par la chaleur.

MALLÉABILITÉ. C'eſt la même choſe que *ductilité*.

MANCHE. C'eſt une *chauſſe*.

MANIPULATION. Préparation des médicamens, manière de procéder à cette préparation.

MARC. C'eſt la même choſe que *féces* & *lie*.

MARTIAL. Remede qui tient de la nature du fer, ou dans la compoſition duquel il en entre.

MATIERE MÉDICALE. Partie de la médecine qui enſeigne la connoiſſance, le choix, la préparation & l'emploi des médicamens pour la cure des maladies.

MATISſATOIRES, APOPHLEGMATISANS, APOPHLEGMATISMES. Remedes qui excitent la ſécrétion de la ſalive.

MATRAS. Vaiſſeau chymique, de verre, ſemblable à une bouteille à long cou, dont la capacité eſt ronde, & qui ſert comme récipient dans les diftillations, ou pour les digeftions, &c.

MATRICAUX. Remedes qu'on emploie pour les maladies de la matrice.

MATURATIFS. Remedes qui difpofent les tumeurs à fuppurer.

MATURATION. Efpece de coction tantôt feche tantôt humide, pour achever en quelque forte la maturité des fubftances qui n'y font pas parvenues. Cette coction peut fe faire devant le feu, fous les cendres chaudes, au four, ou fur du feu, dans l'eau, ou dans quelqu'autre liqueur.

MÉDECINE. Epithete particuliere que l'on donne à un remede purgatif.

MÉDICAMENS. On appelle de ce nom tout ce qui étant appliqué extérieurement ou donné intérieurement, a la propriété d'apporter quelqu'altération au corps des animaux, comme à celui de l'homme, & d'y caufer un changement falutaire.

MÉDICAMENTAIRE. Ce qui concerne les médicamens ou leurs préparations.

MÉDICAMENTEUX. Qui à la vertu médicinale, qui peut être employé en médecine.

MÉLANAGOGUES. C'eft la même chofe que *cholagogues*.

MÉNAGOGUES. C'eft la même chofe qu'*emmenagogues*.

MENSTRUE. Se dit d'une liqueur qu'on emploie pour diffoudre en entier, ou pour extraire feulement certaines fubftances d'un corps; on la nomme auffi *véhicule*. Il y a plufieurs efpeces de *menftrues* : 1°. Les *menftrues aqueux*, comme l'eau fimple & les eaux diftillées qui diffolvent les gommes, les fels, les extraits aqueux, les favons, &c. 2°. Les *menftrues fpiritueux*, comme l'efprit-de-vin & les eaux fpiritueufes aromatiques; ils diffolvent les favons, les réfines, & plus ou moins bien les matieres huileufes. 3°. Les *menftrues huileux*, qui diffolvent les réfines, le foufre, &c. 4°. Les *menftrues falins*, tels que l'alcali fixe & volatil, & les différens acides.

MÉPHITIQUE. Qui rend une exhalaifon vénéneufe & quelquefois mortelle ; telle que celle de quelques mines, des latrines, &c.

MERCURIEL. Médicament qui tient de la nature du mercure, ou dans lequel il en entre.

MÉTAL. Subftance minérale, dure, brillante, folide, qui eft ductile ou malléable.

MÉTASTATIQUES. Remedes qui occafionnent les métaftafes; ce font des *répercuffifs*.

MINÉRAL. Subftance faline, aqueufe, terreftre, ou métallique, qu'on tire du fein de la terre, ou des mines.

MINORATIFS. C'eft la même chofe que *laxatifs*.

MINORATION. Purgation légere & douce.

MIXIONNER. Mélanger des médicamens folides ou fluides.

MIXTE. Se dit de tous les corps naturels compofés. On les divife en trois regnes, le minéral, le végétal & l'animal.

MIXTION, MIXTURE. Mélange de divers médicamens fimples, qu'on unit pour en faire un feul remede compofé, ou une feule préparation ; il fe dit auffi d'un genre de médicamens deftiné à donner à petite dofe.

MOFETE. C'eft la même chofe que *méphitique*.

MOITE. Subftance un peu mouillée, ou qui n'a pas été bien fechée.

MONDER. C'eft nétoyer, rendre pur, ou féparer les matieres hétérogènes ou les ordures d'un mixte.

MONDIFICATIFS. C'eft la même chofe que *déterfifs*.

MONDIFIER. C'eft laver, nétoyer les plaies & les ulceres, les déterger.

MORDICANT. Ce qui eft acide & piquant.

MORTIFERES. C'eft la même chofe que *léthiferes*.

MORTIER. Vaisseau de pierre, de verre ou de métal, propre à piler, à égruger, ou à réduire en poudre les substances solides.

MOUT. C'est le suc des fruits, avant qu'il ait fermenté.

MUCILAGE. Se dit d'une liqueur épaisse & gluante comme le blanc d'œuf non-cuit.

MUCILAGINEUX. Qui est de la nature du *mucilage*.

N.

NARCOTIQUES. Remedes qui engourdissent, qui endorment, qui donnent lieu à la stupeur.

NATURE. L'essence, la force, ou la vertu de chaque être, de chaque substance.

NÉPHRITIQUES. Remedes qui conviennent dans les maladies des reins.

NERVINS, NÉVROTIQUES. Remedes qui sont propres à fortifier les nerfs.

NEUTRE. Se dit d'une substance composée d'acide & d'alcali, & qui a perdu les propriétés de l'un & l'autre; tels sont la plupart des sels.

NIDOREUX. Qui à la goût & l'odeur d'œufs couvés ou pourris.

NOUET. Petit paquet de drogues enfermé dans un linge, & qu'on fait tremper ou bouillir dans une liqueur, pour lui en communiquer les vertus.

NOURISSANTS, NUTRITIFS. C'est la même chose qu'*analeptiques*.

NUTRITION. Elle tient de l'humectation, & est ainsi nommée, parce qu'elle augmente le médicament, & lui fournit une sorte de nourriture. Elle se fait en unissant & en mêlant deux médicamens, ou divers médicamens en un, ou en ajoutant un suc, une eau, ou une décoction à quelque médicament pour l'en nourrir ou lui communiquer quelque vertu.

O.

OBTONDANTS. Remedes qui corrigent l'âcrimonie des humeurs ; ce sont les mêmes que les *incrassans*, les *adoucissans*.

OCCULTES. Caché ; on donne ce nom aux remedes dont on ignore la composition, ou la maniere d'agir.

ODONTALGIQUES, ODONTIQUES. Remedes propres à calmer les douleurs de dents.

ODORANTS, ODORIFERANTS. C'est la même chose qu'*aromatiques*.

OENELŒUM. Mélange de vin & d'huile.

OFFICINAL. On appelle ainsi les médicamens composés, qu'on trouve tout préparés dans les boutiques.

OIGNEMENT, OINDRE. C'est la même chose qu'*onction*.

OLÉAGINEUX, ONCTUEUX, ONCTUO-
SITÉ. Qui tient de la nature de l'huile ou
de la graiffe.

OPHTHALMIQUES. Remedes propres aux
maladies des yeux.

OPPILATIFS. C'eft la même chofe qu'*incraffans*.

ORDONNANCE. C'eft la même chofe que
formule & *recette*.

OXYCRAT. Mélange de vinaigre & d'eau.

OXYMEL. Mélange de vinaigre & de miel.

OXYRRHODIN. Mélange de vinaigre &
d'huile rofat.

P.

PALLIATIFS. Remedes qui ne font qu'a-
doucir ou guérir en apparence.

PANACÉE, PANCHRESTE. Titres pom-
peux qu'on donne aux remedes qu'on prétend être bons contre toutes les maladies.

PANCHYMAGOGUES. Remedes purgatifs.

PANSEMENT. Soin qu'on prend d'un animal malade ou bleffé pour le guérir.

PANTAGOGUES. C'eft la même chofe que
panchymagogues.

PARÉGORIQUES. C'eft la même chofe
qu'*anodyns*.

PARENCHYME. C'eft le fquelette fibreux
qui fert de cloifon aux fucs des végétaux.

PARFUM. Odeur agréable ou forte, qui se répand par le moyen du feu.

PECTORAUX. Remedes propres aux maladies de la poitrine. C'est la même chose que *béchiques*.

PÉPASTIQUES, PEPTIQUES. C'est la même chose que *digestifs*.

PERPÉTUATION. C'est en chymie la reduction d'une substance volatile à un état fixe.

PÉTRIFICATION. Action par laquelle un corps est converti en pierre, soit naturellement, soit par des moyens chymiques.

PHAGÉDÉNIQUES. Remedes *corrosifs*.

PHARMACEUTIQUE. Tout ce qui concerne la pharmacie, l'emploi des remedes, leur description, &c.

PHARMACIE. Partie de la médecine qui enseigne le choix, la préparation & le mélange des médicamens. On la divise en *galénique* & en *chymique*. La premiere est la science du mélange des drogues simples ; elle ne suppose pas l'examen de leur nature, & la connoissance exacte de leurs propriétés ; elle n'en fait ni l'analyse, ni la décomposition. La seconde descend dans tous ces détails, & dans ceux des effets que les médicamens simples ont les uns sur les autres dans les différens mélanges qu'on en fait.

PHARMACIEN, PHARMACOPE, PHARMACOPOLE. On donne ces différens noms à ceux qui s'occupent de tout ce qui concerne le choix, la confervation, la préparation & la vertu des médicamens ; c'eft la même chofe qu'*apothicaire.*

PHARMACOLOGIE. Partie de la matiere médicale qui traite des remedes ; ou fcience de la pharmacie.

PHARMACOPÉE. Traité qui enfeigne la maniere de préparer les remedes.

PHARMACOPOSIE. Remede *cathartique* liquide.

PHÉNIGMES. Remedes *inflammatoires , cathérétiques* doux.

PHILTRES. C'eft la même chofe qu'*aphrodifiaques.*

PHLEGMAGOGUES. *Purgatifs* qui évacuent les phlegmes ou la pituite

PHLEGME. En chymie ce terme eft fynonyme à *eau.*

PHYLACTERES. C'eft la même chofe qu'*amulettes.*

PHYLOLOGIE. Partie de la pharmacie qui traite des plantes.

PILON. C'eft l'inftrument qui fert à piler les fubftances dans le mortier , foit pour les réduire en poudre, foit pour en exprimer le fuc.

PISTATION. C'est l'action d'envelopper certains médicamens avec de la pâte pour les préparer & les faire cuire.

PLANTES. Ce mot est synonyme à *herbes*.

PNEUMONIQUES. C'est la même chose que *pectoraux*.

POISONS. On appelle ainsi tout ce qui étant avalé, ou appliqué à l'extérieur opére un changement tel que la mort en est la suite. Ils diffèrent des médicamens en ce que l'effet de ceux-ci tend au rétablissement de la santé. L'action des uns & des autres est néanmoins relative ; il est des poisons, qui donnés à petites doses & à propos, font d'excellens remedes, & des médicamens qui, donnés à fortes doses, ou dans des cas contre indiqués, font de véritables *poisons.*

POLYCHRESTES. Remedes bons dans plusieurs maladies.

POROTIQUES. C'est la même chose que *catagmatiques.*

PORPHYRISER. C'est broyer les médicamens sur le porphyre.

POTABLE. Qui se peut réduire en boisson, ou qu'on donne de cette maniere.

POTENTIEL. Voyez ACTUEL.

PRÉCIPITANT. On donne ce nom en chymie à la substance qui en s'unissant au menstrue, qui tient un corps en dissolution, laisse échapper & précipiter ce corps au fond du vase.

PRÉCIPITANTS. Remedes qui modérent le mouvement & la chaleur du sang; ce sont des *tempérans*, des *absorbans*.

PRÉCIPITATION , PRÉCIPITER , PRÉCIPITÉ. C'est ajouter à une dissolution de quelque matiere une autre substance qui s'unissant, soit à elle, soit à son dissolvant, la dégage d'avec celui-ci & la fait tomber au fond du vaisseau en forme de poussiere. On précipite le cuivre dissous dans de l'esprit de nitre, en y ajoutant de la limaille de fer, ou en trempant des lames de fer dans cette dissolution, &c.

PRÉPARANTS, PRÉPARATOIRES. Remedes qui disposent les humeurs à l'action d'autres médicamens; ce sont les *tempérans*, les *délayans*, les *adoucissans*, &c.

PRÉPARATION. Travail par lequel on réduit selon les principes de l'art un médicament dans l'état où il doit être pour être employé & administré.

PRÉSERVATIFS. Remedes qu'on emploie pour préserver ou garantir de certaines maladies. On le dit aussi des remedes superstitieux & des *amulettes*.

PROJECTION , PROJETTER. C'est jetter cuillerée à cuillerée quelque matiere que l'on veut calciner dans un creuſet. La *pro-jection* doit être faite en petite quantité & à diverſes repriſes.

PROLIFIQUES. Remedes qui augmentent la quantité de la ſemence & l'animent ; ce ſont les mêmes que les *analeptiques* & les *aphrodiſiaques*.

PROPHYLACTIQUES. Remedes qui con-ſervent la ſanté, & préviennent les mala-dies ; c'eſt la même choſe que *préſervatifs*.

PROTÉIFORMES. On nomme ainſi les mé-dicamens qu'on adminiſtre ſous toutes ſor-tes de formes, comme le mercure, le fer, &c.

PSORIQUES. C'eſt la même choſe qu'*an-tipſoriques*.

PSHYCHAGOGIQUES. Remedes actifs qui rappellent à la vie dans les ſyncopes, l'apo-plexie.

PSYCTIQUES. Remedes *rafraîchiſſans*.

PTARMIQUES. Remedes qui font éter-nuer ; ce ſont des *errhins*.

PTYALAGOGUES, PTYSMAGOGUES. Re-medes qui excitent la ſalivation.

PULPEUX. Qui eſt de la nature ou de la conſiſtance de la pulpe, ou qui en contient beaucoup.

PULPOIR. Spatule ou inſtrument dont on ſe ſert pour faire paſſer les pulpes au travers du tamis.

PULVÉRISATION. C'eſt l'action de réduire une ſubſtance en poudre.

PURGATIFS. Ce ſont les remedes qui évacuent par les ſelles.

PURGATION. On appelle ainſi l'action des purgatifs ; on donne encore ce nom comme celui de *médecine*, au purgatif même. On appelle *purgation* en pharmacie l'action de *monder* ou de nétoyer les médicamens.

PURIFICATION. Opération de pharmacie par laquelle on ſépare les parties hétérogênes des mixtes, pour les rendre plus pures.

PUTRÉFACTION. Diſſolution, déſunion intime des parties des corps, en conſéquence de laquelle l'union & la connexion qui exiſtoient entre elles ſont détruites ; elle eſt accompagnée d'évaporation fétide.

PUTRIDE. Se dit des ſubſtances qui exhalent une odeur fétide.

PYCNOTIQUES. Ce ſont des remedes *incraſſans*.

PYRÉTIQUES. C'eſt la même choſe que *fébrifuges*.

PYROTECHNIE. C'eſt l'art de faire les opérations chymiques ſur les mixtes, par le moyen du feu.

PYROTIQUES. C'eſt la même choſe que *cauſtiques*.

R.

R.

RAFRAICHISSANTS. Remedes qui calment l'agitation des humeurs.

RAMOLLISSANTS. C'est la même chose qu'*émolliens*.

RANCE, RANCIDITÉ. Espece de désorganisation, de corruption, que les huiles & les graisses contractent par la chaleur, & qui se manifeste au goût & à l'odorat.

RARÉFIANTS. Remedes *échauffans*.

RARÉFIÉ. Se dit d'un corps qui augmente de volume, sans augmenter de poids ou de pesanteur absolue.

RECETTE. C'est la même chose que *formule* & *ordonnance*.

RÉCIPÉ. Mot latin qu'on a francisé, & qu'on trouve au commencement des formules ; il signifie *Prenez*, & s'exprime ordinairement par cette marque ♃.

RÉCIPIENT. Vaisseau chymique, ordinairement de verre, d'une forme ronde, avec un long cou, semblable à un ballon, dont l'usage est d'être adopté au cou ou au bec des cornues, des alambics, & autres vaisseaux distillatoires, pour rassembler, recevoir & contenir les produits des distillations.

RECTIFICATION. Purification nouvelle.

Cette opération eſt proprement une diſtillation ou une ſublimation nouvelle de ce qui avoit été déjà diſtillé ou ſublimé.

RÉDUCTION. Opération par laquelle on rétablit une ſubſtance ou quelqu'une de ſes parties dans l'état qui lui eſt naturel, l'uſage la reſtreint aux opérations par leſquelles on redonne la forme & les propriétés métalliques aux métaux qui en étoient privés, ſoit par la perte de leur principe inflammable, comme cela a lieu dans les chaux métalliques, ſoit par l'union de quelque matiere hétérogêne qui les déguiſe, comme le ſont l'or fulminant, la lune cornée, le cinabre, & les autres compoſés de cette nature.

RÉFRIGÉRATION. C'eſt l'action de rafraîchir.

RÉFRIGÉRANT. Vaiſſeau chymique plein d'eau froide, à travers lequel paſſe le bec de l'alambic dans les diſtillations; ſon uſage eſt de rafraîchir & de condenſer les vapeurs à meſure qu'elles s'élevent.

REFRIGÉRATIFS. Remedes *rafraîchiſſans*.

RÉGISTRES. Ce ſont des ouvertures pratiquées dans les fourneaux, & à l'aide deſquelles le chymiſte augmente le feu en les ouvrant, & le diminue en les fermant.

REGNE. On entend par regne, les claſſes dans leſquelles on range les mixtes na

turels ; il y a trois *regnes*, le *végétal*, l'animal & le *mineral*.

RÉGULE. C'eſt la partie métallique des
minéraux qui reſte au fond du creuſet après
la ſéparation des ſcories.

RÉJOUISSANTS. C'eſt la même choſe que
létificans.

REMEDES. C'eſt la même choſe que *médicamens*.

RÉNOVATION. Voyez RÉDUCTION.

RÉPERCUSSIFS. Remedes externes qui
font rentrer les humeurs au dedans ; ce ſont
des *rafraîchiſſans*, des *aſtringens*, &c.

RÉPULSIFS. Remedes *répercuſſifs*.

RÉSIDENCE. C'eſt la même choſe que
féces ou *lie*.

RÉSIDU. Ce qui reſte dans la cornue ou
dans l'alambic après la diſtillation ; c'eſt la
même choſe que *caput mortuum* ou *terre
morte*.

RÉSOLUTIFS. Remedes externes qui diviſent & attenuent les humeurs épaiſſis &
ſtagnantes ; ce ſont des *apéritifs*, des *fondans*.

RESTAURANTS. Alimens ou médicamens
qui réparent les forces ; ce ſont des *analeptiques*.

RESTREINCTIFS. Médicamens *aſtringens*.

RETORTE, ou CORNUE. Vaiſſeau de chymie, de verre ou de terre, à ventre large

& à cou recourbé, qui fert pour les diftillations.

RÉVERBÉRATION. Voyez *Feu de réverbere.*

RÉVIVIFICATION. Voyez RÉDUCTION.

RÉVULSIFS. Remedes qui détournent les humeurs d'une partie pour les porter fur une autre ; les véficatoires font *révulfifs.* C'eft la même chofe qu'*antifpaftiques.*

RHYPTIQUES. C'eft la même chofe que *déterfifs.*

ROBORANTS, ROBORATIFS. C'eft la même chofe que *corroborans.*

RUBÉFIANTS. Remedes qui excitent de la rougeur ; ce font de legers *cathérétiques.*

RUBIFICATION. L'action de faire rougir quelque fubftance au feu.

RUPTOIRES. Remedes *cauftiques.*

S.

SACHETS. Ce font de petits facs remplis de médicamens qu'on applique fur quelque partie du corps.

SAIN, SALUBRE, SALUTAIRE. Tout ce qui eft bon pour la fanté ; des alimens fains, l'air mal-fain, &c.

SALIN, SALSUGINEUX. Remede qui tient de la nature des fels, ou dans la compofition duquel il en entre.

SALIVAIRES, SALIVANTS. Remedes qui

font faliver. C'eft la même chofe que *ptyalagogues.*

SALURE. Nature de ce qui eft falé.

SANGUIN. Qui eft de la nature ou de la
couleur du fang.

SAPONACÉ. Qui tient de la nature du
favon.

SAPORIFIQUES. Remedes qui agiffent fur
les organes du goût ; ce font principalement les *mafticatoires* ou *apophlegmatifans.*

SARCOTIQUES. C'eft la même chofe qu'*incarnatifs.*

SATURATION. C'eft la recherche de l'u-
nion & de la combinaifon des principes des
mixtes. Elle doit être telle que ces mêmes
principes ne furabondent point dans le
compofé qui réfulte des fubftances qu'on
veut unir. Par exemple, verfez une liqueur
acide par parties & à plufieurs reprifes fur
un alcali, ou fur une terre abforbante, la
combinaifon fera parfaite & le point de
faturation trouvé, lorfqu'il n'y aura plus
d'effervefcence, que le nouveau compofé
n'aura plus de faveur ni âcre, ni acide, &
qu'il n'altérera en aucune maniere les couleurs bleues des végétaux.

On appelle encore *faturation* le point où
un menftrue quelconque eft chargé autant
qu'il peut l'être de la fubftance à diffoudre.

Saturnins. Remedes qui contiennent du plomb.

Savoureux. Qui a beaucoup de goût ; c'est l'opposé à *insipide*.

Sauvages. On appelle ainsi les animaux & les plantes qui viennent ou qui vivent sans le secours de l'homme ; c'est l'opposé à *domestiques*.

Saxifrages. C'est la même chose que *lithontriptiques*.

Scintillation. Action par laquelle les métaux échauffés par le feu, pétillent & jettent des étincelles.

Sclérotiques. Remedes qui ont la propriété de durcir les chairs ; ce sont des *incarnatifs-astringens*.

Scorbutiques. C'est la même chose qu'*antiscorbutiques*.

Scories. Impuretés, matieres étrangeres à une substance métallique, qui s'en séparent par la fusion que l'on fait de cette substance, & qui viennent nager à sa surface comme étant plus légeres.

Secret, Arcane. Remede dont la composition est cachée.

Sédatifs. C'est la même chose qu'*anodyns*.

Sédiment. Résidu qui reste au fond des liqueurs ; *feces, lie*.

Sel. Matiere qui est une combinaison

de feu, de terre & d'eau. On en juge par ses propriétés communes avec ces substances, & par la facilité de la réduire en terre & en eau, au moyen de différens procédés, comme par les dissolutions faites par l'eau, les calcinations, les dessications, les évaporations. Ce sont les *sels* qui font le principe de l'odeur & de la saveur des mixtes.

Sel acide. Les propriétés de cette espece de sel font de changer en rouge les couleurs bleues des végétaux, de faire effervescence avec les sels alcalis & les terres absorbantes de la nature de la craie ou de la chaux, aussi bien qu'avec les substances métalliques dont il est le dissolvant ; de former avec toutes ces matieres des concrétions dures, solides, brillantes & crystallines, d'affecter l'organe du goût de maniere à produire sur la langue l'impression que feroit la piqûre d'un corps froid, plus ou moins pointu. Voyez ACIDE.

Sel alcali, Sel fixe. Sel qu'on reconnoît à sa faveur âcre & brûlante, & à la propriété qu'il a de changer en verd certaines couleurs bleues & violetes des végétaux, surtout le sirop violat. Voyez ALCALI.

Sel essentiel. Sel acide ou sucré, tiré par crystallisation du suc exprimé des plantes ou de quelques liqueurs animales ; c'est une ſubſtance ſaline qui conſerve un certain nombre de propriétés des mixtes d'où elle a été tirée ; tel eſt le ſel eſſentiel ou ſucre de lait, le ſel eſſentiel d'oſeille, le ſucre, &c. Voyez ESSENTIEL.

Sel fluor. Sel qui demeure liquide ou fluide, & qui ne ſe condenſe jamais s'il ne ſe trouve quelque matiere qui l'embraſſe & le corporifie ; tels ſont les acides de nitre, de ſel, le vinaigre diſtillé, l'alcali volatil fluor, &c.

Sel neutre, Sel ſalé, Sel moyen. Sels qui n'alterent point les couleurs bleues des végétaux, & qui ont une ſaveur qui n'eſt ni aigre, ni âcre, mais ſalée ou amere. Ils ne ſont ni acides, ni alcalis, on les nomme ſimplement *ſels.*

SÉPARATION, SÉQUESTRATION. C'eſt en chymie la déſunion des principes des mixtes ſimples ou compoſés.

SÉPARATOIRES. Vaiſſeaux chymiques propres à ſeparer les liqueurs.

SEPTIQUES. Remedes externes qui font pourrir les chairs ſans douleur; ce ſont des *emolliens.*

SÉREUX, SÉROSITÉ, SERUM. Qui eſt aqueux, qui abonde en eau.

SIALAGOGUES, SIALOGOGUES. C'eſt la même choſe que *ſalivaires.*

SICCITÉ. Evaporation des liqueurs ou des substances jusqu'à ce qu'elle soient sans humidité.

SIMPLES. Ce mot est synonyme à celui de *plantes, herbes*.

SINAPISME. Médicament rubéfiant, où il entre de la moutarde.

SIPHON. Instrument à tuyau recourbé, dont on se sert pour tirer la liqueur d'un vase. Il a deux branches inégales ; on plonge la plus courte dans le vase qu'on veut vider ; on pompe l'air de la seconde jusqu'à ce que la liqueur en sorte, & alors elle coule sans interruption tant qu'il y en a.

SIRUPEUX. Qui tient de la nature du sirop.

SOLUBLE. Qui est facile à dissoudre, à se fondre aisément dans l'eau ou dans toute autre liqueur.

SOLUTION. Voyez DISSOLUTION.

SOLUTIFS. C'est la même chose que *laxatifs*

SOMMITÉS. Se dit des extrémités supérieure des plantes, des herbes, des arbres, &c.

SOMNIFERES. C'est la même chose que *narcotiques*.

SOPHISTICATION. Voy. ADULTÉRATION.

SOPORATIFS, SOPOREUX, SOPORIFERES, SOPORIFIQUES. C'est la même chose que *narcotiques*.

SPAGIRIE. C'est un des noms de la *chymie*.

SPARADRAP. Morceau de toile trempé dans un emplâtre fondu.

SPASMODIQUES. C'eſt la même choſe qu'*antiſpaſmodiques*.

SPATULE. Inſtrument plus ou moins long, large & applati par l'une de ſes extrémités. Il en eſt de bois, de fer, de verre, &c. Il ſert à remuer ou à prendre les compoſitions.

SPÉCIFIQUES. Remedes qu'on croit propres à guérir plus particulierement telle ou telle maladie.

SPERMATIQUES, SPERMATOPÉS. C'eſt la même choſe que *prolifiques*.

SPIRITUALISATION. Action par laquelle on tire les eſprits des ſubſtances qui en contiennent.

SPIRITUEUX. Qui tient de la nature des eſprits ardens.

SPLÉNÉTIQUES, SPLÉNIQUES. Remedes propres pour les maladies de le rate ; ce ſont des *apéritifs*.

SPONGIEUX. Qui reſſemble ou qui eſt de la nature de l'éponge.

SPUMOSITÉ. Ecume.

SQUAMES. Ce ſont des eſpeces de feuilles qu'on ſépare des oignons.

SQUAMEUX. Ecailleux, comme les oignons.

(411)

STALTIQUES. Remedes *répercussifs*.

STEGNOTIQUES. Remedes *astringens*.

STERNUTATOIRES. Remedes qui font éterner, *ptarmiques*.

STIBIÉ. Préparation où il entre de l'antimoine.

STIMULANTS. Remedes qui aiguillonnent, qui animent; ce font des *cordiaux*.

STOMACHAL, STOMACHIQUES. Remedes qui fortifient l'eftomac, & facilitent la digeftion.

STOMATIQUES. Remedes propres aux maux de bouche & de gorge.

STRATIFICATION. Voyez COUCHES.

STUPÉFACTIFS, STUPÉFIANTS. Remedes *norcotiques*.

STYPTIQUES. Remedes *aftringens*.

SUAVE. Qui a une odeur douce, agréable.

SUBLIMATION. Opération de chymie par laquelle on fait monter au moyen d'un feu gradué une matiere volatile, extraite d'un corps folide, au haut de l'alembic, du chapeau ou de la cornue : on fublime quelquefois les médicamens fans aucun mélange ; on en fait fublimer les parties les plus pures en forme de fleurs. Telle eft la préparation des fleurs de foufre, de benjoin, de ftorax, d'arfenic, de zinc. Par cette opération on sépare les parties volatiles & pures d'avec les fixes.

Sublimatoires. Vaisseaux chymiques qui servent aux *sublimations*.

Sublimé. On appelle ainsi les médicamens qui ont été préparés par *sublimation;* tels sont le sublimé corrosif, le sublimé doux, &c.

Submersion. C'est la même chose qu'*immersion*.

Substance. Ce qui est le plus pur, le plus subtil & le plus essentiel dans un corps.

Succulent. Qui est plein de suc.

Sudorifères, Sudorifiques. Remedes qui provoquent la sueur.

Suffumigation. C'est la même chose que *parfum*.

Sulphureux. Qui tient de la nature du soufre.

Suppuratifs. Médicamens qui excitent ou facilitent la suppuration.

Sural. Remede dans lequel il entre du sureau.

Sustentifs. Remedes *analeptiques*.

Sympathiques. Remedes ou substances médicinales que, par leur configuration ou leurs vertus, on croioit avoir de la sympathie avec telle ou telle partie du corps.

Syncritiques. Remedes *astringens*.

T.

TARTAREUX. Qui eft de la nature du tartre.

TEMPÉRANTS. Remedes qui calment l'effervefcence du fang & des humeurs; ce font des *rafraîchiffans*.

TENACE , TÉNACITÉ. Ce qui eft vifqueux, gluant, & adhérent de maniere à être féparé difficilement.

TERRE DAMNÉE, TERRE MORTE. C'eft la même chofe que *réfidu*.

TERRESTRÉITÉES. Ce font les parties groffieres & les plus terreftres des corps, qui reftent après quelques opérations de chymie ou de pharmacie.

TERRIFICATION. Réunion des parties terreufes par la fermentation.

TÊTE MORTE, CAPUT MORTUUM. C'eft la même chofe que *terre morte*.

THÉIFORME. Médicament qui fe prépare comme le thé ; *infufion théiforme*.

THÉRAPEUTIQUE. Partie de la médecine qui donne la connoiffance des regles générales qu'il faut obferver , des moyens qu'on doit employer dans la cure des maladies, & l'indication, le tems & la maniere de fe fervir des remedes.

THÉRIACAL. Qui eft de la nature de la

thériaque, qui en contient, ou qui participe à ses vertus.

THÉRIAQUE. Remedes qui guériffent les morfures des animaux vénimeux.

THERMALES. Epithete que l'on donne aux eaux minérales chaudes.

THERMANTIQUES. Remedes *échauffans.*

THORACHIQUES. Remedes *pectoraux.*

TONIQUES. Remedes qui augmentent la force, le ton; ce font des *fortifians.*

TOPIQUES. Remedes qu'on applique à l'extérieur du corps.

TORRÉFACTION, TOSTION. C'eft une efpèce d'*affation* qui a lieu lorfqu'après avoir réduit en poudre quelque fubftance, on la met fur une platine de fer ou d'argent que l'on place fur un feu modéré jufqu'à ce qu'elle commence à s'obfcurcir, à devenir brune ou friable. C'eft ainfi qu'on torréfie la rhubarbe, les mirobolans, pour les dépouiller de leur vertu purgative, & leur laiffer leur vertu aftringente.

TRANSCOLATION. C'eft la même chofe que *filtration.*

TRANSFUSION. Changement, verfement d'un liqueur d'un vafe dans un autre. C'eft encore l'action d'introduire ou de verfer une liqueur médicamenteufe dans les veines d'un animal.

TRANSMUTATION. Changement de la nature d'un mixte en une plus parfaite, comme si du cuivre ou de l'étain on pouvoit faire de l'or & de l'argent.

TRAUMATIQUES. Remedes *vulnéraires.*

TRITURATION, TRITION. Division du médicament en petites parties, soit qu'il soit sec & dur, soit que le médicament soit humide & mou ; on le rend par ce moyen en état d'être uni & mêlé avec d'autres, on le rend aussi plus propre à être pris intérieurement, ou à être appliqué extérieurement ; on scie, on hache, on brise, on râpe, on brûle, on calcine, & l'on met ensuite dans le mortier de bronze pour faire la *trituration,* &c.

U.

URÉTIQUES. Remedes *diurétiques.*

URINEUX. Qui vient de l'urine, ou qui tient de sa nature ; les *sels urineux.*

URTICATION. C'est le nom qu'on donne à l'emploi extérieur des orties pour le traitement de quelques maladies.

USTION. Brûlement. L'action de réduire les substances en charbon. *L'ustion* longue & continue opere *l'incinération* ou la *calcination.*

USTULLATION. L'action de faire brûler une fubftance humide pour la defsécher.

USUELS. Remedes dont on fait habituellement ufage.

UTÉRINS. Remedes bons pour les maladies de la matrice.

V.

VAISSEAUX DE RENCONTRE. Se dit de deux vaiffeaux dont les ouvertures font l'une dans l'autre. C'eft toujours l'ouverture du vaiffeau fupérieur qui entre dans le vaiffeau inférieur. Cet appareil fert pour les digeftions & les circulations.

VAPEUR. Fumée qui s'éleve des corps humides expofés à la chaleur.

VAPORATION. C'eft la même chofe qu'*évaporation*.

VAPOREUX. Bain de vapeur. *Voyez* FEU.

VÉGÉTAL. Tout ce qui appartient aux plantes.

VÉHICULE. C'eft la même chofe que *menftrue*.

VÉNÉNEUX, VÉNIMEUX, VENIN. Tout ce qui a des qualités nuifibles & dangereufes ; le premier terme s'emploie pour les plantes & les minéraux ; le fecond pour les animaux.

VENTEUX. Flatueux, qui donne des vents.

VERMIFUGES,

VERMIFUGES, **VERMINEUX**. C'eft la même chofe qu'*anthelmintiques*.

VERMOULU. Se dit des médicamens & fur-tout des bois & des racines rongés des vers, par vétufté ; ils doivent être rejettés.

VÉSICATION. C'eft la naiffance des cloches ou ampoules que produifent l'ufage des *veficatoires*

VÉSICATOIRES. C'eft la même chofe qu'*épifpaftiques*.

VIERGE. Se dit des médicamens parfaitement purs ; le *mercure vierge*, la *cire vierge*, &c.

VIREUX, **VIRULENT**. C'eft la même chofe que *véneneux* ; on donne cette épithete à quelques plantes comme l'opium, les folanum, &c.

VIRTUEL. Se dit des médicamens qui agiffent par une vertu fecrete & obfcure ; il eft oppofé à *actuel* ou *fenfible*.

VIRUS. Mot latin qui fignifie *poifon*, *venin*, & qu'on a confervé en françois.

VISCÉRAUX. Remedes propres à fortifier les vifceres ; ce font des *cordiaux*.

VISCOSITÉ, **VISQUEUX**. C'eft la même chofe que *tenace*.

VITRIFACTION, **VITRIFICATION**, **VITRIFIER**. Action de convertir par un feu très-violent quelque matiere en verre ; elle fe pratique fur les métaux, les pierres, les cailloux, le fablon, & même les cendres de diverfes plantes, &c.

VITRIOLIQUE. Qui eft de la nature des vitriols, ou qui en contient.

VIVIFIANTS. Remedes qui raniment, qui vivifient; ce font des *cordiaux*.

VOLATIL, VOLATILITÉ. On donne ee nom en chymie à tout ce qui s'éleve & s'évapore par l'action du feu; c'eft l'op-pofé de *fixe*.

VOLATILISATION, VOLATILISER. C'eft la même chofe que *fublimation*.

VOMITIFS. Remedes qui font vomir; c'eft la même chofe qu'*émétiques*.

VULNÉRAIRES. Médicamens propres pour la guérifon des plaies; c'eft la même chofe que *traumatiques*.

Nota. Les mots qui ne font point dans ce Vo-cabulaire, fe trouveront dans l'introduction à la connoiffance des médicamens, dans la maniere de formuler, ou dans le cours de l'ouvrage, où ils font expliqués.

(419)

TABLE DES MATIERES,

Contenues dans ce Volume.

ERRATA.

Page xij, ligne 13, complétéer, *lisez* compléter.
Page 75, ligne 10, supendant, *lisez* suspendant.
Page 102, ligne 10, la gayac, *lisez* le gayac.
Page 142, ligne 29, antivermineux, *lisez* antivermineux.
Page 291, ligne 29, lubréfier, *lisez* lubrifier.
Page 320, ligne 3, vielesse, *lisez* vieillesse.
Page 371, ligne 23, EXOTIQUFS, *lisez* EXOTIQUES.
Page 385, ligne 23, LÉNTIIFS, *lisez* LÉNTIIFS.
Page 403, ligne 22, épaissis, *lisez* épaissis.

Fin du premier Volume.